全国高等学校教材
供卫生检验与检疫专业用

分子生物学检验技术

Fenzi shengwuxue jianyan jishu

主　编　汪　川
副主编　王国庆　贾天军　陈　勇　王德全
编　者（以姓氏笔画为序）
　　　　王　芳（山西医科大学）
　　　　王国庆（四川大学）
　　　　王德全（广东药学院）
　　　　邓仲良（南华大学）
　　　　左浩江（四川大学）
　　　　任淑萍（吉林大学）
　　　　孙桂芹（浙江中医药大学）
　　　　吴艳霞（四川大学）
　　　　汪　川（四川大学）
　　　　张效云（河北北方学院）
　　　　陈　勇（武汉科技大学）
　　　　金　波（浙江中医药大学）
　　　　贾天军（河北北方学院）
　　　　游　佳（四川大学）
　　　　熊静远（四川大学）

U0251869

四川大学出版社

特约编辑：龚娇梅
责任编辑：朱辅华
责任校对：周　艳
封面设计：墨创文化
责任印制：王　炜

图书在版编目(CIP)数据

分子生物学检验技术 / 汪川主编. —成都：四川
大学出版社，2016.3（2024.7 重印）
ISBN 978－7－5614－9341－0

Ⅰ.①分…　Ⅱ.①汪…　Ⅲ.①分子生物学－医学检验
Ⅳ.①R446.1

中国版本图书馆 CIP 数据核字（2016）第 052869 号

书名	分子生物学检验技术
主　编	汪　川
出　版	四川大学出版社
地　址	成都市一环路南一段24号 (610065)
发　行	四川大学出版社
书　号	ISBN 978－7－5614－9341－0
印　刷	成都永维达证卡数码印务有限公司
成品尺寸	185 mm×260 mm
插　页	2
印　张	16.5
字　数	409 千字
版　次	2016 年 7 月第 1 版
印　次	2024 年 7 月第 8 次印刷
定　价	50.00 元

◆读者邮购本书,请与本社发行科联系。
　电话:(028)85408408/(028)85401670/
　(028)85408023　邮政编码:610065

◆本社图书如有印装质量问题,请
　寄回出版社调换。

◆网址:http://press.scu.edu.cn

版权所有◆侵权必究

前言

　　20 世纪 70 年代以后，分子生物学迅猛发展，带动了检验技术的革新，催生了一大批现代分子生物学检验技术。分子生物学检验技术是分子生物学在检验学科中的具体应用，它采用分子生物学技术的原理和方法，解决临床检验、卫生检验等方面的实际问题，在疾病诊断、风险分析、传染病预防控制、环境因素检测等方面发挥着越来越重要的作用，已成为当今疾病诊疗、疾病预防与控制领域技术人员需要具备的一项重要技能。

　　卫生检验与检疫是一门实践性很强的专业，自 1974 年开办以来，已为国家培养了大批检验与检疫领域的专业技术人才。随着分子生物学检验技术在现代疾病预防与控制领域的地位日益突出，卫生检验与检疫专业学生学习各类现代化检验技术已势在必行。越来越多的大专院校为该专业学生开设了分子生物学检验技术相关课程，然而目前还没有一套完全适合该专业的教材。因此，编者编写这本专业教材供卫生检验与检疫专业的本、专科学生使用。该书同时可以作为医学检验技术、医学实验技术等医学技术类专业本、专科学生的教材，以及检验与检疫领域技术人才的培训教材和专业参考书。

　　在编写过程中，我们力求教材的实用性、权威性、先进性和启发性，突出专业特色，在内容的选择上紧跟卫生检验与检疫领域常用的现代检验技术，既强调科学性、前沿性，又突出实用性和针对性，尽量贴近行业需要和岗位实际；增加案例式编写，强调理论联系实践，引入典型案例，以点带面，使学生能够学以致用；具有国际化特色，除中英文名词对照索引外，还增加专业重要学术期刊、专业重要学术网站及信息资源数据库、分析软件等的介绍；强调教材的启发性，列出开放性实验设计思路的指导性意见，供学生自行设计实验，将学到的理论知识灵活应用于实际。

本书共十一章，第一章绪论主要介绍分子生物学及分子生物学检验的发展历史和趋势。第二章微生物基因组结构与特征介绍了核酸的结构与功能及原核生物、病毒、真核微生物基因组的基本知识。第三章微生物核酸样品制备，从微生物 DNA 和 RNA 样品制备两方面进行了阐述。第二章和第三章是第四至第九章所介绍的检验技术的基础。教材从第四章开始具体介绍各检验技术，第四章基于体外核酸扩增的快速检测技术介绍了 PCR 和环介导恒温扩增技术这两种最常用的快速检测技术；第五章基因分型、多态性分析与溯源技术介绍了包括核酸序列分析技术、细菌脉冲场凝胶电泳指纹图谱分型技术等在内的七种现代分型与病原体溯源技术；第六章介绍核酸分子杂交技术；第七章介绍基因芯片技术；第八章介绍流式荧光技术；第九章介绍微生物群落结构分析技术，包括 FISH 技术、变性凝胶电泳技术和 T‐RFLP 技术。第十章生物信息学技术介绍了相关的生物信息数据库、核酸和蛋白质分析软件等，作为各检验技术必要的信息知识储备和补充。本书在理论部分之后还编写了一章分子生物学相关的实验指导，涉及四个方面，共十个实验，供各院校相关实验课程开设所需。本书后附有彩图、参考文献、相关中英文名词对照索引、专业重要学术网站、专业重要学术期刊，供读者查阅。

由于编者水平、时间和经验所限，书中错误和不当之处在所难免，诚望各学校老师、同学和广大读者提出宝贵意见，以便再版时修正和补充。

编　者
2015 年 12 月

目 录

第一章　绪　论…………………………………………………………（ 1 ）

第二章　微生物基因组结构与特征……………………………………（ 5 ）

　　第一节　核酸的结构与功能………………………………………（ 5 ）

　　第二节　原核生物基因组…………………………………………（12）

　　第三节　病毒基因组………………………………………………（16）

　　第四节　真核微生物基因组………………………………………（20）

第三章　微生物核酸样品制备…………………………………………（28）

　　第一节　微生物 DNA 样品的制备………………………………（28）

　　第二节　微生物 RNA 样品的制备………………………………（32）

第四章　基于体外核酸扩增的快速检测技术…………………………（35）

　　第一节　PCR 技术…………………………………………………（35）

　　第二节　定量 PCR 技术……………………………………………（44）

　　第三节　PCR 技术的应用与实践…………………………………（51）

　　第四节　环介导恒温扩增技术……………………………………（57）

第五章　基因分型、多态性分析与溯源技术…………………………（63）

　　第一节　核酸序列分析技术………………………………………（64）

　　第二节　细菌脉冲场凝胶电泳指纹图谱分型技术………………（84）

　　第三节　单链构象多态性检测技术………………………………（96）

　　第四节　限制性片段长度多态性分析技术………………………（102）

　　第五节　扩增片段长度多态性技术………………………………（107）

　　第六节　随机扩增多态性 DNA 分析技术………………………（114）

　　第七节　细菌基因组重复序列 PCR 技术…………………………（119）

第六章　核酸分子杂交技术……………………………………………（127）

　　第一节　核酸探针…………………………………………………（127）

　　第二节　核酸分子杂交的类型……………………………………（131）

　　第三节　核酸分子杂交技术的应用………………………………（142）

第七章　基因芯片技术…………………………………………………（145）

　　第一节　基因芯片技术的基本原理………………………………（146）

　　第二节　基因芯片技术的分类……………………………………（149）

　　第三节　基因芯片技术的技术路线………………………………（151）

第四节　基因芯片技术的应用 …………………………………………………（152）

第八章　流式荧光技术 ……………………………………………………（157）

　　第一节　流式细胞术的基本原理 ……………………………………………（157）

　　第二节　流式细胞术液相芯片技术 …………………………………………（166）

　　第三节　流式细胞术的应用 …………………………………………………（168）

第九章　微生物群落结构分析技术 ………………………………………（174）

　　第一节　FISH 技术 …………………………………………………………（174）

　　第二节　变性凝胶电泳技术 …………………………………………………（180）

　　第三节　T－RFLP 技术 ……………………………………………………（186）

第十章　生物信息学技术 …………………………………………………（191）

　　第一节　微生物基因组学 ……………………………………………………（191）

　　第二节　生物信息数据库 ……………………………………………………（193）

　　第三节　数据库检索与查询 …………………………………………………（200）

　　第四节　核酸数据分析 ………………………………………………………（201）

　　第五节　蛋白质数据分析 ……………………………………………………（206）

第十一章　实验指导 ………………………………………………………（210）

　　实验一　核酸提取 ……………………………………………………………（210）

　　实验二　PCR …………………………………………………………………（216）

　　实验三　细菌基因分型 ………………………………………………………（223）

　　实验四　微生物群落结构分析 ………………………………………………（230）

参考文献 ……………………………………………………………………（238）

中英文名词对照索引 ………………………………………………………（244）

专业重要学术网站 …………………………………………………………（255）

专业重要学术期刊 …………………………………………………………（257）

第一章 绪 论

20 世纪 50 年代，美国遗传学家 Watson 和英国物理学家 Crick 提出 DNA 双螺旋结构模型，标志着现代分子生物学（molecular biology）的兴起。经过半个多世纪的发展，分子生物学已成为生命科学中最耀眼的明星，引领着 21 世纪生命科学的发展。分子生物学检验技术（analysis technique of molecular biology）是分子生物学在检验学科中的具体应用，其采用分子生物学技术的原理和方法，解决临床检验、卫生检验等方面的实际问题，在疾病诊断、风险分析、传染病预防与控制、环境因素检测等方面发挥着越来越重要的作用。

一、分子生物学发展历史

分子生物学是研究核酸、蛋白质等生物大分子的形态、结构特征及其重要性、规律性和相互关系的学科，从分子水平理解生命活动，主要对遗传信息的传递（复制）、保持（损伤和修复）、基因的表达（转录和翻译）与调控等进行研究。分子生物学的历史最早可追溯到 19 世纪 30 年代 Schleiden 和 Schwann 提出的"细胞学说"，至今，其发展历史大致可分为以下三个阶段。

（一）准备和酝酿阶段

19 世纪中后期到 20 世纪 50 年代初是分子生物学的准备和酝酿阶段。这一阶段，人类发现了遗传规律，确定了蛋白质是生命的主要基础物质，而 DNA 决定生物的遗传。这是对生命认识的重大突破，为现代分子生物学的建立打下了基础。

1865 年，Mendel 发现并提出了遗传学分离定律和自由组合定律，使人们对遗传性状有了理性认识；1869 年，Miescher 发现了核素（nuclein）；20 世纪 20～30 年代，人们认识到自然界存在 DNA 和 RNA，并阐明了核苷酸的组成；1926 年，Sumner 证实酶的化学本质是蛋白质；1944 年，Avery 等证明肺炎链球菌的转化因子是 DNA；1948—1953 年，Chargaff 等用全新的色谱（层析）和电泳技术，通过实验数据提出了 Chargaff 规则，为对碱基配对的 DNA 结构的认识打下基础。

（二）建立和发展阶段

20 世纪 50 年代初到 70 年代初是分子生物学的建立和发展阶段，这一阶段以 DNA 双螺旋结构的证实为里程碑。1953 年，Watson Crick 首次在《自然》杂志上发表了一篇名为《核酸的分子结构——DNA 的一种可能结构》的论文。他们的论文被誉为"生物学的一个标志，开创了新的时代"。在此基础上，Crick 进一步分析了 DNA 在生命活动中的功能和定位，提出了著名的"中心法则"，由此奠定了整个分子遗传学的基础。

Watson 和 Crick 对 DNA 结构的假设得到了英国物理学家 Wilkins 的认同，因为 Wilkins 实验室通过 X 射线衍射技术"捕捉"到了 DNA 的结构。最终，Watson、Crick 和 Wilkins 共同提出了 DNA 双螺旋结构模型，获得了 1962 年的诺贝尔生理学和医学奖。

此外，这一阶段还有一些重要的科学成果，促进了现代分子生物学的发展。1956 年，Kornberg 发现了 DNA 聚合酶；1958 年，Meselson 等用同位素标记和超速离心分离实验为 DNA 半保留模型提出了证明；同期，Weiss 和 Hurwitz 等发现依赖于 DNA 的 RNA 聚合酶；1959 年，Uchoa 第一次合成了核糖核酸，实现了将基因内的遗传信息通过 RNA 翻译成蛋白质的过程；同年，Kornberg 实现了试管内细菌细胞中 DNA 的复制；1961 年，Hall 和 Spiege-Iman 用 RNA - DNA 杂交证明了 mRNA 与 DNA 序列互补，逐步阐明 RNA 转录合成的机制；1968 年，Okazaki 提出 DNA 不连续复制模型，20 世纪 70 年代初，获得了 DNA 拓扑异构酶；1970 年，Temin 和 Baltimore 等同时发现了以 RNA 为模板合成 DNA 的反转录酶（逆转录酶），进一步补充和完善了遗传信息传递的中心法则。

在蛋白质结构与功能的研究上，1953 年，Sanger 首次阐明了胰岛素的一级结构；1958 年，Ingram 证明了正常红细胞的血红蛋白与镰刀形红细胞的血红蛋白之间的差异仅为肽链上一个氨基酸残基的差别；1960 年，Kendrew 和 Perutz 利用 X 射线衍射技术解析了肌红蛋白和血红蛋白的三维结构；1961 年，Jacob 和 Monod 提出并证实了细菌操纵子（operon）调节模式。1965 年，我国科学家首次人工合成了具有生物活性的结晶牛胰岛素，1973 年，测定了其空间结构。

（三）深入发展阶段

20 世纪 70 年代后期，基因工程技术的出现，标志着人类进入认识生命本质并开始改造生命的深入发展阶段。这一阶段出现了许多重要技术，快速推动了分子生物学的发展。

1967—1971 年，限制性核酸内切酶和 DNA 连接酶相继被发现，为体外基因工程的操作提供了可能；1972 年，Berg 等首次在体外重组 DNA 成功；1977 年，Sanger 和 Gilbert 分别发明了核酸测序方法，获得了 1980 年的诺贝尔化学奖；1989 年，Altman 在研究细菌 tRNA 的合成过程中，发现 RNA 具有生物催化作用，获得了当年的诺贝尔化学奖；1989 年的诺贝尔化学奖还被颁发给了 Cech，他提出用分子层次上的化学理论来解释 RNA 分子的自我催化机制；1993 年的诺贝尔化学奖由发明了聚合酶链式反应（polymerase chain reaction，PCR）技术的 Mullis 和提出全新的基因定位突变技术的 Smith 共同获得。

目前，分子生物学的研究已拓展到人类基因组研究、单克隆抗体技术、基因表达调控机制、细胞信号传导等方面，今后势必还会继续在生命科学、医学等领域发挥更重要的作用。

二、分子生物学检验发展历史

随着分子生物学的蓬勃发展，20 世纪 70 年代末，分子生物学与检验学科的融合催生了分子生物学检验这门新兴学科。分子生物学检验侧重于各种分子生物学技术在检验学中的应用，其中最早得到应用的技术包括核酸杂交技术、PCR 技术、基因测序技术、

DNA 指纹图谱、生物芯片技术等。

核酸杂交（molecular hybridization）是指单链的核酸分子在合适的条件下，与具有碱基互补序列的异源核酸分子形成新的双链核酸分子的过程。1978 年，美籍华裔科学家 Yuet Wai Kan 等首先应用液相 DNA 分子杂交技术对 α 珠蛋白生成障碍性贫血（α 地中海贫血）进行产前诊断，被认为是核酸杂交技术在检验医学中的首次应用。

1985 年，PCR 技术建立以后也迅速在检验领域得到了应用，如在病毒的检测与诊断、病原细菌的快速检测与定量分析、病原真菌的鉴定、遗传病的基因诊断、肿瘤的早期诊断、群体遗传学、法医学等方面。PCR 技术现已发展出多种技术类型，有反转录 PCR（逆转录 PCR）、实时荧光定量 PCR、多重 PCR、彩色 PCR、巢式 PCR 等，可根据检验目的不同而分别选择。

基因测序技术也是较早应用于检验学的一种重要的分子生物学技术。第一代测序技术以 20 世纪 70 年代 Sanger 发明的双脱氧链终止法和 Gilbert 发明的化学降解法为代表。基于双脱氧链终止法的第一代测序仪出现于 20 世纪 80 年代末，其将 DNA 测序带入自动化时代，至今仍被使用。2005 年，第一台以高通量、大规模并行为主要特征的第二代测序仪出现。最近几年，基于单分子读取技术的第三代测序技术也逐渐成熟，将测序技术推向一个全新的时代。现代测序技术为快速鉴定新发传染病病原体和病原体变异提供了可能。如在"非典型肺炎"暴发期间，通过基因测序最终发现一种新型的 SARS 冠状病毒是引起"非典型肺炎"的病原体；在流感暴发时，测序技术可以准确地鉴定病毒的变异程度，从而更精准地预防和控制疾病。

DNA 指纹图谱（DNA fingerprint）的概念最早是由英国遗传学家 Jeffreys 提出的。1984 年，Jeffreys 及其同事首次从人体中分离到小卫星 DNA，并将其用作基因探针，与人类基因组 DNA 酶切后得到的电泳条带进行杂交，产生了由多条带组成的杂交图谱，由于不同个体间图谱带型有明显差异，像人的指纹一样，Jeffreys 将其称之为"DNA 指纹图谱"。1980 年，Bostein 和 White 建立了限制性片段长度多态性分析技术；1984 年，Schwartz 等发明了脉冲场凝胶电泳技术；1990 年，随机扩增多态性 DNA 由 Williams 和加利福尼亚州的 Welsh 研究小组提出；1992 年，扩增片段长度多态性分析出现；1993 年，Paran 等提出简单重复序列指纹图谱技术。这些指纹图谱技术在病原基因分型、追踪溯源等方面具有重要意义。目前，新的指纹图谱分析技术还在不断地被开发、应用。

生物芯片的概念最早于 1991 年由 Fodor 等提出，他发表在《科学》杂志上的论文中提出，利用光敏感化学合成技术结合半导体光刻技术，可成功地在硅片表面原位合成多肽等生物大分子。此后，多家公司开始开发各具特色的芯片，如基因芯片、蛋白质芯片等。生物芯片能一次性针对大量生物分子进行检测，通过设计不同的探针阵列，使该技术具有多种用途，如基因表达谱分析、突变检测、多态性分析、基因组文库作图及杂交测序等。

三、现代分子生物学检验技术的发展趋势

现代分子生物学检验技术越来越有向快速、灵敏、特异、准确、自动化发展的趋

势，新的检测仪器不断被发明，新技术不断涌现，新材料不断被开发、应用。

原子力显微镜（atomic force microscope，AFM）是一种以物理学原理为基础，通过扫描探针与样品表面原子相互作用而成像的新型表面分析仪器，其通过悬臂探针与待测样品之间的微弱相互作用力获得物质表面特征，再依据计算机重建物质表面形貌。Ohnesorge 等使用 AFM 对缓冲液中的芽胞杆菌进行观察；Scheuring 等使用 AFM 测定谷氨酸棒状杆菌 S 层的膜通道蛋白。另外，AFM 还可用于观察细菌表面与分子间作用力、细菌活体、细菌表面物理性质等。

激光扫描共聚焦显微镜（laser scanning confocal microscope，LSCM）用透镜替代传统显微镜中的聚光器，透过照明针孔的光源（激光）经由分光镜反射至物镜，并聚焦于样品上；激发出的荧光经原来的入射光路直接反向回到分光镜，通过探测针孔时聚焦，聚焦后的光被光电倍增管探测收集，并将信号输送到计算机以显示图像。LSCM 比传统光学显微镜成像更清晰、分辨率更高，特别适合于活细胞成像、活体动态检测。LSCM 在微生物检验领域的应用也日益广泛，如用 LSCM 能非常直观地观察细菌生物膜的细微结构。

流式细胞仪（flow cytometer）是集激光技术、光电测量技术、计算机技术、流体力学以及细胞生物学为一体的现代仪器。以流式细胞仪为检测平台，利用微球体作为载体的流式荧光技术，具有高通量、高速度的特点，广泛应用于医学检验和卫生检验。如 Straub 等建立 6 重 PCR 与 11 重悬浮芯片检测 3 种病原菌；Dunbar 和 Jacobson 以 23S rDNA 为靶分子设计通用引物，结合流式荧光技术，检测大肠埃希菌（大肠杆菌）、沙门菌、李斯特菌等，检测灵敏度很高。流式荧光技术还可用于环境样本中的病原菌检测，用于病毒检测、遗传疾病筛查、T 细胞活性检测等。

DNA 条形码（DNA barcoding）技术是通过对一个标准基因片段的 DNA 序列进行分析从而进行物种鉴定的技术，目前已在物种鉴定和新物种发现中发挥了作用。

新型材料如纳米粒子的应用逐渐广泛。将纳米粒子与细菌识别物连接，再通过该复合体对细菌菌体的特异性识别及纳米粒子的荧光信号放大可实现细菌的检测；也可以同时应用磁性纳米粒子，将细菌先分离后检测。

现代分子生物学检验的另一个突出特点是日益完善的生物信息数据库、全球化的监测网络和各种基于计算机的分析、预测、模型模拟、演算工具软件的发展。美国国立生物技术信息中心（National Center for Biotechnology Information，NCBI）、欧洲生物信息学研究所（European Bioinformatics Institute，EBI）、瑞士蛋白质序列数据库（Swiss-Prot Protein Sequence Database）、蛋白质信息资源数据库（Protein Information Resource，PIR）等提供了强大的生物信息资源。这些数据库上都配有方便的检索工具，并可在其上进行简单的分析。全球的监测网络脉冲网（PulseNet）使全球可同步监测传染病病原体，进行疾病流行前预报，使疾病预警成为可能。人们可通过软件模拟完成对基因、蛋白质等生物大分子的基本性质、结构功能域、抗原位点的预测和分析，如分析蛋白质疏水性可采用 ProtScale 程序，分析蛋白质跨膜区可采用 Tmbase 程序。这些现代化的技术手段为现代分子生物学检验学科的快速发展创造了更多的有利条件。

（汪　川）

第二章 微生物基因组结构与特征

基因组（genome）是一个细胞或一种生物体的整套遗传物质，包括编码序列和非编码序列。基因组也可指拥有自身遗传物质的细胞器基因组，比如核基因组、线粒体基因组和叶绿体基因组。自然界中，从简单的病毒到复杂的高等动、植物，都有自己独特的基因组。基因组作为生物的遗传物质，其化学本质是核酸。随着核酸测序技术的高速发展，对生物个体全基因组进行测序和功能研究的基因组学也迅速发展壮大，对生命科学和医学都产生了深远的影响。本书将在后续章节中详细介绍基因组学。

第一节 核酸的结构与功能

核酸是生物体内最基本的物质之一。根据化学组成不同，核酸可分为脱氧核糖核酸（deoxyribonucleic acid，DNA）和核糖核酸（ribonucleic acid，RNA）。DNA 是储存、复制和传递遗传信息的主要物质。RNA 是所有生命体蛋白质合成不可或缺的部分，也能作为部分病毒的遗传物质。核酸在生长、遗传、变异等一系列重大生命现象中起决定性的作用。

核酸的结构决定其理化性质和功能，分子生物学检验技术大部分是基于核酸的，所以牢固掌握核酸结构是学好后续课程的关键。

一、核酸的共同基础结构

核酸是以核苷酸为基本单位聚合而成的生物大分子。核苷酸由戊糖、碱基和磷酸组成。戊糖是核苷酸的骨架部分，对维系核酸的结构和性质至关重要，其结构简图如图 2-1（1）所示。戊糖的五个碳原子按国际惯例标号，其中除 4 号碳以外都有一个重要的羟基。戊糖通过 1 号碳上的羟基（$1'-OH$）与碱基形成共价键，即 C—N 糖苷键 ［图 2-1（2）］。组成核酸分子的碱基有五种：腺嘌呤（adenine，A）、鸟嘌呤（guanine，G）、胸腺嘧啶（thymine，T）、胞嘧啶（cytosine，C）和尿嘧啶（uracil，U）。其中，胸腺嘧啶一般只出现于 DNA，而尿嘧啶只出现于 RNA。核苷酸的戊糖 2 号碳上如果有羟基，则为核糖苷酸，是为 RNA 的基本单位；若没有羟基，则为脱氧核苷酸，是 DNA 的基本单位。戊糖的 $3'-OH$ 和 $5'-OH$ 是核苷酸聚合形成核酸的核心官能团，也因此以之描述核酸合成方向。如图 2-1（2）所示，戊糖 $5'-OH$ 与磷酸基团通过脱水缩合反应形成磷酸酯键。核苷酸聚合反应是核苷酸的磷酸基团与前一个核苷酸的

3′-OH缩合；同理，其3′-OH与下一个核苷酸5号碳上的磷酸（5′-P）缩合。这样，核苷酸通过3′,5′-磷酸二酯键，从核酸的5′-P到3′-OH方向聚合而成核酸，如图2-1（3）所示。

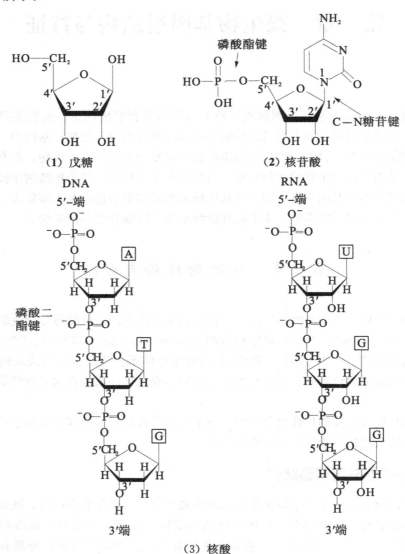

（1）戊糖

（2）核苷酸

（3）核酸

图2-1 核酸的基本结构

（1）戊糖；（2）核苷酸：戊糖通过糖苷键与碱基连接，通过磷酸酯键与磷酸相连而构成核苷酸；（3）核酸：核苷酸通过磷酸二酯键相连成为核酸。

核酸的磷酸和戊糖交替排列，形成核酸大分子的骨架结构。磷酸基团具有强极性，在pH值为7时带负电荷，亲水性强；而核酸分子另一侧的碱基是疏水性的。这些极性分布是DNA双链结构、DNA-RNA杂交，以及DNA复制、转录和基因表达调控等生物过程的重要物理基础。核酸大分子中碱基的排列顺序储存着生物的遗传信息，这是分子生物学检验技术的核心所在。比如，以PCR技术扩增DNA片段以获取核酸序列信息；以基因克隆选择性表达特定的碱基序列信息；以 DNA 测序综合分析纷繁复杂的生物过程和信息，进行疾病溯源、种群分析、血缘鉴定等。因此，提取核酸时要防止因核酸降解而失去碱基序列信息。

　　DNA（单链）和 RNA 在结构上的区别主要有两点：碱基和戊糖的 $2'-OH$。DNA 和 RNA 在极性、自身大分子稳定性、对酸碱的稳定性和水溶性等方面的差异都取决于 $2'-OH$。例如，DNA 和 RNA 的磷酸二酯键在没有酶催化的条件下也会缓慢水解。在碱性条件下，受羟基基团的影响，RNA 的 $2'-OH$ 会作为亲核体与磷酸基团作用，促进电子的重新分布，从而加速磷酸二酯键水解；而 DNA 因没有 $2'-OH$，相对更稳定，如图 2-2 所示。

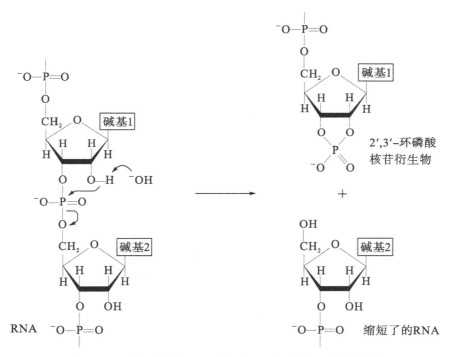

图 2-2　碱性条件下，RNA 的 $2'-OH$ 加速磷酸二酯键水解

　　以上所述为核酸最常见的基本结构信息，但各个基本结构单元都有多元且重要的变体。DNA 和 RNA 都含有少量的稀有碱基（也称为修饰碱基），最常见的为碱基的甲基化，在生物体破坏异源 DNA 时能保护自身 DNA。RNA 中常常含有多种稀有碱基，比如 tRNA 中的双氢尿嘧啶和巯尿嘧啶。另外，碱基间也可相互转化，比如胞嘧啶（C）可以通过脱氨基作用转化为尿嘧啶（U）。单核苷酸可以有一个、两个或三个磷酸基团，内部也可脱水形成环核苷酸，在体内发挥重要的生物学功能，比如与能量代谢有关的三磷酸腺苷（ATP）和作为第二信使的环磷酸腺苷（cAMP）等。

二、DNA 的结构与功能

　　DNA 的结构分为一级结构、二级结构和高级结构。DNA 的一级结构指其碱基序列；DNA 的二级结构为两条 DNA 单链通过碱基互补配对原则（A 与 T 配对，G 与 C 配对）形成的双螺旋结构；DNA 双螺旋结构进一步盘曲环绕，形成的更加复杂的结构为 DNA 的高级结构。

（一）DNA 的一级结构

DNA 的一级结构是指四种脱氧核苷酸（A、T、G、C）的连接和排列顺序，表示该 DNA 分子的化学组成。生物的绝大部分遗传信息都储存于 DNA 的一级结构。核苷酸的不同序列决定了生物的多样性，也是 DNA 的高级结构和生物功能的基础。因此，DNA 的一级结构是分子生物学检验分析的主要对象。生物的 DNA 碱基组成没有组织、器官特异性，也不受年龄、生长、营养和外界条件的影响。但是，生物的 DNA 碱基组成具有种属特异性，即不同物种有各自特异的碱基比例和组成。基于 DNA 的一级结构具有种属特异性，且基本不受环境因素的干扰，分子生物学检验可通过特定 DNA 的序列分析来对物种做出鉴定。

（二）DNA 的二级结构

DNA 的二级结构有两大主要特征：①碱基互补配对原则。两条单链 DNA 特定地在腺嘌呤和胸腺嘧啶之间形成两个氢键（A＝T），以及在鸟嘌呤和胞嘧啶之间形成三个氢键（G≡C），形成双螺旋结构。碱基上的氮、羰基和环侧的氨基是形成氢键的重要官能团。DNA 分子间的碱基互补配对构成遗传的物质基础，也赋予双链 DNA 碱基组成如下特点：①腺嘌呤（A）和胸腺嘧啶（T）的摩尔数相等，鸟嘌呤（G）和胞嘧啶（C）的摩尔数相等，因而，双链 DNA 中所含嘌呤数等于嘧啶数，即 A＋G＝C＋T。②两条互补链反向平行。两条单链一般以右手螺旋方式围绕一个中心轴反向平行环绕，一条链走向为 $5' \rightarrow 3'$，另一条链走向为 $3' \rightarrow 5'$，如图 2-3 所示。螺旋的大沟和小沟相间，亲水的戊糖－磷酸骨架位于双螺旋外侧，而疏水的碱基位于双螺旋内侧，碱基平面与中轴垂直。DNA 双螺旋的直径为 2 nm，一圈螺旋约含 10 个碱基对，碱基平面间的轴向距离为 0.34 nm，每一螺旋的螺距为 3.4 nm。DNA 的二级结构分为两大类：一类是右手双螺旋，如 A-DNA、B-DNA、C-DNA、D-DNA 等；另一类是左手双螺旋，如 Z-DNA。Watson 和 Crick 所发现的双螺旋为 B 型的水结合型 DNA，即 B-DNA，在细胞中最为常见。也有的 DNA 为单链，但通常见于原核生物，如大肠埃希菌噬菌体 φX174、M13 等。此外，就形态而言，有环形的 DNA，也有线形的 DNA。

碱基对间的氢键是维系 DNA 横向稳定的主要力量。碱基平面间的范德华作用力和色散力被称为碱基堆积力，是维系 DNA 纵向稳定的主要力量。将 DNA 的双链解开成单链是 DNA 复制、转录等过程的必要步骤，而打开 G≡C 的三个氢键比打开 A＝T 的两个氢键更费力，因此 DNA 序列中 GC 含量与该序列的生物学功能密切相关。就物种而言，有些物种的生存环境需要更高的 DNA 稳定性，其 GC 含量也可能因此相对更高，比如多数嗜热微生物的生长上限温度与其基因组中的 GC 含量呈正相关。在分子生物学检验中，提取 DNA、PCR 扩增 DNA 等，都需要破坏、重新形成 DNA 的双链结构（即最基本的 DNA 变性、复性），因此就要采用各种措施来破坏或恢复 DNA 双链间的氢键和碱基平面间的碱基堆积力。

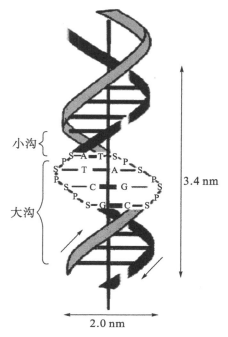

小沟

大沟

3.4 nm

2.0 nm

图 2－3　DNA 双螺旋结构

（三）DNA 的高级结构

最常见的 DNA 高级结构是超螺旋（supercoil）结构，可分为正超螺旋和负超螺旋。螺旋方向与双螺旋同向，使螺旋变紧，称为正超螺旋；如果是反向，使螺旋变松，则称为负超螺旋。负超螺旋是细胞内常见的 DNA 高级结构。绝大多数原核生物的 DNA 是环状闭合的 DNA 双螺旋分子，这种双螺旋分子可再次螺旋化形成 DNA 的超螺旋结构。在真核生物中，DNA 与蛋白质结合，以染色质的形式存在。构成染色质的基本单位是核小体，其由核心和链接区组成，核心由组蛋白八聚体和盘绕其上的 DNA 双链组成，链接区含组蛋白 H1 和一小段 DNA 双链。核小体连成串珠状染色质细丝，这些细丝螺旋化形成染色质纤维，进一步卷曲、折叠形成染色质单体，存储于细胞核。除染色体 DNA 外，还有极少量结构不同的 DNA 存在于真核细胞的线粒体和叶绿体。

DNA 依据半保留复制原则进行复制：当 DNA 双螺旋被解开时，每一条链都可用作一个模板，通过碱基互补的原则补齐另外一条链。这使 DNA 能在亲代和子代间保持遗传的稳定性，储存决定物种所有蛋白质和 RNA 结构的全部遗传信息；指导蛋白质合成；控制新陈代谢过程和生长发育；在特定条件下产生可遗传的变异和确定生物的个性。在分子生物学检验中，分析物种的特异 DNA 序列，鉴定物种，判断血缘关系；比较同一物种的 DNA 序列，分析物种或基因的型别；分析特定基因的序列，进行遗传病诊断或风险预测等。

三、RNA 的结构与功能

RNA 种类很丰富，存在于细胞质和细胞核中。RNA 在蛋白质合成、基因的表达与调控中起重要作用，也是 RNA 病毒的遗传物质。RNA 主要有三种：以 DNA 为模板转录形成的信使 RNA（messenger RNA，mRNA），作为蛋白质合成系统中的核糖体的重要组分的核糖体 RNA（ribosomal RNA，rRNA），以及在蛋白质合成中转运氨基酸的转运 RNA（transfer RNA，tRNA）。此外，细胞中还有许多种具有不同重要生物功能的小型 RNA，包括具有调控功能的微小非编码 RNA（microRNAs，miRNAs），一般只有 20～25 个核苷酸，可通过碱基互补配对的方式识别靶 mRNA，参与降解靶 mRNA 或者阻遏靶 mRNA 的翻译；细胞核内的小分子 RNA（small nuclear RNA，snRNA），参与 mRNA 前体的剪接以及成熟 mRNA 由细胞核到细胞质的转运过程；核仁小分子 RNA（small nucleolar RNA，snoRNA），参与 rRNA 前体的加工和核糖体亚基的装配；反义 RNA（antisense RNA），与特异的 mRNA 配对，通过阻断 mRNA 翻译调节基因表达等。另外，有一些具有生物催化功能的 RNA 分子，称为核酶（ribozyme），有的核酶能够切割 RNA 或 DNA，有些具有 RNA 连接酶、磷酸酶等的活性。

RNA 一般以单链形式存在，某些局部区域可自身回折进行碱基互补配对，主要为 A＝U、G≡C 配对，有时还可出现 G＝U 配对，形成局部双螺旋，非互补区膨胀鼓出或形成环（loop），总体形成发夹结构（hairpin）。发夹结构是 RNA 最普通的二级结构。二级结构可进一步折叠形成具有生物活性的三级结构。RNA 和蛋白质形成的核蛋白复合物则被称为四级结构。本章将几种重要的 RNA 分述如下。

（一）mRNA

mRNA 存在于原核细胞和真核细胞的细胞质及真核细胞的细胞核和某些细胞器（如线粒体和叶绿体），携带遗传信息，在蛋白质合成时充当模板。原核生物的 mRNA 通常为多顺反子结构，即一个 mRNA 分子编码多个多肽链。这些多肽链对应的 DNA 片段则位于同一转录单元内，享用同一对起点和终点，如图 2-4（1）所示。在 5′端和 3′端是调控翻译起始和终止的非编码区，中间是蛋白质的编码区，基因之间有与核糖体识别和结合相关的间隔序列。而真核生物的 mRNA 多为单顺反子结构，如图 2-4（2）所示。成熟的真核生物的 mRNA 一般由 5′端的 ^{7}MeGppp 帽子结构、5′端非编码区、5′端编码区、3′端非编码区和 3′端聚腺苷酸（Poly A）尾巴构成。帽子结构可保护 mRNA 不被核酸外切酶水解，且能调控翻译的启动。线粒体中的 mRNA 通常无帽子结构。Poly A 尾巴长度随来源而变，且随 mRNA 的老化而变短，通常有 20～200 个腺嘌呤，其与 mRNA 稳定性及将 mRNA 从细胞核转到细胞质中有关。

通常 mRNA（单链）分子自身回折将产生许多双链结构。原核生物的 mRNA 约有 65％的核苷酸以双链结构的形式存在。真核生物的 mRNA 也具有丰富的二级结构。

除结构不同外，原核生物和真核生物的 mRNA 还具有以下不同的特点：原核生物的 mRNA 的转录与翻译一般是偶联的，真核生物的 mRNA 前体则需经转录后加工为成熟的 mRNA 与蛋白质结合生成信息体后才开始工作；原核生物的 mRNA 的半衰期很短，一般为几分钟，最长的只有数小时（RNA 噬菌体中的 RNA 除外），真核生物的 mRNA 的半衰期较长，如胚胎中的 mRNA 半衰期可达数日。

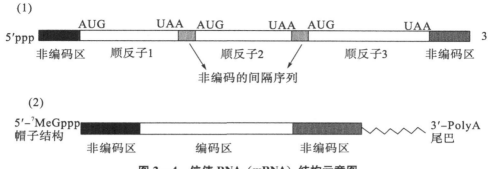

图 2－4　信使 RNA（mRNA）结构示意图

（1）原核生物 mRNA 的多顺反子结构；（2）真核生物 mRNA 的单顺反子结构。

（二）rRNA

rRNA 是细胞内最多的一类 RNA，占 RNA 总量的 80％左右。它与蛋白质结合而形成核糖体，其功能是作为 mRNA 的支架，使 mRNA 在其上展开以合成肽链。rRNA 分子为单链，二级结构包含很多个由双螺旋区域和膨大环组成的发夹结构（也称茎环结构），总体分为四个结构域，空间结构复杂。原核生物的 rRNA 分三类，即 5S、16S 和 23S rRNA。其中 16S rRNA 具有高度的保守性和特异性，其基因检测已成为病原菌检测和鉴定的一种强有力的工具（在下一节中会详述）。真核生物的 rRNA 分四类，即 5S、5.8S、18S 和 28S rRNA。S 表示大分子物质在超速离心沉降中的沉降系数，可间接反映 RNA 分子质量的大小。

（三）tRNA

tRNA 约占 RNA 总量的 15％，主要功能是在肽链的生物合成中通过识别密码子而转运氨基酸。每一个 tRNA 只能转运一种氨基酸，而每种氨基酸都对应一种或几种 tRNA，因此细菌中有 30～40 种 tRNA，而动、植物中有 50～100 种 tRNA。tRNA 是单链分子，局部以 A－U、G－C 以及 G－U 碱基配对原则折叠互补配对，总体形成三叶草形状的二级结构，如彩图 2－1（1）所示。它由 3 个环，即 D 环、反密码环（位于 3′端）和 TΨC 环，四个茎，即 D 茎（与 D 环连接的茎）、反密码茎、TΨC 茎和氨基酸接受茎（也叫 CCA 茎），以及位于反密码茎与 TΨC 茎之间的可变臂构成。tRNA 含有较多的稀有碱基，比如二氢尿苷酸（D）、假尿苷酸（Ψ）。tRNA 通过分子中 3′端的 CCA 末端携带氨基酸，通过反密码子与 mRNA 上的密码子相互作用，逐步延伸合成肽链。tRNA 的三级结构为倒"L"形，该折叠结构显著提高了 tRNA 的稳定性〔彩图 2－1（2）〕。

（四）miRNAs

miRNAs 是在真核生物中发现的一类内源性的具有调控功能的非编码 RNA。成熟的 miRNAs 是由较长的初级转录物经过一系列核酸酶的剪切、加工而产生的，随后组装进 RNA 诱导的沉默复合体，通过碱基互补配对的方式识别靶 mRNA，并根据互补程度的不同指导沉默复合体降解靶 mRNA 或者阻遏靶 mRNA 的翻译。miRNAs 本身不含开放阅读框架（open reading frame，ORF），具有高度的保守性、时序性和组织特异性，在细胞分化、生物发育及疾病的发生发展过程中发挥巨大作用。随着对 miRNAs

作用机制深入的研究，以及 miRNAs 芯片等高通量技术的发展，人们对高等真核生物基因表达调控网络的理解、疾病发生机制的研究会提高到一个新的水平，也可能使 miRNAs 成为疾病诊断的新生物学标志，为人类疾病治疗提供新方向。

第二节　原核生物基因组

原核生物（prokaryote）是指没有成形的细胞核或线粒体等细胞器的一类最简单的单细胞生物体，包括细菌、支原体、衣原体、立克次体、螺旋体、放线菌、古细菌和蓝细菌等。原核生物生态分布极其广泛，很多原核生物是重要的病原体。对病原体基因组进行分析，可以协助诊断、进行耐药检测和分子流行病学调查等。随着 PCR、芯片和核酸测序等技术的迅猛发展，原核生物基因组学的发展也十分迅速，NCBI 数据库收录的原核生物基因组序列信息量与日俱增，必将有力地促进生命过程、生态、疾病诊断、药物开发等方面的研究与相关应用的发展。

一、原核生物的基因组特征

原核生物与真核生物最大的区别在于原核生物没有核膜包被的细胞核，基因组 DNA 位于细胞中央的核区，通过 RNA 和支架蛋白的协助，以一定形式盘曲折叠，形成类核。原核生物基因组 DNA 通常为一条与细胞膜相连的环状双链 DNA，也称为染色体，大小为 $10^6 \sim 10^7$ bp，约为人类基因组的 1‰。但也有例外，有些原核生物有不止一个染色体，如霍乱弧菌含有两个染色体。有的原核生物基因组 DNA 呈线型，比如天蓝色链霉菌（*Streptomyces coelicolar*）和引起莱姆病的布氏疏螺旋体（*Borrelia burgdorferi*）。此外，很多原核生物还含有一个或多个小的闭合双链 DNA 分子，称为质粒，大小一般为 $10^3 \sim 10^4$ bp。在序列结构上，原核生物的基因组 DNA 具有以下特征。

（一）碱基含量

不同种原核生物基因组 DNA 中的 GC 含量相差很大，GC 含量在 25%～75%，通过测量 GC 含量，可以大略推断出某种原核生物的种类。

（二）单复制起始点

一般来说原核生物只有一个复制起始点（replication origin），整个 DNA 的复制都由这个起始点开始的复制又完成，所以它们的 DNA 是"单复制子"。起始点的共同特点是 AT 含量较高，这可能与 DNA 复制起始时解链的需要有关。原核生物的复制起始点具有较高的保守性。

（三）结构基因

原核生物的结构基因中无内含子成分，其 RNA 合成后不需要剪接加工。基因与基因之间有重复序列存在，这些重复序列可形成茎环结构，序列同源性很高，可作为原核生物鉴别和分型的依据，比如肠杆菌基因间重复序列（enterobacterial repetitive intergenic consensus，ERIC）。原核生物的结构基因多为单拷贝基因，只有编码 rRNA

和 tRNA 的基因有多个拷贝。此外，原核生物的结构基因一般不重叠，即同一段 DNA 序列不被两个或两个以上的基因所共用。

（四）操纵子结构

操纵子是启动子、操纵基因和一系列按功能相关性成簇地串联排列的结构基因以及结构基因下游的转录终止信号的总称，是原核生物转录的功能单位，如乳糖操纵子（图 2-5）。

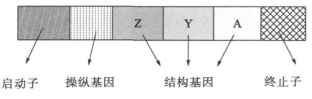

图 2-5　乳糖操纵子示意图

Z：半乳糖苷酶；Y：透酶；A：半乳糖苷乙酰转移酶。

（五）编码区

原核生物基因组中编码区为主要部分，非编码区内主要是一些调控序列，常常有反向序列存在，形成一些具有调控作用的特殊结构，比如复制起始区的 *OriC*、复制终止区的 *terC*、转录起止区和终止区等。

（六）同工酶基因

同工酶基因所表达的产物的功能相同，但基因结构不完全相同。例如，在大肠埃希菌基因组中有两个编码分支酸变位酶（同工酶）的基因，两个编码乙酰乳酸合成酶（同工酶）的基因。

（七）基因或操纵子的特殊终止子结构

终止子可使转录终止，使 RNA 聚合酶从 DNA 链上脱落。例如，大肠埃希菌色氨酸操纵子尾部含有 40 bp 的 GC 丰富区，其后紧跟 AT 丰富区，这就是转录终止子的结构。终止子有强、弱之分，强终止子含有反向重复序列，可形成茎环结构，其后面为 poly T 结构，这样的终止子无需终止蛋白参与即可以使转录终止；尽管弱终止子也有反向重复序列，但无 polyT 结构，因此其需要终止蛋白参与才能使转录终止。

（八）可移动序列

原核生物基因组中的可移动序列包括插入序列、转座子和整合子等。这些可移动序列通过不同方式进行基因重组等，改变生物的遗传性状，使生物体更适应环境的变化。

二、质粒

质粒（plasmid）是指细菌细胞内除染色体外能独立复制并且稳定遗传的共价闭合环状核酸分子。其多为环状双链 DNA 分子，也有 RNA 质粒（如酵母杀伤质粒）。RNA 质粒多有蛋白外壳，而 DNA 质粒多裸露。质粒一般是一个完整的复制子，能自主复制，但有时也能可逆地整合到染色体上随染色体复制。利用同一复制系统的质粒通常不能在同一菌株内稳定共存，在细胞分裂时会分别进入不同的子代细胞，这种现象称为质粒的不兼容性。而利用不同复制系统的质粒可以在同一菌株内共存，这种现象称为质粒的兼容性。

质粒可根据宿主范围、复制方式、功能、转移方式等进行分类。

（一）宿主范围

根据对宿主的依赖程度，质粒可分为窄宿主谱型质粒和广宿主谱型质粒。

1. 窄宿主谱型质粒

窄宿主谱型质粒存在于一种或几种相关的宿主中，如 ColE1 型质粒主要存在于大肠埃希菌中。

2. 广宿主谱型质粒

广宿主谱型质粒可以在不同科、属、种的细菌之间传递，如来源于金黄色葡萄球菌的 pC194 可以在大肠埃希菌、肺炎链球菌、枯草杆菌等许多细菌中存在。

（二）复制机制

根据细菌染色体对质粒复制控制的严格程度，可将质粒分为严紧型质粒和松弛型质料。

1. 严紧型质粒

严紧型质粒在每个细胞中仅含一个或几个拷贝，如 pSC101 型质粒，即低拷贝数质粒。

2. 松弛型质粒

松弛型质粒的复制不受宿主严格控制，在每个细胞中可含 10～60 个拷贝，如 ColE1 型质粒在每个细胞中含 15～20 个拷贝。当细胞中蛋白质合成和染色体复制停止时，这类质粒仍可扩增，拷贝数可超过 1 000 个。

（三）功能

按功能，质粒可分为 F 质粒、Col 质粒和 R 质粒。

1. F 质粒

F 质粒（fertility plasmid）也称为性质粒。它可以通过同源重组整合到细菌染色体中，又可再切割游离出来。因切割部位常常不准确，切下来的质粒若带有一部分细菌的DNA，则称为 F′质粒。

2. Col 质粒

Col 质粒（colicin plasmid）也称为大肠埃希菌素生因子。Col 质粒能编码大肠埃希菌素，大肠埃希菌素结合到敏感细菌细胞壁上，可干扰细菌的生化过程，杀死这些细菌以供含 Col 质粒的细菌生存。

3. R 质粒

R 质粒（resistance plasmid）也称为抗药质粒，其主要特征是带有耐药基因，通过细菌之间的结合作用进行传递。R 质粒由两个相邻的 DNA 片段组成：一段为抗性转移片段（resistance transfer factor，RTF），包括转移基因、DNA 复制基因、拷贝数决定基因和四环素抗性基因；另一段为抗性决定片段（resistance determing factor，RDF），是串联在一起的多个抗生素抗性基因，如抗卡那霉素基因（*kanR*）、抗磺胺基因（*sulR*）、抗氨苄西林基因（*ampR*）等。RTF 和 RDF 有可能相互脱离成两个独立的环，RDF 不能单独转移，但可在 RTF 的带动下转移，可通过转位作用插入染色体基因组中，使宿主产生抗药性，也可重新结合成 R 质粒。抗生素的应用促使携带 R 质粒的菌株出现并迅速播散。目前，在革兰阴性致病菌中，60%～90%的耐药基因由 R 质粒携带，其介导的多重耐药性菌株导致的疾病不但难以治疗，亦难于控制其流行。许多医院的感染资料表明，从医院感染菌株中分离出来的耐药菌株，R 质粒检出率为 50%～100%。

此外，还有编码毒素的毒力质粒和编码降解宿主特定分子的酶的代谢质粒等。

（四）转移方式

按转移方式，质粒可分为接合型质粒、可移动型质粒和自传递型质粒。

1. 接合型质粒

接合型质粒只能使细菌接合，本身不被传递，如部分 R 质粒和部分 Col 质粒。

2. 可移动型质粒

可移动型质粒可被动传递，但不能使细菌接合。

3. 自传递型质粒

自传递型质粒可被动传递，也可使细菌接合，如 F 质粒。

三、16S rRNA 基因

16S rRNA 为原核生物核糖体 30S 小亚基的组成部分，对核糖体蛋白的固定起支架作用。编码 16S rRNA 的基因记为 16S rDNA，是细菌上编码 rRNA 相对应的 DNA 序列，存在于所有细菌的基因组中。16S rDNA 具有适宜分析的长度（约 1 540 bp）、11 个高度保守的恒定区以及 9 个或 10 个中度到高度变化的区域，与进化距离相匹配。保守序列区域反映生物物种间的亲缘关系，而高变序列区域则能体现物种间的差异，所以16S rDNA 成为细菌分子鉴定的标准标识序列。随着核酸测序技术的发展，越来越多微生物的 16S rDNA 被测定并收入国际基因数据库。这样，用 16S rDNA 做目的序列进行微生物群落结构分析将更为快捷、方便。技术上，可以利用恒定区序列设计引物，将 16S rDNA 的序列扩增出来，再利用可变区的差异对不同属、种的细菌进行分类。

四、可移动序列

可移动序列又称为转座因子（transposable element），是一类在细菌染色体、质粒和噬菌体之间自行移动并具有转位特性的独立的 DNA 序列。转座可引起多种基因突变、在插入位点引入新的基因和基因重排等效应。在原核生物中，转座因子主要包括插入序列（insertion sequence，IS）、转座子（transposon，Tn）、整合子（integron，In）和 Mu 噬菌体（phage Mu）。

（一）插入序列

IS 是最简单的转座因子，长度为 700～2 000 bp，由一个转座酶（transposase）基因及两侧的反向重复序列（inverted repeat，IR）组成。反向重复序列的对称结构使 IS 可以双向插入靶位点，并在插入后于两侧形成一定长度（3～11 bp）的正向重复序列，称为靶序列。IS 不仅被发现存在于染色体和质粒上，在某些 DNA 里也存在。现已鉴定出几百种不同的 IS，按鉴定顺序分别命名为 IS1、IS2、IS3……F 质粒就是通过和染色体上相同的 IS 进行同源重组，整合进细菌染色体，并带动其转移。

（二）转座子

Tn 比 IS 大，除了携带转座相关基因外，还带有一些能决定宿主遗传抗性的其他基因，比如抗性标记和易于筛选的基因。此外，还有可接合转座子，可通过接合在细菌种间移动，即它们不仅在细菌基因组内移位，还可从一个细菌转移到另一个细菌。有些 Tn 是复合遗传因子，在两端的插入序列间含有一个或一组基因。IS 和 Tn 的插入会导致靶序列的复制。

（三）整合子

In 是一种可移动的 DNA 序列，存在于许多细菌的染色体、质粒或转座子上，具有独特结构，可捕获和整合外源性基因，使之转变为功能性基因的表达单位，进而增强细菌对生存环境的适应性。In 通过转座子或接合型质粒，使多重耐药基因在细菌中进行水平传播。与其他转座因子不同的是，In 并非随机插入，而是对插入点有很高的选择性，通常插入质粒中。In 含有编码整合酶（integrase）的基因，是其导致特异重组所必需的。In 还包含一段被称作盒（cassette）的特异 DNA 序列，其允许在整合酶的作用下插入一组新的基因，且该 DNA 和启动子一起调控新基因的表达。In 通常被发现于临床分离的细菌，说明这些细菌是在临床抗生素丰富的条件下通过基因水平转移而被选择存活和繁殖的。基因盒捕获的不是随机的基因，而是能被整合酶识别或是利用 In 的启动子转录的基因。

（四）Mu 噬菌体

Mu 是一种通过转座方式复制的温和噬菌体，能诱导所整合的宿主基因组发生突变。当 Mu DNA 进入宿主细胞后，其 15% 左右的腺嘌呤被修饰系统乙酰化，从而免受宿主限制系统的破坏。Mu 通过其基因 A 的产物（一种转座酶）进行转座，在其插入位点，宿主 DNA 被交错切割，产生的单链片段再复制转变为双链，形成短的宿主 DNA 的重复序列。此为转座因子插入时的典型特征。

第三节　病毒基因组

病毒（virus）是由一种核酸分子（DNA 或 RNA）与蛋白质构成或仅由蛋白质构成（如朊病毒）的微生物。病毒能增殖、遗传和演化，因而具有生命最基本的特征。病毒没有细胞结构，没有实现新陈代谢所必需的基本系统，所以病毒自身不能复制。但是当它接触宿主细胞时，便脱去蛋白质外壳，它的核酸（基因）侵入宿主细胞内，借助后者的复制系统，按照病毒基因的指令复制新的病毒。病毒利用宿主细胞的代谢机制，反过来也能给细胞带来新的性质。如果细胞分裂后产生的新细胞保留了病毒的基因组，这些性质就能遗传下去。这些变化通常无害，甚至可能是有益的。但有些病毒在复制繁殖时会破坏宿主细胞，引起细胞病变。许多病毒是人类疾病的病原体，如肝炎病毒、疱疹病毒、人乳头瘤病毒等。噬菌体也是病毒，它主要侵袭细菌和真菌等微生物。

病毒的主要特点：①形体极其微小，一般都能通过细菌滤器，因此病毒曾被称为"滤过性病毒"，必须在电子显微镜下才能观察到；②没有细胞构造，其主要成分仅为核酸和蛋白质两种，故又被称为"分子生物"；③每一种病毒只含一种核酸，不是 DNA 就是 RNA；④既无产生能量的酶系，也无蛋白质和核酸合成的酶系，只能利用宿主活细胞内现成的代谢系统合成自身的核酸和蛋白质成分；⑤以核酸和蛋白质等"元件"的装配实现其大量繁殖；⑥在离体条件下，能以无生命的生物大分子状态存在，并长期保持其侵染活力；⑦对一般抗生素不敏感，但对干扰素敏感；⑧有些病毒的核酸还能整合到宿主的基因组中，并诱发潜伏性感染。

一、病毒基因组的结构特征

病毒基因组结构简单，核酸类型多样，基因重叠现象明显，无重复序列，非编码序列少，有的病毒基因含内含子结构。其主要特点如下：

（一）基因组大小差异显著

与细菌或真核细胞相比，病毒的基因组很小，一般为 $1.5 \times 10^3 \sim 3.6 \times 10^6$ bp，但是不同的病毒之间其基因组相差较大。比如，乙型肝炎病毒基因组为 3.2 kb，仅编码 6 种蛋白质；痘病毒基因组约为 300 kb，编码几百种蛋白质，不但编码病毒复制所涉及的酶类，甚至编码核苷酸代谢的酶类，因此，痘病毒对宿主的依赖性较乙型肝炎病毒小得多。

（二）碱基组成差异大

不同病毒的核酸的碱基组成相差很大，比如某些疱疹病毒 GC 含量达 75%，有些痘病毒的 GC 含量则为 26% 左右。

（三）基因组核酸类型较多

病毒基因组为 DNA 或 RNA，无论为何种类型的核酸，其都可为单链（single strand，ss），可为双链（double strand，ds），也可主体为双链，部分为单链；可为闭环分子，也可为线性分子。比如，乳头瘤病毒基因组是闭环双链 DNA，腺病毒基因组则是线性双链 DNA；脊髓灰质炎病毒是一种单链 RNA 病毒，而呼肠孤病毒是双链 RNA 病毒。但一般说来，大多数 DNA 病毒的基因组是双链 DNA 分子，而大多数 RNA 病毒的基因组是单链 RNA 分子。根据 1975 年诺贝尔生理学和医学奖得主 David Baltimore 的分类方法，依病毒 mRNA 合成的方式可将病毒分为七大类，如图 2 - 6 所示。根据惯例，mRNA 与双链中的正链同向。因此，单正链 RNA 病毒可直接将其基因组 RNA 作为 mRNA 用于蛋白质合成，而单负链 RNA 病毒则必须将基因组 RNA 作为模板，转录生成互补 RNA，再以之为 mRNA 用于蛋白质合成。

（四）有些病毒基因组分节段

多数 RNA 病毒的基因组由连续的核酸链组成，但也有些病毒的基因组 RNA 由不连续的几条核酸链组成，如流感病毒的基因组 RNA 分子呈节段性，由 8 条 RNA 分子构成，每条 RNA 分子都含有编码蛋白质分子的信息；而呼肠孤病毒的基因组由双链节段性的 RNA 分子构成，共有 10 个双链 RNA 片段，每段 RNA 分子都编码一种蛋白质。目前，还没有发现由节段性的 DNA 分子构成的病毒基因组。两种病毒感染同一宿主细胞发生基因交换，产生具有两个亲代特征的子代病毒，并能继续增殖，称为病毒的基因重组。基因分节段的 RNA 病毒，如流感病毒、轮状病毒等，通过交换 RNA 节段而进行的基因重组，称为重配。一般而言，重配概率高于重组概率，因此，基因组分节段会更有利于基因组变异。

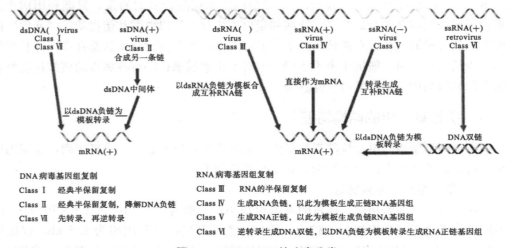

图 2-6 Baltimore 的病毒分类

（五）基因重叠现象明显

基因重叠即同一段 DNA 片段能够编码两种甚至三种蛋白质分子，这种现象在其他生物细胞中仅见于线粒体和质粒 DNA，所以也可以将其认为是病毒基因组的结构特点。这种结构使较小的基因组能够携带较多的遗传信息。重叠基因是 1977 年 Sanger 在研究噬菌体 ΦX174 时发现的，噬菌体 ΦX174 的基因组结构如图 2-7 所示。重叠基因有以下三种情况：①一个基因完全在另一个基因里面；②部分重叠；③两个基因只有一个碱基重叠。尽管这些重叠基因的 DNA 大部分相同，但是由于将 mRNA 翻译成蛋白质时的读框不一样，产生的蛋白质分子往往并不相同。

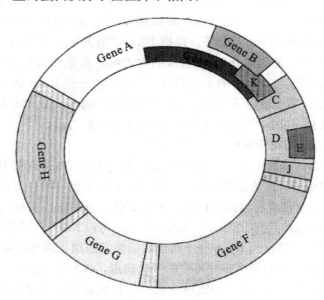

图 2-7 噬菌体 ΦX174 的基因组结构

（六）功能相关基因丛集

病毒基因组 DNA 序列中功能上相关的蛋白质的基因或 rRNA 的基因往往丛集在基因组的一个或几个特定部位，形成一个功能单位或转录单元。它们可一起被转录成多顺反子 mRNA，然后再加工成各种蛋白质的模板 mRNA。如噬菌体 ΦX174 基因组中的 D—E—J—F—G—H 基因均转录在同一 mRNA 中，然后再翻译成各种蛋白质。其中，J、F、G 及 H 都是编码外壳蛋白的，D 蛋白与病毒的装配有关，E 蛋白负责细菌的裂解，它们在功能上也是相关的。

（七）非编码区很少

病情基因组的非编码区很少，这与真核细胞 DNA 的冗余现象不同。如在噬菌体 ΦX174 基因组中不翻译的部分只占 217/5375，在 G4 DNA 中不翻译的部分只占 282/5577。不翻译的 DNA 序列通常是基因表达的调控序列。

（八）病毒基因可连续也可间断

因为病毒依赖宿主细胞的新陈代谢和复制系统，所以其基因连续与否与其宿主密切相关。噬菌体（细菌病毒）基因是连续的；而真核细胞病毒的基因是不连续的，具有内含子，除了正链 RNA 病毒之外，真核细胞病毒的基因都是先转录成 mRNA 前体，再经加工才能切除内含子成为成熟的 mRNA。更为有趣的是，有些真核病毒基因的内含子或其中的一部分，对某一个基因来说是内含子，而对另一个基因来说却是外显子，如猿猴病毒 40（SV40）和多瘤病毒（polyomavirus）的早期基因。

（九）基因组中重复序列少

病毒基因组简单高效，重复序列少。

（十）基因组是单倍体

除了反转录病毒基因组有两个拷贝以外，一切病毒基因组都是单倍体，每个基因在病毒中只出现一次。

二、DNA 病毒基因组的特点

DNA 病毒基因组的一般特点：①多为双链 DNA，可为线状，也可为环状。线状 DNA 以含有反向重复序列为基本特征，反向重复序列一般存在于末端，如腺病毒；也可存在于内部，如疱疹病毒。②不同基因可以不同 DNA 链为模板，难以严格定义正链或负链。因此，有的 DNA 病毒的 DNA 分子有正、负链之分，有的则没有。③宿主为真核细胞的 DNA 病毒均在宿主活细胞细胞核内复制，利用宿主细胞的复制、转录和翻译系统。因此，病毒的启动子序列和宿主细胞的很相似。据此，DNA 病毒的启动子常用于哺乳动物细胞表达载体的构建。④有的 DNA 病毒不能直接复制，必须先转录出 RNA 中间体，再反转录完成基因复制，详见 Baltimore 分类中的第七类（Ⅶ）病毒。

三、RNA 病毒基因组的特点

RNA 病毒基因组的一般特点：①多为单链 RNA，少数单链 RNA 病毒基因组末端有反向重复序列。②RNA 病毒基因组所携带的遗传信息一般在同一条链上，因此 RNA 病毒的 RNA 分子有正、负链之分。正链 RNA 可作为模板复制出子代 RNA，也可作为 mRNA 合成病毒蛋白质。负链 RNA 必须以自身为模板合成 mRNA 后才能合成病毒蛋白质。③RNA 病毒的复制和转录常常独立于宿主的细胞核，很多 RNA 病毒在细胞质中复制。由于宿主细胞没有依赖于 RNA 的 RNA 聚合酶，所以只能靠 RNA 病毒本身编码，这一点异于真核 DNA 病毒。④很多哺乳类动物的反转录病毒，如 HIV，其基因组为单正链双倍体 RNA。病毒进入宿主细胞后以其单正链基因组的一条 RNA 为模板，在细胞质内反转录生成双链 DNA，然后双链 DNA 进入细胞核与宿主 DNA 整合，利用宿主系统合成 mRNA，进行蛋白质合成并复制出病毒基因组。反转录病毒基因组有时会与宿主基因发生重组，干扰宿主基因的表达调控。⑤RNA 病毒具有很高的变异率。RNA 病毒必须经过反转录才能完成其基因组的复制，而反转录酶在复制过程中的错误率远大于依赖于 DNA 的聚合酶，因此 RNA 病毒基因组在每次循环中每 $10^3 \sim 10^5$ bp 就有一次突变，而 DNA 病毒基因组在每次循环中每 $10^6 \sim 10^8$ bp 发生一次突变。因此，如果 RNA 病毒的复制周期短，病毒的抗原性和毒性就会很快变化，使 RNA 病毒能快速进化以适应环境，这对治疗其导致的疾病则造成极大的障碍，比如 HIV 能很快对新药产生抗性。

第四节　真核微生物基因组

真核生物的基因组比较庞大，并且不同生物物种间差异很大。真核生物基因组分细胞核基因组和细胞质基因组。细胞核基因组 DNA 除配子细胞外一般为二倍体（diploid），即有两份同源的基因组；而细胞质基因组可有许多拷贝。真核微生物包括酵母、藻类、真菌和原虫等，它们的基因组在大小和具体构成方面因物种不同而有诸多差异，但其基本特征是相同的，所以本节不再分述。

一、细胞核基因组的基本特征

（一）真核生物的核基因组

细胞核基因组 DNA 与蛋白质结合形成染色体，储存于细胞核内。染色体是遗传信息的主要载体。基因组 DNA 在形成染色体时高度压缩。核小体的核心是由 4 种组蛋白（H2A、H2B、H3 和 H4）各两个构成的扁球状的八聚体。双螺旋 DNA 分子在该八聚体上盘绕约 1.75 圈，跨度约为 140 bp。组蛋白八聚体与盘绕的 DNA 分子共同构成核小体。在两个相邻的核小体间，有长 50～60 bp 的 DNA 连接线，而相邻的连接线间与第 5 种组蛋白（H1）结合，这样就形成了串珠状的染色体一级结构。在一级结构中，基因组 DNA 大约被压缩 7 倍。染色体一级结构螺旋化形成中空的线状体，称为核丝或螺线体，为染色体的二级结构。螺线体每一周螺旋包括 6 个核小体，因此 DNA 再被压缩 6 倍。螺线体进一步螺旋化，形成直径为 0.4 μm 的筒状体，称为超螺旋管，构成染色体的三级结构。至此，DNA 再被压缩 40 倍。超螺旋体进一步折叠盘绕，形成染色体的四级结构——染色单体，两条染色单体组成一条染色体，至此，DNA 又被压缩 5 倍。所以真核生物染色体中 DNA 分子的长度一共被压缩了 7×6×40×5＝8 400 倍。

（二）真核生物的基因转录产物

一个结构基因经过转录生成一个单顺反子 mRNA，翻译成一条多肽链。真核生物基本上没有操纵子结构。

（三）断裂基因及大量非编码序列

真核生物基因组的结构基因不仅在两侧存在非编码区，在基因内部也有许多非编码的间隔序列。因此，真核生物的基因一般由不连续的几个编码序列组成，称为断裂基因（split gene）。基因内部编码序列称为外显子（exon），非编码序列则称为内含子（intron）。当基因转录后，在 mRNA 的成熟过程中内含子被剪切掉，外显子则被拼接成完整的序列，作为指导蛋白质合成的模板。假基因中往往缺少正常基因的内含子，提示内含子序列对外显子的正常表达可能具有调节作用。除了内含子和外显子外，断裂基因在两侧还有非编码区及调控转录的区域。在人类基因组中，外显子序列仅占基因组序列的 1.5%，而非编码序列中包括调控序列、内含子、假基因、重复序列、转座因子和大量分类不明的序列，则占基因组序列的 97%。

（四）重复序列

真核生物基因组中存在大量的重复序列。重复序列与 DNA 复性速率密切相关：若没有重复序列，每个单链与其互补链复性的速率将大致相同；但若有重复序列，重复序列的单链更容易互补结合而复性。重复序列越多，复性速率越快。根据复性动力学，可将真核生物基因组 DNA 的重复序列分为三种：高度重复序列、中度重复序列和低度重复序列（单拷贝序列）。

1. 高度重复序列

真核生物基因组中一般重复频率高达百万以上的序列称为高度重复序列。其在基因组中所占比例因种属而异，一般占 10% ~ 60%，在人类基因组中约为 20%。高度重复序列中的碱基组成简单，复性速率极快。按其结构特点可分为以下三种：

（1）反向（倒位）重复序列：反向重复序列由两个相同顺序的互补拷贝在同一 DNA 链上反向排列而成。这种重复序列复性速率极快，即使在极低的 DNA 浓度下也能很快完成复性，因此又称为零时复性部分，约占人类基因组的 5%。DNA 变性后再复性时，同一条链内的互补的拷贝可以形成链内碱基配对，形成发夹式或"+"字形结构。反向重复（即两个互补拷贝）间可有一到几个核苷酸的间隔，也可以没有间隔。没有间隔的又称回文（palindrome），这种结构约占所有反向重复序列的三分之一。若以两个互补拷贝组成的反向重复序列为一个单元，则反向重复的单元约长 300 bp 或略少。两个单元之间有一平均 1.6 kb 的片段相隔，即它们多数散布于基因组中。

（2）卫星 DNA：在介质氯化铯中做密度梯度离心时，DNA 分子将按其大小分布在离心管内不同密度的氯化铯介质中。根据荧光强度的分析，可以看到在一条主带以外还有一个或多个小的卫星带。这些在卫星带中的 DNA 即被称为卫星 DNA（satellite DNA），多位于有重要功能的真核染色体的着丝粒和端粒上。卫星 DNA 按其浮力密度的大小可以分成Ⅰ、Ⅱ、Ⅲ、Ⅳ四类，其浮力密度分别是 1.687 g/cm³、1.693 g/cm³、1.697 g/cm³ 和 1.700 g/cm³。各类卫星 DNA 都由各种不同的重复序列家族组成，通常是串联重复序列（tandem repeats）。卫星 DNA Ⅰ家族由 42 bp 的单元组成，其中 17 bp

（ACATAAAATATAAAGT）为可变区，25 bp（ACCCAAA AAGTTATTATATACTGT）为重复单元。卫星 DNA Ⅱ 家族是保守性差的 ATTCC 重复序列。卫星 DNA Ⅲ 家族是较保守的 ATTCC 重复序列，且与 10 bp 的序列（ATCGGGTTG）相间分布。卫星 DNA Ⅳ 家族被称为隐藏卫星 DNA（cryptic satellite DNA），离心时并不像卫星 DNA 那样也分开，但它的属性类似卫星 DNA。卫星 DNA 按其重复单元长度可分为两类：几百对碱基的小卫星 DNA（minisatellite DNA）和由 2～20 bp 单元重复成百上千次所组成的微卫星 DNA（microsatellite DNA）。卫星 DNA 还有另一些分类名称，如 α 卫星 DNA 是灵长类特有的有 171 bp 重复单元的高度重复序列，最初是在非洲绿猴基因组中发现的，目前已经确定人染色体的着丝粒区有分布。β 卫星 DNA 是单元为 68 bp 的串联重复序列，富含 GC。γ 卫星 DNA 是 220 bp 的串联重复序列。

卫星 DNA 具有多态性和保守性，卫星位点由微卫星的核心序列与其两侧的侧翼序列构成，侧翼序列使某一卫星特异地定位于染色体的某一部位，而卫星本身的重复单元变异则是形成微卫星多态性的基础。基于此，卫星 DNA 标记是近十多年发展起来的一种新型的分子遗传标记，具有数量大、分布广且均匀、多态信息含量高、检测快速方便等特点，已经被广泛应用于动、植物基因定位、连锁分析、血缘关系鉴定、遗传多样性评估、系统发生树构建、标记辅助选择等方面。

（3）较复杂的重复单元组成的重复序列：这种重复序列为灵长类所独有。用限制性核酸内切酶 HindⅢ 内切非洲绿猴 DNA，可以得到重复单元为 172 bp 的高度重复序列，这种序列大部分由交替变化的嘌呤和嘧啶组成。有人把这类序列称为 α 卫星 DNA。

高度重复序列有重要的生物功能：①参与复制水平的调节。反向重复序列常存在于 DNA 复制起点区的附近，且许多反向重复序列是一些蛋白质（包括酶）和 DNA 的结合位点。②参与基因表达的调控。DNA 的重复序列可以转录到核内不均一 RNA 分子中，有些反向重复序列可以形成发夹结构，保护 DNA 分子免遭分解。③参与转位作用。几乎所有转座因子的末端都包括反向重复序列，可形成回文结构，在转位作用中既能连接非同源的基因，又可以被参与转位的特异酶识别。④与进化有关。不同种属生物的高度重复序列的核苷酸序列不同，具有种属特异性，但相近种属又有相似性。如人与非洲绿猴的 α 卫星 DNA 仅差 1 个碱基（前者为 171 bp，后者为 172 bp），而且碱基序列有 65% 是相同的，这表明它们来自共同的祖先，在进化中某些特殊区段保守，而其他区域的碱基序列则累积着变化。⑤同一种属中不同个体的高度重复序列的重复次数不一样，这可以作为每一个体的特征，即 DNA 指纹。⑥α 卫星 DNA 成簇地分布在染色体着丝粒附近，可能与减数分裂时染色体配对有关，即同源染色体之间的联会可能依赖于具有染色体专一性的特定卫星 DNA 顺序。

2. 中度重复序列

中度重复序列是指在真核生物基因组中重复数十至数万次的序列。其复性速率快于单拷贝序列，但慢于高度重复序列。少数中度重复序列在基因组中成串排列在一个区域，大多数与单拷贝序列间隔排列。依据重复序列的长度，中度重复序列可分为以下两种类型：

（1）短分散片段：短分散片段（short interspersed repeated segments，SINES）的

平均长度约为 300 bp，与平均长度约为 1 kb 的单拷贝序列间隔排列。拷贝数可达 10 万左右，如 Alu 家族、Hinf 家族等。

（2）长分散片段：长分散片段（long interspersed repeated sequence，LINES）的长度大于 1 kb，平均长度为 3.5~5 kb，它们与平均长度约为 13 kb 的单拷贝序列间隔排列。有的实验显示，人类基因组中所有 LINES 之间的平均距离为 2.2 kb，拷贝数一般在 1 万左右，如 KpnⅠ家族等。

中度重复序列在基因组中所占比例在不同种属生物之间差异很大，一般占 10%~40%，在人类基因组中约为 12%。大多数中度重复序列不编码蛋白质，其功能可能类似于高度重复序列。在结构基因之间、基因簇中，以及内含子内都可以见到中度重复序列。有些中度重复序列则是编码蛋白质或 rRNA 的结构基因，如 HLA 基因、rRNA 基因、tRNA 基因、组蛋白基因、免疫球蛋白基因等。

在原核生物如大肠埃希菌的基因组中，rRNA 基因一共有 7 套；在真核生物中，rRNA 基因的重复次数更多。在低等的真核生物如酵母中，5S、18S 和 28S rRNA 在同一转录单元中；而在高等的真核生物中，5S rRNA 是单独转录的，而且其在基因组中的重复次数高于 18S 和 28S rRNA 的基因。和一般的中度重复序列不一样，各重复单元中的 rRNA 基因都是相同的。rRNA 基因通常集中成簇存在，而不是分散于基因组中，这样的区域称为 rDNA。18S 和 28S rRNA 基因构成一个转录单元。从转录单元上转录下来的 rRNA 前体经过酶切成为 18S 和 28S rRNA。在哺乳动物和两栖动物中，18S 和 28S rRNA 之间一同被转录下来的间隔区经过加工成为 5.8S rRNA（在大肠埃希菌中该区含有 tRNA 序列）。rRNA 前体的其他部分被降解成核苷酸。真核生物中每个转录单元长 7~8 kb（在哺乳动物中长 13 kb），其中编码 rRNA 的部分占 70%~80%（哺乳动物中只占 50% 左右）。一个 rRNA 基因簇（rDNA 簇）含有许多转录单元，转录单元之间为不转录的间隔区，该间隔区为 21~100 bp 的片段组成的类似卫星 DNA 的串联重复序列。转录单元和不转录的间隔区构成一个 rDNA 重复单元。由于不转录的间隔区中类似卫星 DNA 的串联序列重复次数不一样，因此，在不同生物及同种生物的不同 rDNA 重复单元之间不转录间隔区的长短相差甚大。

组蛋白基因在各种生物体内重复的次数不一样，但都在中度重复的范围内。通常每种组蛋白的基因在同一种生物中拷贝数是相同的。组蛋白基因在鸡的基因组中有 10 个拷贝，在哺乳动物的基因组中有 20 个拷贝，在非洲爪蟾的基因组中有 40 个拷贝，而海胆的每种组蛋白的基因达 300~600 个拷贝。不同生物中组蛋白基因在基因组中的排列不一样，在拷贝数高的基因组中（>100 个拷贝），大部分组蛋白基因串联重复形成基因簇。所有组蛋白基因都不含内含子，而且相应的组蛋白基因在序列上都很相似，从而编码的组蛋白在结构和功能上也极为相似。

3. 低度重复序列

低度重复序列又称单拷贝序列，在单倍体基因组中只出现一次或数次，因而复性速率很慢。单拷贝序列在基因组中一般占 50%~80%，如在人类基因组中，有 60%~65% 的序列属于这一类。单拷贝序列中储存着丰富的遗传信息，编码不同功能的蛋白质。目前单拷贝基因的确切数字不明确，但是只有一小部分用于编码各种蛋白质，其他部分的功能尚不清楚。

（五）多基因家族与假基因

真核生物基因组存在多基因家族（multigene family）。多基因家族大致可分为两类：一类是一个基因家族成簇地分布在某一条染色体上，可同时发挥作用，合成某些蛋白质，如人类基因组中，组蛋白基因家族就成簇地集中在第 7 号染色体长臂 3 区 2 带到 3 区 6 带的区域内（7q3.2～7q3.6）；另一类是一个基因家族的不同成员成簇地分布在不同染色体上，这些不同成员编码一组功能上紧密相关的蛋白质，如珠蛋白基因家族。在多基因家族中，某些成员并不产生有功能的基因产物，这些基因称为假基因（pseudogene）。假基因与有功能的基因同源，原来可能也是有功能的基因，但由于缺失、倒位或点突变等，这些基因失去活性，成为无功能基因。与相应的正常基因相比，假基因往往缺少正常基因的内含子，两侧有顺向重复序列。人们推测，假基因的来源之一，可能是基因经过转录后生成的 RNA 前体通过剪接失去内含子形成 mRNA，如果 mRNA 经反转录产生 cDNA，再整合到染色体 DNA 中，便有可能成为假基因，因此，假基因中没有内含子存在，在以上过程中，由于可能同时会发生缺失、倒位或点突变等变化，从而使假基因不能表达。

（六）多态性

不同类真核生物基因组 DNA 结构存在相当大的差异，同种生物不同个体基因组 DNA 序列也存在差异。同种生物不同个体若同时出现两种或两种以上不连续的变异型或基因型（genotype）或等位基因（allele）多态现象，称为基因多态性（gene polymorphism）。基因多态性来源包括基因组中重复序列拷贝数的不同、单拷贝序列的变异，以及双等位基因的转换或替换。基因多态性的形态主要包括限制性酶切片段长度多态性（restriction fragment length polymorphism，RFLP）、微卫星和小卫星多态性、单核苷酸多态性（single nucleotide polymorphism，SNP）以及拷贝数多态性（copy number polymorphisms，CNPs）等。DNA 分子水平上的多态性检测技术是进行基因组研究的基础。

（七）端粒

端粒（telomeres）是线状染色体末端的一种特殊结构，由 DNA 片段和蛋白质组成。在正常人体细胞中，端粒可随着细胞分裂而逐渐缩短，所以端粒长度反映细胞复制史及复制潜能，被称作细胞寿命的"有丝分裂钟"。端粒对维持染色体的稳定性具有重要作用，若没有端粒，染色体会粘连到一起，发生结构和功能上的改变，从而影响细胞的分裂和生长。端粒又是基因调控的特殊位点，常可抑制位于端粒附近的基因的转录活性。

端粒 DNA 是由简单非编码 DNA 的高度重复序列组成的，染色体末端沿着 5′到 3′方向的链富含 GT。端粒 DNA 的重复序列和重复次数因物种而异，由几十到几千不等。在人体中，端粒序列为（TTAGGG/CCCTAA）$_n$。端粒 DNA 的主要功能包括：①保护染色体不被核酸酶降解；②防止染色体相互融合；③为端粒酶提供底物以应对 DNA 复制的末端隐缩问题，保证染色体的完全复制。

在大多数真核生物中，端粒的延长是由端粒酶催化的，另外，重组机制也介导端粒的延长。端粒酶是一种特殊反转录酶，端粒的复制不能由经典的 DNA 聚合酶催化，而是由端粒酶来完成。正常人体细胞中检测不到端粒酶，一些良性病变的细胞和体外培养的成纤维细胞中也测不到端粒酶活性。但是，在生殖细胞、睾丸、卵巢、胎盘及胎儿细胞中，端粒酶为阳性。值得注意的是，恶性肿瘤细胞具有高活性的端粒酶，比如淋巴瘤、急性白血病、乳腺癌、结肠癌、肺癌等癌细胞中端粒酶呈阳性，显示端粒酶能维持癌细胞端粒的长度，使其无限制扩增。不过，细胞中有端粒酶的存在并不能保证端粒的延伸，如人体细胞中端粒 DNA 的四个 TTAGGG 重复序列可以形成一种非常稳定的四链体结构，阻止端粒 DNA 与端粒酶的相互作用。

二、细胞质基因组的基本特征

细胞质基因组（plasmon）是细胞质中基因的总称，细胞质基因是细胞质中存在的支配遗传性状的基因。真核生物细胞质中主要有两种细胞器携带遗传物质：线粒体和叶绿体。其各自所携带的遗传物质又称为细胞器基因组，即线粒体基因组和叶绿体基因组。

（一）线粒体基因组

线粒体基因组 DNA（mitochondrial DNA，mtDNA）一般为双链环状超螺旋分子，类似于质粒 DNA，相对分子质量大多在 $1 \times 10^5 \sim 2 \times 10^8$。哺乳动物的线粒体基因组 DNA 没有内含子，几乎每一对核苷酸都参与基因的组成。有许多基因的序列是重叠的。Anderson 等于 1981 年测定了人类线粒体基因组全序列，共 16 569 bp，由 H 链和 L 链组成。两条链均有编码功能，主要编码与氧化磷酸化（细胞呼吸作用）密切相关的蛋白质或核酸，如细胞色素 b、细胞色素氧化酶的 3 个亚基、ATP 酶的 2 个亚基、NADH 脱氢酶的 7 个亚基、16S rRNA、12S rRNA 以及 22 个 tRNA（图 2-8）。线粒体基因组非编码区则极少。

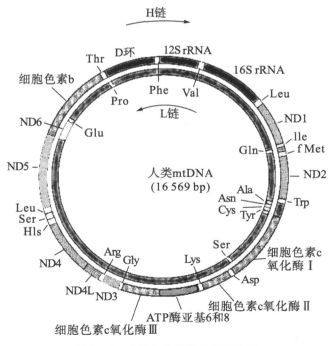

图 2-8　人类线粒体基因组结构图

线粒体基因组能够单独进行复制、转录及合成蛋白质，但这并不意味着线粒体基因组的遗传完全不受核基因的控制。线粒体自身结构和生命活动都需要核基因的参与并受其控制，说明真核细胞内尽管存在两个遗传系统，造成细胞核和细胞质对遗传的相互作用，但核基因在生物体的遗传控制中仍起主导作用。与细胞核 DNA 相比，mtDNA 作为生物体种系发生的"分子钟"有其自身的特点：①突变率高。mtDNA 的突变率是核 DNA 的 10 倍左右，因此即使是在近期内趋异的物种之间也会很快地积累大量的核苷酸置换，可以进行比较分析。②因为精子的细胞质极少，子代的 mtDNA 基本上都是来自卵细胞，所以 mtDNA 是母性遗传，且不发生 DNA 重组。因此，具有相同 mtDNA 序列的个体必定是来自共同的一位雌性祖先。但是，近年发现精子也会为受精卵提供很少量的 mtDNA，这是造成线粒体 DNA 异序性的原因之一。③线粒体基因组编码蛋白质的密码子与通用的遗传密码子有所不同：线粒体中，密码子 UGA 编码色氨酸而非终止密码子；甲硫氨酸由 AUG 和 AUA 两个密码子编码，而起始甲硫氨酸由 AUG、AUA、AUU 和 AUC 4 个密码子编码；AGA 和 AGG 为终止密码子，不编码精氨酸。

线粒体基因组中的基因与线粒体的氧化磷酸化作用密切相关，因此关系到细胞内的能量供应。近年来发现人的一些神经肌肉变性疾病如 Leber 遗传性视神经病、帕金森病、阿尔茨海默病、线粒体肌病、母系遗传的糖尿病和耳聋等，都与线粒体基因有关。另外，线粒体基因组因其突变率高，来源确定等特点，成为分子进化研究中的有力工具。由于线粒体基因在细胞减数分裂期间不发生重排，而且点突变率高，所以有利于检查出在较短时期内基因发生的变化。通过比较不同物种的相同基因之间的差别，进而可以确定这些物种在进化上的亲缘关系。当前的分子进化生物学研究，多半是以古生物或化石的牙髓或骨髓腔中残留的线粒体 DNA 作为实验材料。

（二）叶绿体基因组

叶绿体基因组又称叶绿体 DNA（chloroplast DNA，cpDNA），一般为双链环状，但没有超螺旋结构，大小一般为 120～170 kb。叶绿体基因组中的 GC 含量与核 DNA 及 mtDNA 中的迥异，因此可用氯化铯密度梯度离心法来分离叶绿体基因组。每个叶绿体中叶绿体基因组的拷贝数随着物种而不同，主要位于类核区。

叶绿体基因组中的基因数目多于线粒体基因组，包括编码合成蛋白质所需的各种 tRNA 和 rRNA 以及大约 50 多种蛋白质的基因。高等植物叶绿体基因组的长度各异，但均有一段 10～24 kb DNA 序列的两个拷贝，呈反向重复序列（IRA 和 IRB），在陆生植物中具有高度的保守性。这两个反向重复序列之间发生重组，形成一个短单拷贝序列（short single copy，SSC）。把 IRA 和 IRB 连接起来，基因组的其余部分则是长单拷贝序列（long single copy，LSC），如图 2-9 所示。叶绿体基因组启动子和原核生物的相似，有的基因产生单顺反子的 mRNA，但多数为多顺反子 mRNA（即基因具有操纵子结构）。叶绿体基因组中约有 40 个基因含有内含子，其 tRNA 基因中内含子最长者达 2 526 bp，和原核生物的 tRNA 基因不同；有的内含子位于 D 环上，和原核 tRNA 不同，和真核生物核 tRNA 内含子常位于反密码子环上也不相同。所有叶绿体基因转录的 mRNA 都通过叶绿体核糖体翻译。叶绿体基因组基因的大部分产物是类囊体的成分或和氧化还原反应有关。

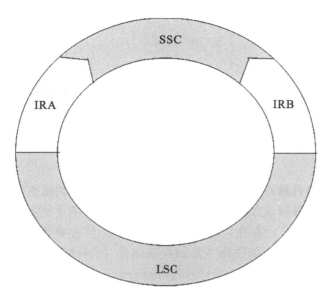

图 2-9　叶绿体基因组结构简图

　　叶绿体基因组同线粒体基因组一样，都是细胞内相对独立的一个遗传系统。叶绿体基因的组可以自主地进行复制，但同时需要细胞核遗传系统提供遗传信息。叶绿体基因的表达调控系统是由一系列复杂的调控机制组成的，除外界环境因素外，其内部调控涉及叶绿体基因转录及转录后调节、翻译与翻译后修饰调节、核基因对叶绿体基因在转录与翻译过程中的调节和质体产生的信号对核编码的质体蛋白的表达调节等。核基因组和质体基因组如何在质体发育过程中相互调节将是一个充满前景的研究领域。

（吴艳霞）

第三章 微生物核酸样品制备

微生物是存在于自然界的一大群形态微小、结构简单，肉眼直接看不见，必须借助光学显微镜或电子显微镜放大数百倍、数千倍，甚至数万倍才能观察到的微小生物。

微生物在自然界中广泛存在，涉及医药、工农业、环保等诸多领域。某些微生物对人类和动、植物有致病性，如临床常见肺炎链球菌（*Streptococcus pneumoniae*）感染引发肺炎，金黄色葡萄球菌（*Staphylococcus aureus*）引起皮肤感染或者脓毒症（败血症），大肠埃希菌（*Escherichia coli*）引起尿路感染等。但是，也有很多微生物对人类是有益的，比如一些微生物被广泛应用于工业发酵，生产乙醇、味精、酱油等食品；一些则被应用于医药领域，生产维生素和抗生素等医药产品；有些能够降解石油、塑料，处理废水等；还有一些能在高温、低温、高盐、高碱以及高辐射等极端环境中生存，也具有极大的应用潜力。

微生物结构简单、基因组小，一般无内含子，生物学性状基本都由单基因控制。其繁殖速度快，周期短，因此，微生物是分子生物学及相关基础生物学研究较好的模式生物。获得高质量的微生物核酸是快速检测、鉴定微生物，分析微生物基因变异，微生物基因克隆、测序、杂交等相关分子生物学研究的前提，微生物核酸包括 DNA 和 RNA，其中 DNA 又包括基因组 DNA 和质粒 DNA。本章介绍微生物 DNA、RNA 样品制备的基本原理及一些常见方法。

第一节　微生物 DNA 样品的制备

一、微生物基因组 DNA 的提取

微生物基因组是指微生物中所具有的携带遗传信息的遗传物质的总和。微生物结构简单，基因组 DNA 较小，制备基因组 DNA 是进行微生物基因分析及相关操作的重要起点。微生物基因组 DNA 多为一条闭合环状双链 DNA，其大小为 0.16~13 Mb，只有人类基因组的百分之一到千分之一；其编码碱基利用率高，编码序列占基因组 DNA 的90%左右。

微生物 DNA 提取的方法依实验材料和实验目的而略有不同，但总的原则都是先将细胞裂解或破碎，使细胞内核酸释放出来，然后用有机溶剂及盐类将 DNA 与蛋白质、大分子 RNA 及其他细胞碎片分开，用核糖核酸酶（Ribonuclease，RNase，又称 RNA

酶）将剩余的 RNA 降解，最后用乙醇（或异丙醇）将 DNA 沉淀出来。

1. 细胞裂解方法

（1）物理方法：物理方法主要包括超声破碎法、急热骤冷法及研磨法等，其基本原理是利用各种物理因素使细胞破碎。超声破碎法常用于细菌细胞破碎，操作简单，重复性较好，节省时间，在实验室应用较普遍。但超声波产热量大，应采取相应的降温措施。超声破碎的效率与声频、声能、处理时间及菌液浓度等因素有关。急热骤冷法是将实验材料放入沸水中，维持 85~90 分钟，再至水中急速冷却。此法可用于细菌及病毒材料。研磨法则是以机械切力的作用使细菌细胞破碎，将细菌和研磨粉调成糊状，研磨 20~30 秒即可将细菌细胞完全磨碎。

（2）化学试剂法：表面活性剂、变性剂等化学试剂可以改变细胞壁或膜的通透性，从而使细胞内物质有选择地渗透出来。化学渗透取决于化学试剂的类型以及细胞壁和膜的结构与组成。化学试剂法多用于破碎细菌，作用条件比较温和。

（3）酶裂解法：该方法对有细胞壁的微生物，如细菌或真菌较为常用，加入溶菌酶使细胞壁分解，细胞内核酸被释放出来。酶裂解法作用条件温和，内含物成分不易受到破坏，且细胞壁损坏的程度可以控制。但是，该方法易造成产物抑制，导致细胞破碎效率低。酶裂解法通用性差，不同菌种需选择不同的酶。

2. DNA 提取方法

可根据提取过程中的细胞裂解方法、提取试剂、沉淀 DNA 和分离 DNA 的方法进行分类。一般有以下三种常用的方法。

（1）煮沸裂解提取法：将待测样品置于沸水中或者金属浴 100 ℃ 处理 10 分钟，离心取上清液即得到基因组 DNA，置于 -20 ℃ 保存备用。该方法操作最简便，对试剂要求低，是一种经济、易行的基因组 DNA 的提取方法。其缺点是所得产物量少、纯度不够高，可能含有 RNA、蛋白质等杂质，DNA 容易断裂。用该方法提取的微生物 DNA 适合于一些粗略的实验，如临床标本中微生物检测的 PCR 模板。此法得到的模板保存时间短，建议每月重新制作一次。

（2）有机溶剂提取法：该方法以 CTAB/NaCl 法最为常见，全称为十六烷基三甲基溴化铵（hexadecyl trimethyl ammonium bromide）法。CTAB 是一种阳离子去污剂，具有从低离子强度溶液中沉淀核酸与酸性多聚糖的特性。在高离子强度的溶液中（>0.7 mol/L NaCl），CTAB 能与蛋白质和多聚糖形成复合物，但不能沉淀核酸。可先通过物理或者化学方法将细胞破碎，使 DNA 释放出来，再通过有机溶剂抽提去除蛋白质、多糖、酚类等杂质，然后加入乙醇沉淀核酸达到 DNA 分离的目的。该方法提取的DNA 纯度较高，蛋白杂质较少，保存时间较长，置于 -20 ℃ 保存备用，但要尽可能减少反复冻融，否则影响 DNA 质量，可采用小量分装的方式保存。

另外一种常用的制备基因组 DNA 的有机溶剂提取方法为 SDS - 蛋白酶法，其基本原理是 SDS 可破坏细胞使蛋白质变性，使 DNA 与蛋白质分离；以蛋白酶 K 将蛋白质降解成短肽或氨基酸，使 DNA 分子完整地分离出来；再利用混合有机溶剂酚 - 氯仿 - 异戊醇去除蛋白质，得到的溶液经异丙醇或乙醇作用，使 DNA 从溶液中析出。

（3）离心柱型提取法：该法使基因组 DNA 在高盐状态下选择性吸附于离心柱内硅

基质膜，或者使基因组 DNA 以低盐高 pH 值结合于阴离子交换树脂，再通过一系列快速的漂洗和离心步骤，使用抑制物去除液和漂洗液将细胞代谢物、蛋白质等杂质去除，最后以低盐的缓冲液将纯净基因组 DNA 从硅基质膜洗脱，或者以高盐低 pH 值将阴离子交换树脂的核酸洗脱。这种方法操作简单方便，能做到快速提取，获得的 DNA 纯度高，不需要使用有毒的苯酚等试剂，也不需要乙醇沉淀等步骤，但价格比常用的有机溶剂提取法相对要高。目前，国内外商品化的基因组 DNA 提取试剂盒越来越多，受到了科研工作者的广泛欢迎。

3. 微生物基因组 DNA 样品的制备

本节所介绍的微生物基因组 DNA 样品的制备，主要包括细菌、真菌及病毒基因组 DNA 样品的制备。

(1) 细菌基因组 DNA 样品的制备。提取细菌基因组 DNA 的基本步骤包括：细菌培养、收集菌体并裂解、有机溶剂抽提去除蛋白质及 RNA、沉淀和洗涤 DNA、溶解 DNA。细菌基因组 DNA 提取过程中非常重要的一步是菌体裂解，其余步骤与其他实验材料的基因组 DNA 提取相似。细菌细胞与动物真核细胞相比，其细胞膜外有一层坚硬的细胞壁。要获得细菌基因组 DNA，首先要破碎细菌，使细胞内的 DNA 释放出来。细菌细胞裂解的常用方法有超声破碎法和溶菌酶裂解法，细胞裂解后再使用有机溶剂提取法如 CTAB/NaCl 法或离心柱型提取法进行后续 DNA 提取。

(2) 真菌基因组 DNA 样品的制备。真菌是一大类真核细胞型微生物。其细胞高度分化，有核膜和核仁，细胞内有完整的细胞器。酵母是与人类生活和医学感染相关的一类重要的真菌，是单细胞微生物，属于低等真核生物，在有氧和无氧环境下都能生存。因易培养、遗传背景清楚等特点，酵母常被用作真核生物基因组结构和功能研究的模式生物，或者用于构建外源蛋白表达系统。以酵母为例的真菌 DNA 样品的制备如下。

提取酵母基因组 DNA 的基本程序一般为用物理或者化学方法破碎酵母细胞，使其充分裂解后，DNA 释放到缓冲液中；加入乙酸钾溶液低温处理，使酵母基因组 DNA 充分复性；再溶解于水，尽可能除去溶液中的蛋白质、多糖等杂质；最后通过乙醇或异丙醇沉淀，70% 乙醇漂洗，得到纯净的基因组 DNA。酵母与细菌相比，其细胞壁更坚韧，破壁是酵母基因组 DNA 提取的关键步骤。常用的破壁方法有物理方法，如超声破碎法、高压匀浆法、液氮研磨法及珠磨法等，其中利用珠磨法对酵母基因组 DNA 进行提取具有质量高、成本低、时间短且操作简单的优点。此外，常用的破壁方法还有化学方法，如碱裂解法、酶法等，酶法是常用的裂解方法，可采用溶菌酶或者酵母裂解酶（zymolyase）等。

(3) 病毒基因组 DNA 样品的制备。病毒是个体微小、结构简单，只含一种核酸（DNA 或 RNA），必须在活细胞内寄生并以复制方式增殖的非细胞型微生物。病毒在自然界中广泛分布，可感染细菌、真菌、植物、动物和人，常引起宿主发病。但在多数情况下，病毒也可与宿主共存而不引起明显的疾病。

有许多病毒是生物学基础研究和基因工程中的重要材料或工具。在基因工程操作中，通常将病毒作为载体把外源目的基因导入受体细胞并使之表达，用于研究某个基因的功能。而病毒核酸的提取是分析病毒、基因工程操作的重要一步。

病毒核酸有其自身的特点，既有 DNA，又有 RNA，两者都既有双链类型，又有单链类型；既有线状，又有环状；既有闭合状，又有缺口状；既有单分子，又有双分子或多分子。总体上来说，动物病毒以线状双链 DNA、单链 RNA 居多；植物病毒以单链 RNA 为主；噬菌体以线状双链 DNA 为多；而真菌病毒则都属线状双链 RNA。

病毒 DNA 的提取方法主要包括热处理法、碱裂解法及抽提法等。热处理法就是将样本加热至 100 ℃，离心取上清液即得到病毒 DNA。该方法操作最简单，对试剂要求低且经济简便。缺点是提取物量少、纯度不够高，可能会含有 RNA、蛋白质等杂质。碱裂解法是用强碱氢氧化钠裂解病毒使病毒 DNA 释放出来，再加入盐酸中和，离心后去除蛋白质等杂质。该方法操作简单方便，能做到快速提取，比热处理方法提取效果好，但是提取的病毒 DNA 样品的纯度不高，影响后续分子生物学操作。抽提法的原理与细菌基因组 DNA 抽提法相同，变性剂结合蛋白酶处理，使 DNA 释放，再采用有机溶剂酚－氯仿－异戊醇去除蛋白质，得到的 DNA 溶液经异丙醇或乙醇沉淀，使 DNA 从溶液中析出。该方法具有操作简便、提取效率高、DNA 样品纯度好等特点。

二、细菌质粒 DNA 的提取

质粒是除染色体外能够进行独立复制的遗传单位，包括真核生物的细胞器和细菌细胞中染色体以外的 DNA 分子。在基因工程中，质粒常被用作基因的载体。目前，已发现有质粒的细菌有几百种，已知的绝大多数细菌质粒都是闭合环状 DNA 分子。细菌质粒的相对分子质量一般较小，为细菌染色体的 0.5%～3%。

质粒 DNA 的提取是分子生物学与基因工程操作中最基本的步骤。从细菌中提取质粒 DNA 的方法有很多，如碱变性提取法、煮沸法、羟基磷灰石柱色谱法、氯化铯密度梯度离心法和 Wizard 法等。这些方法都包括 3 个基本步骤：培养细菌细胞以扩增质粒，收集和裂解细胞，分离和纯化质粒 DNA。这些方法主要利用了质粒 DNA 相对较小、复性较快的特点，使质粒 DNA 与染色体 DNA 分离。目前最为经典也是最常用的抽提质粒 DNA 的方法为碱裂解法。

碱裂解法的优点是质粒 DNA 获得率高，易于操作，一般适用于不同量质粒 DNA 的提取，所得产物可满足大多数的基因工程操作。该方法的基本原理为利用 NaOH 和 SDS 处理细菌，使菌体破裂，释放质粒 DNA 及基因组 DNA，两种 DNA 在强碱环境中都会变性，由于质粒和主染色体的拓扑结构不同，变性时前者虽然两条链分离，却仍然缠绕在一起不分开；而后者完全变性甚至出现断裂。因此，当加入 pH 值为 4.8 的酸性乙酸钾，使溶液 pH 值恢复近中性水平时，质粒的两条小分子单链可迅速复性恢复双链结构，但是主染色体 DNA 则难以复性。在离心时，大部分主染色体与细胞碎片、杂质等缠绕一起被沉淀，而可溶性的质粒 DNA 则留在上清液中。取上清液用异丙醇沉淀质粒 DNA，由于 RNA 与 DNA 性质相似，乙醇沉淀 DNA 时也伴随着 RNA 的沉淀，可用核糖核酸酶降解。质粒 DNA 溶液中的 RNA 酶以及一些可溶性蛋白质可通过酚－氯仿抽提除去，最后获得纯度较高的质粒 DNA。碱裂解法提取的质粒 DNA 可直接用于酶切、PCR 扩增、纯化后的测序分析及基因工程等。

三、DNA 样品的质量检测

制备基因组 DNA 和质粒 DNA 后，需对 DNA 样品质量进行检测。DNA 质量是分子生物学实验的关键，而评价 DNA 质量的重要指标是纯度。通常检测 DNA 样品纯度的指标有 OD_{260}/OD_{280} 和 OD_{260}/OD_{230}，其中 OD_{260}/OD_{280} 主要用于检测蛋白质和酚类物质的污染情况，理想比值为 1.8~2.0；OD_{260}/OD_{230} 主要用于检测糖类、盐类或有机物等杂质的污染情况，理想比值为 2.0~2.5。

琼脂糖凝胶电泳技术也是最为常用的 DNA 质量检测方法，其操作简单而迅速，分辨率高，分辨范围广。凝胶中 DNA 的位置可以通过用低浓度荧光插入染料如溴乙锭（ethidium bromide，EB）染色直接观察到，含量少至 20 pg 的双链 DNA 在紫外光激发下也能被直接检测到。这些分离的 DNA 条带可以从凝胶中回收，用于各种目的的实验。DNA 在琼脂糖凝胶中的电泳迁移速率主要取决于 6 个因素：①样品 DNA 分子的大小；②缓冲液；③温度；④DNA 分子的构象：质粒 DNA 常见的三种构象类型为超螺旋型（闭合环状）、线状和开环状，如质粒 DNA 存在超螺旋构象，在琼脂糖凝胶中会出现三个条带，迁移速率最快的为超螺旋型，其次为线状分子，最慢的为开环状分子；⑤琼脂糖浓度：通常琼脂糖凝胶浓度越低，则凝胶孔径越大，DNA 电泳迁移速率越快，因此，DNA 相对分子质量越大，选用琼脂糖的凝胶浓度应越低；⑥电泳所用电场：凝胶电泳分离 DNA 的有效范围随着电压上升而减少，为了获得 DNA 片段的最佳分离效果，电场强度应小于 5 V/cm。

第二节 微生物 RNA 样品的制备

RNA 作为生物细胞内重要的遗传物质，存在于生物细胞以及病毒、类病毒中。RNA 是以 DNA 的一条链为模板，以碱基互补配对为原则，转录而形成的一条单链。微生物 RNA 具有含量少、半衰期短、容易降解等特点。另外，细菌细胞壁破裂后，细胞内的 RNA 酶以及操作环境中的 RNA 酶均会降解样品中的 RNA，且 RNA 酶极为稳定，在实验操作中很难将其彻底除去。

微生物 RNA 提取的过程是将微生物细胞裂解，释放出细胞内的 RNA，并通过不同的方式去除糖类、脂类、蛋白质和 DNA 等杂质的过程。氯仿可以使蛋白质变性，降低蛋白质的溶解度。加入氯仿后离心，样品可分成水样层和有机层，RNA 存在于水样中。收集上面的水样层后，RNA 可以通过异丙醇沉淀，异丙醇可以降低 RNA 在氯仿中的溶解度，主要沉淀 DNA、大分子 RNA 和 mRNA，不能沉淀 tRNA 和 5S rRNA。DNA 和 RNA 的溶解性不同，DNA 在 1 mol/L 的盐溶液中具有最好的溶解度，而 RNA 在 0.14 mol/L 的盐溶液中具有最好的溶解度，所以可以利用不同浓度的盐溶液将它们进行区分。经过沉淀、洗涤、晾干、溶解，从而得到纯 RNA。提取得到的 RNA 可以用于体外反转录、实时荧光定量 PCR（RFQ-PCR）、Northern blot 杂交分析、cDNA 文库构建等分子生物学实验。

一、微生物 RNA 的提取

大部分 RNA 均与蛋白质结合在一起，以核蛋白的形式存在，提取 RNA 时需先使二者解离。要使 RNA - 蛋白质复合物解离，而 DNA - 蛋白质复合物只有极少部分解离，RNA - 蛋白质复合物解离的缓冲系统是关键。RNA 的提取主要可采用两种方法：一种是提取总核酸，再用氯化锂（LiCl）等将 RNA 选择性沉淀出来。该方法将导致相对分子质量小的 RNA 丢失，目前已较少使用。另一种是直接在酸性条件下抽提。在酸性条件下，DNA 与蛋白质进入有机相而 RNA 留在水相。

1. 微生物 RNA 的提取方法

几种常用的总 RNA 提取方法有 Trizol 试剂提取法、SDS - 苯酚法、CTAB - LiCl 法及热硼酸 - LiCl 法等。

（1）Trizol 试剂提取法：Trizol 是一种常用的 RNA 提取试剂，主要成分是酚、异硫氰酸胍、8 - 羟基喹啉和 β - 巯基乙醇等。Trizol 试剂能有效解离核酸与蛋白质，使 RNA 游离出来，同时还能抑制 RNA 酶活性，再经过氯仿等有机溶剂抽提 RNA。该方法的优点是提取试剂为强变性剂，可以抑制实验中溶液和样品本身的 RNA 酶活性，保护 RNA 的完整性，RNA 提取率较高。苯酚是酸性水饱和酚，在低 pH 值的情况下能促进水相中的蛋白质和 DNA 向有机相分配，从而最大限度地除去总 RNA 中的蛋白质和 DNA，使 RNA 留在水相，有机相主要为 DNA 和蛋白质。Trizol 试剂提取法广泛用于人、动物、植物组织及细菌的 RNA 提取，均有较好的分离效果。

（2）SDS - 苯酚法：SDS 是一种阴离子表面活性剂，可以使蛋白质变性，苯酚和氯仿的混合物可抽提去除蛋白质，高浓度钾离子和乙醇沉淀糖类物质，再用乙醇或者异丙醇沉淀 RNA。该方法得到的 RNA 产量高，是一种常用的操作简单、快速提取总 RNA 的方法。

（3）CTAB - LiCl 法：CTAB 为变性剂，较高浓度的 CTAB 有较好的裂解作用，并且能够有效分离核蛋白与核酸，同时其与巯基乙醇共同作用使蛋白质变性；再用 LiCl 在酸性低温条件下选择性沉淀 RNA；离心弃去上清液中的 DNA，经过乙醇洗涤，可分离出 RNA。

（4）热硼酸 - LiCl 法：该方法利用硼酸可与酚类物质结合、聚乙烯吡咯烷酮（polyvinyl pyrrolidone，PVP）与多酚化合物形成复合物的特点，通过沉淀酚类物质，抑制酚类物质的氧化，使 RNA 更多地游离出来；再以 LiCl 选择性沉淀 RNA，离心弃去上清液中的 DNA，最后获得 RNA。

上述几种方法主要针对总 RNA 的提取。在分子生物学研究过程中，mRNA 经常作为主要的研究材料。要获得 mRNA，可利用其 3' 端含有 poly A 的特点，用 oligo（dT）纤维素柱分离。在高盐缓冲液条件下，mRNA 被特异性地吸附在 dT 柱上，然后经低盐溶液或者蒸馏水洗脱，经过 2 次 dT 柱，可以得到较纯的 mRNA。

2. 影响微生物 RNA 提取的关键因素

RNA 的提取与 DNA 提取的基本过程类似，但是其中有五个关键点决定 RNA 提取效率：①微生物样品细胞的充分破碎；②核蛋白复合体的充分变性；③将 RNA 从

DNA 和蛋白质混合物中有效分离；④对成分复杂的环境样本，如土壤微生物 RNA 提取，则需要进行腐殖酸杂质的有效去除；⑤对内源性和外源性 RNA 酶的有效抑制。

RNA 容易受 RNA 酶的分解而不稳定。RNA 酶极为稳定并且广泛存在，因此控制 RNA 酶污染是决定 RNA 提取成败的关键。①内源性 RNA 酶污染：细菌细胞壁裂解后，细胞内源性 RNA 酶会降解 RNA，在 RNA 酶无法除去的情况下，应该尽量缩短提取时间。此外，低温可降低 RNA 酶活性。加入适量 RNA 酶抑制剂，加入 RNA 稳定剂也可以有效稳定 RNA。②外源性 RNA 酶污染：实验器材、试剂的污染，离心管、玻璃器皿等需要用灭菌的 1‰焦碳酸二乙酯（diethylpyrocarbonate，DEPC）水浸泡，再经过 121 ℃灭菌 30 分钟。试剂现用现配。③实验操作环境中 RNA 酶污染：空气中也存在 RNA 酶，在实验过程中不要说话，佩戴口罩，减少实验区域的人员走动。④实验操作人员造成的污染：进入 RNA 提取实验室，实验人员的手上会带有 RNA 酶，故需要带一次性手套，如果接触有 RNA 酶的物品，要及时更换手套。

目前，国内外已开发了很多专门用于微生物 RNA 提取的试剂盒，其主要依据是 Trizol 试剂提取法和离心柱法如硅化膜离心柱等。

二、RNA 样品的质量检测

RNA 提取是分子生物学研究的基础，提取的 RNA 的质量的好坏直接影响下游研究结果。RNA 的质量检测是进行下一步实验的基础和关键。首先通过紫外分光光度计测定 RNA 浓度和纯度，OD_{260} 数值为 1 表示 RNA 的浓度为 40 μg/mL，RNA 纯度以 OD_{260}/OD_{280} 表示，理想比值范围为 1.9～2.1。再通过琼脂糖凝胶电泳进一步检测 RNA 质量。原核微生物 RNA 的电泳结果是 23S rRNA 及 16S rRNA 的条带较亮，条带无弥散现象，且 23S rRNA 条带的亮度是 16S rRNA 条带的 2 倍以上；真核微生物 RNA 的电泳结果是 28S rRNA 和 18S rRNA 的条带明亮、清晰，并且 28S rRNA 条带的亮度是 18S rRNA 条带的 2 倍以上，说明 RNA 质量良好无降解。

微生物核酸样品制备的方法各有优缺点，应根据后续实验目的选择适当的方法。随着提取技术的快速发展，除了上述核酸制备方法，市场上还出现了商品化的全自动核酸提取仪。其应用配套的核酸提取试剂自动完成待测样本的核酸提取工作，主要用于总 RNA 和基因组 DNA 提取，具有高通量、快速、标准提取核酸，防止交叉污染，降低危险样本和化学物品暴露的风险，提升纯化效率，节约时间和人力等特点。全自动核酸提取仪可用于检测公司和疾病预防控制中心大量样本的处理。

（孙桂芹　金　波）

第四章　基于体外核酸扩增的快速检测技术

自 1953 年 Watson 和 Crick 提出 DNA 双螺旋结构以来，人类对基因结构和功能的研究进入一个新时代。在很大程度上，基因结构和功能的研究需要获得大量的靶基因序列，但这项工作在较长时间里没能取得显著进展。直至 1985 年，PCR 技术的发明为大规模体外获得靶基因提供了技术手段，基因研究才得以迅猛发展。

在微生物快速检测领域，PCR 应用非常广泛。除传统 PCR 技术外，现在还有多种不同的技术类型，如反转录 PCR、巢式 PCR、实时荧光定量 PCR 等。2000 年，日本学者 Notomi 等建立的新型核酸扩增技术——环介导恒温扩增（loop mediated isothermal amplification，LAMP）在恒温条件下对 DNA 进行扩增，不需要 PCR 循环仪，只需要能保持温度恒定的水浴箱或培养箱就能开展，该技术也在微生物快速检测领域占有一席之地。在核酸定量检测方面，荧光定量 PCR 目前应用最广。此外，Vogelstein 等提出的数字 PCR 技术，不需要使用标准曲线就能对样本中核酸模板拷贝数进行绝对定量，故也称为绝对定量 PCR，其在核酸定量检测方面的应用也逐渐增多。

第一节　PCR 技术

1985 年，美国 PE－Cetus 公司的科学家 Mullis 等发表论文，报道其利用类似基因体内合成原理，提供 DNA 合成的模板、核苷酸原料、一对寡核苷酸引物、DNA 聚合酶，在特定的条件下，经过多次循环后，首次在体外合成了靶基因序列。这种体外合成 DNA 的技术采用 DNA 聚合酶（DNA polymerase）催化，反应过程为多次连续的循环，被称为聚合酶链式反应。PCR 技术的发明对基因研究具有重要意义，Mullis 因此于 1993 年获诺贝尔化学奖。

随着应用逐步推广，PCR 技术也在不断发展，产生了很多类型，如反转录 PCR、巢式 PCR、随机引物 PCR 等。PCR 技术能使特定的靶基因片段得以扩增，并通过电泳等技术显示目的片段的存在情况，可检验样本中特定的核酸序列，在临床检验、卫生检验等领域具有广泛的应用价值。

一、PCR 的原理

（一）基本原理
PCR 是在体外酶促条件下扩增特定 DNA 片段的技术，其基本原理与 DNA 在体内天然复制过程相似。首先，在高温条件下使双链模板 DNA 变性成为单链 DNA；再在较低的温度下，与模板上下游互补的两条引物分别结合到两条变性的单链 DNA 上（该过程称为退火）；然后在 DNA 聚合酶的催化下沿引物的 3′端开始合成新的 DNA 链（该过程称为延伸），经过数十次循环后，靶基因片段得以大量扩增。

PCR 的基本原理如图 4-1 所示。图 4-1（1）显示在第一次循环中，原始模板变性、引物退火和延伸合成长度不定的新 DNA。图 4-1（2）显示 PCR 的第二次循环，其中，以长度不定的新 DNA 产物为模板，合成的产物长度确定，其长度即两条引物之间的序列长度（包括引物序列）。在反应体系中，原始模板 DNA、新合成的长度不定的 DNA 和新合成的长度确定的 DNA（即靶序列）都可以作为下一次循环中新 DNA 合成的模板。确定长度的产物片段呈指数增加，在每一次循环后，量都发生倍增，经 30 次循环后，理论上，该目的片段（靶序列）的数量将达到 2^{30}（约为 1×10^9）倍；而不定长度产物片段的数量则以算术倍数增加，即 30 倍，如图 4-1（3）所示，几乎可以忽略不计，使 PCR 的反应产物甚至不纯化也可进行分析或应用。

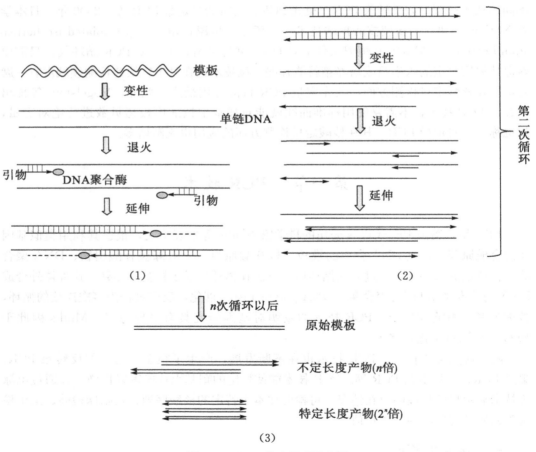

图 4-1　PCR 基本原理示意图

（二）体系组成

经典 PCR 以双链 DNA 为模板，大量合成与目的基因片段相同的新的双链 DNA，其体系如下。

1. DNA 模板

DNA 模板（DNA template）是指包含目的基因（靶基因）片段的一段双链 DNA。在 PCR 中，作为新链合成的原始模板，模板分子的序列可长可短，但至少必须涵盖完整的目的基因片段。绝大多数情况下，PCR 采用提取到的细胞基因组 DNA 或者是质粒 DNA 作为模板，某些情况下也可以使用 DNA 的酶切片段作为模板。

模板核酸的量与纯度直接影响 PCR 产物的量与特异性，PCR 的模板量一般为 $10^2 \sim 10^5$ 个拷贝的靶序列。对于在染色体上以单拷贝存在的靶基因，3×10^5 个拷贝约相当于 $1~\mu g$ 人类基因组 DNA，或 10 ng 酵母基因组 DNA，或 1 ng 大肠埃希菌基因组 DNA。

某些 PCR 抑制物（如有机溶剂、一些重金属盐等）能抑制 DNA 聚合酶的活性。因此，样品模板最好经过一定程度的纯化，反应中尽量去除 PCR 抑制剂，同时也可以提高模板浓度。对于核酸初提物，降低加样量可减少杂质对扩增反应的影响。

2. DNA 聚合酶

PCR 的实质是 DNA 的体外酶促合成反应，催化 DNA 合成的酶是 DNA 聚合酶。DNA 聚合酶能催化一段核苷酸链的 $3'$ 端与一个核苷酸的 $5'$ 端形成磷酸二酯键，即沿核苷酸链的 $3'$ 端延长 DNA 链。新合成的链与原模板互补。

在 PCR 发展历史上，有多种 DNA 聚合酶被用于 PCR 扩增。不同的聚合酶，在热稳定性、催化效率、错配识别及纠错能力等方面有不同的特性，因而有不同的应用。

目前常规 PCR 广泛使用 Taq DNA 聚合酶（简称 Taq 酶），该酶最初分离自美国黄石公园温泉的一株嗜热菌（*Thermus aquaticus*），目前多为基因工程产物。Taq 酶具有很高的热稳定性，95 ℃时的半衰期大于 40 分钟，能耐受 PCR 循环中的高温变性过程；最适温度为 72~78 ℃，72 ℃时每分钟催化约 2 000 bp 核苷酸延伸。Taq 酶不具有 $3' \to 5'$ 核酸外切酶活性，错配概率为 1/9000。为了提高 PCR 合成的保真性，需要使用一些具有纠错能力的高保真聚合酶，如 Vent DNA 聚合酶、Pfu DNA 聚合酶、Phusion DNA 聚合酶等。Vent DNA 聚合酶来源于海底火山口 98 ℃水中生长的栖热球菌（*Thermococcus litoralis*），其在 97.5 ℃时的半衰期达 130 分钟，碱基错配概率为 1/31 000，扩增产物的忠实性比 Taq 酶高 5~10 倍。Pfu DNA 聚合酶分离自火球菌（*Pyrococcus furisus*），该酶催化 DNA 合成的忠实性要比 Taq 酶高 12 倍，其在 97.5 ℃时的半衰期超过 3 小时。

3. dNTPs

PCR 扩增合成新的 DNA 链，需要大量的脱氧核糖核苷酸作为原料。由于 DNA 分子中含有 dATP、dGTP、dCTP 和 dTTP 四种脱氧核苷酸，所以原料也必须包含以上四种，这种混合的脱氧核糖核苷酸被称为 dNTPs。dNTPs 粉呈颗粒状，如保存不当易变性失去生物学活性，通常配成 5~10 mmol/L 的贮存液，小量分装保存于－20 ℃，要避免多次冻融而使 dNTPs 降解。PCR 中 dNTPs 的常用终浓度为 200 μmol/L，浓度过低会降低 PCR 产物的产量。为了降低 PCR 的错配概率，四种 dNTP 的终浓度应相等。

4. 引物

无论在体内还是体外，DNA 合成都是以 DNA 模板为基础，由 DNA 聚合酶催化，在一段寡核苷酸单链的 3′端逐个连接新的核苷酸。引导新链合成的单链寡核苷酸被称为引物（primer）。在体内 DNA 进行自我复制时，引物多为一些 RNA 片段；在 PCR 体外扩增中，引物常采用一段人工合成的 DNA 序列。PCR 使用的引物通常成对出现，两条引物以 3′端相对的方式，在退火时互补结合到靶基因片段两条单链的 3′端［图 4 - 1（1）］。PCR 扩增产物就是模板上两条引物之间（包含引物序列）的片段。引物与模板互补结合的位置决定 PCR 扩增产物的序列，只要两条引物能分别结合到两条单链 DNA 上，相隔合适的距离，并且 3′端相对，就可能在适当的条件下扩增出相应的产物。为减少非特异性扩增，应尽可能提高引物与模板靶序列结合的特异性。

PCR 体系中，引物的量会影响扩增效果。在一定范围内增加引物量，可提高目的片段产量，但引物量过多会导致非特异性扩增产物增加，且可增加引物之间形成二聚体的概率。常规 PCR 的引物终浓度为 0.1~1 μmol/L。

常规 PCR 体系中，两条引物的用量几乎相同，目的是保证 DNA 两条链都能得到有效扩增。但若采用浓度比例悬殊的引物配比，如上游引物与下游引物浓度之比为 50∶1~100∶1，则可扩增得到大量单链 DNA，这种扩增方式被称为不对称 PCR。

5. 合适的电解质缓冲液

DNA 聚合酶催化活性的发挥需要一定的电解质和 pH 条件，如 Mg^{2+} 是 Taq 酶的辅基，缺乏 Mg^{2+} 时 Taq 酶活性下降甚至丧失。DNA 聚合酶的来源不同，需要的 Mg^{2+} 浓度也可能不同。为达到最优的扩增效果，往往需要对 Mg^{2+}（通常采用 $MgCl_2$）浓度进行优化。pH 值对酶活性、体系成分以及产物的稳定性等都有影响，通常缓冲液 pH 值维持在 7~8。常用的缓冲系统为 Tris - HCl。目前，大多数生产商在提供酶时，会随之提供经一定程度优化的相应缓冲液，其中含有 pH 值缓冲成分、必要的电解质；根据要求，生产商也可提供含有或不含有 Mg^{2+} 的缓冲液，使用者可对此进一步优化。

上述各成分是成功进行 PCR 的必需条件，也称为 PCR 体系的要素。这些成分的用量影响 PCR 扩增的特异性和灵敏度，正式实验前往往需要进行预实验以确定各成分的最佳用量。表 4 - 1 列出了 PCR 的反应体系成分及其常用浓度。

表 4 - 1　PCR 的反应体系成分及其常用浓度

（以 25 μl 反应体系为例）

成分	体积（μl）	终浓度
水	20.7	
10× PCR 缓冲液	2.5	1×
dNTPs 混合液（每种 dNTP 25 mmol/L）	0.2	200 μmol/L（每种 dNTP）
引物混合物（每种引物 25 pmol/μl）	0.4	0.4 μmol/L（每种引物）
Taq DNA 聚合酶	0.2	1~2.5 U
DNA 模板（100 ng/μl）	1.0	100 ng

（三）基本过程

PCR 基本过程包括变性、退火和延伸，这三个步骤经过多次循环，最终实现对目的 DNA 片段的扩增。

1. 变性

DNA 合成的第一步是模板 DNA 双链间的氢键断裂形成 2 条单链，该过程称为变性（denaturation）。使 DNA 变性的方法很多，在 PCR 中，一般采用加热的方式使 DNA 变性，通常将反应体系混合物加热至 93~95 ℃，维持较短的时间，一般 30 秒，使待扩增的双链 DNA 在高温作用下受热变性，解链为两条单链 DNA。原始核酸标本中的 DNA 分子可能很大，在开始 PCR 循环前，通常需要较长的加热时间以保障 DNA 分子的完全解链，该过程称为预变性。预变性在 93~95 ℃下进行 3~5 分钟。

2. 退火

变性后的 DNA 单链在变性条件消除后，可以重新复性形成双链 DNA，该过程中如果存在能与单链 DNA 互补的核苷酸片段，该片段也可与变性后的单链核苷酸互补结合形成局部双链结构。在 PCR 中，通过加热使 DNA 变性，当温度下降到一定的范围，体系中引物将与变性的 DNA 互补结合，由于该过程通过降温达到，因而也称为退火（annealing）。通常引物浓度远远高于模板浓度，因而在退火时引物互补结合到模板的概率远远大于 2 条模板单链间复性的概率。PCR 的退火温度对反应的特异性有重要影响，退火温度过高，引物不能结合到模板上；退火温度过低，引物有可能与模板中某些与目标序列相近的序列结合，引发非特异性扩增。在一定范围内，提高退火温度有助于提高特异性扩增，减少非特异性扩增。引物的解链温度（T_m）是确定退火温度的重要参考数据，通常退火温度设置为 T_m 值以下 5~10 ℃，最好通过优化实验确定最佳的退火温度。退火温度的维持时间也会对 PCR 结果产生影响，退火时间过长会增加非特异性结合，过短则可能导致引物不能正常退火，导致扩增失败。

3. 延伸

退火后，引物与模板互补结合，在 DNA 聚合酶的催化下，遵循碱基互补配对原则，单核苷酸不断被添加到引物的 3′端，使引物链逐渐延长，称为延伸（extension）。延伸温度应根据聚合酶的性质确定，温度过高或过低都会使聚合酶活性下降。通常，采用 Taq 酶的 PCR，其延伸温度为 72 ℃左右，在该温度下，Taq 酶有较高的催化活性。在设定的变性—退火—延伸循环结束后，常常在延伸温度下维持一段时间（通常为 3~5 分钟），以促使所有新合成的 DNA 链延伸至设定的长度。虽然大多数 PCR 的延伸温度高于退火温度，但也有些 PCR 采用与退火相同的温度条件延伸 DNA 链。

4. 循环

理论上，反应体系中各要素足够多时，每增加 1 次循环，PCR 产物将增加 1 倍，因而循环次数决定 PCR 扩增产量。但在实际反应体系中，随着循环次数增加和着引物及 dNTPs 消耗、聚合酶活性降低、模板自身复性增加等，PCR 产物不可能随着循环次数的增加而无限制地呈指数增加。有研究结果表明，即使循环次数增加至 45 次，PCR 特异性产物的量相较于循环 35 次的量未见明显增加；反而是循环次数越多，非特异性产物的量亦随之增多。PCR 循环次数主要取决于模板 DNA 的浓度及种类，如果模板是质粒 DNA，循环 25 次即可，其他模板的循环次数则一般在 25~35 次。

二、PCR 的基本方法

1. 引物设计

理论上，欲扩增某段 DNA 片段，必须知道该片段两端的一段序列。一条引物的序列为待扩增片段 5′端起点开始的核苷酸序列，另一条引物为待扩增片段 3′端开始的一段 DNA 互补链序列。引物序列确定后，可通过化学方法合成引物。为保证扩增的特异性，引物需要合理设计。PCR 引物设计时应考虑以下因素。

（1）引物序列的特异性：应针对靶序列的特异性区域设计引物，确保引物只与靶序列互补结合。理想的引物在模板核酸上应该只与靶基因两端结合，而且引物只能与目标模板互补结合，而不与其他模板互补结合。设计引物时，应将所选引物与 DNA 模板序列进行分析，如有相似序列应考虑加长引物序列或另选引物序列，以减少非特异性扩增。当然，也可通过改变温度循环参数以及缓冲液来提高扩增反应的特异性。

（2）引物长度：一般引物长度为 18～24 bp，在多重 PCR 中也可适当延长（30～35 bp）。引物长度影响其 T_m 值，进而影响 PCR 循环的退火温度。两引物的 T_m 值最好接近（相差不超过 5 ℃），如相差太大，可增加低 T_m 值引物的长度，使两引物的 T_m 值接近。

（3）嘌呤与嘧啶的比例和分布：嘌呤与嘧啶之比最好为 1∶1，或 GC 含量以 40%～60% 为宜；如有可能，引物 3′端为 1～2 个 G 或 C，但不应超过 3 个连续的 G 或 C，以免引物在 GC 富集区错配，影响扩增反应的特异性。引物内应避免互补序列的存在，引物之间也不应有互补性，引物间连续的可互补配对的碱基数必需少于 4 bp。

（4）引物的末端修饰：新 DNA 链的延伸始于引物的 3′端，因此 3′端的碱基应与模板序列完全互补，且不能进行任何修饰；引物的 5′端对扩增的特异性影响不大，可加入保护碱基、酶切位点、突变位点或进行标记，以利于扩增后产物的克隆或检测。

（5）引物的二级结构：引物序列内部应不存在互补序列，否则引物自身会折叠成发夹结构，这种二级结构会带来空间位阻而影响引物与模板的复性结合。若用人工判断，引物中连续互补的碱基序列长度不能大于 3 bp。同一体系中存在的各条引物（尤其是多重 PCR 和巢式 PCR）之间也不应存在互补序列。

引物的设计可使用一些专门的软件，包括 Primer Premier、Oligo、DNAStar 等，一些核酸数据库如 GenBank 等也提供在线引物设计服务。这些软件可根据需要，设计不同用途的 PCR 引物，主要方法是将靶基因序列与已有的基因数据（或在线数据库）进行比对，找到适于作为引物的特异性核酸序列，并分析引物的二级结构、T_m 值等。

2. 核酸模板的制备

PCR 扩增前，应通过特定的方式制备核酸模板。由于 PCR 扩增具有较高的特异性和灵敏度，因此其对模板的制备要求不高，常规核酸提取方法就能满足要求。某些特殊目的的 PCR，可能需要制备高质量的核酸模板。

3. PCR 扩增

PCR 扩增在 PCR 仪中进行。根据优化的 PCR 体系和循环参数，经过 25～35 次循环，即可使靶基因的拷贝数增加数百万倍。

4. PCR 产物检测

经过 PCR 循环后，目的产物是否出现以及其含量需要经过检测予以验证。PCR 产物的检测方法有多种，如凝胶电泳、毛细管电泳、荧光强度检测、酶谱分析、核酸分子杂交、核苷酸序列分析、颜色互补分析及免疫检测等。根据研究目的不同、产物序列及大小不同，可选择不同的检测方法对 PCR 产物进行检测。凝胶电泳是 PCR 产物检测最常用和最简便的方法。

凝胶电泳检测 PCR 产物的基本原理是在特定 pH 值下，核酸带负电荷，向正极移动。核酸在凝胶中的移动速率取决于该序列片段的长度，通过与已知片段长度的核酸（DNA marker）进行比较，可确定产物的片段长度。常规凝胶电泳常采用琼脂糖凝胶电泳或聚丙烯酰胺凝胶电泳（PAGE）。在常规凝胶电泳中，处于相同位置的条带只能说明产物片段的长度相同，但内部序列可能有差异，这种差异可以通过变性凝胶电泳等途径进行区别。电泳后，核酸因长度或者内部碱基组成顺序不同，分别处于不同的位置，需经核酸染色剂染色后才能显现出核酸条带。琼脂糖凝胶电泳常用的核酸染色剂有溴乙锭、GoldView™（GV）、DNA-Green 等，这些染料能与核酸分子结合产生荧光；聚丙烯酰胺凝胶电泳可用银染色。

三、污染与对策

PCR 过程中，很多环节均可导致 PCR 体系污染，最终引起假阳性结果，对此应重视并采取措施进行预防或消除污染。

1. PCR 污染来源

PCR 污染最常来源于 PCR 扩增产物污染、PCR 试剂污染和样本间的交叉污染。PCR 扩增产物污染是 PCR 最主要、最常见的污染问题，因为 PCR 扩增产物的拷贝量大（每毫升可达 10^{13} 个拷贝），远远高于 PCR 检测限，所以极微量的 PCR 扩增产物污染，就可造成假阳性。标本污染主要发生在收集标本的容器被污染、标本泄漏而致相互间交叉污染以及核酸模板提取过程中导致的标本间污染。

2. PCR 污染的预防和控制

严谨的操作是避免 PCR 污染的最重要措施，对 PCR 实验室进行合理分区也有助于降低污染。PCR 实验室原则上分为四个分隔开的工作区域：试剂贮存和准备区、标本制备区、扩增反应混合物配制和扩增区以及扩增产物分析区。各区域相互分隔，区域之间有固定的流转方向，可有效避免产物对样品及体系的污染。

3. 污染的消除方法

如果实验室环境、PCR 体系等已经发生污染，预防措施则不能发挥作用，需要采取消除措施，去除环境中的污染源。反应液可采取核酸酶（如 DNA 酶、限制性核酸内切酶）、紫外线照射处理等消除污染；污染的桌面等可采用稀酸（如 1 mol/L 盐酸）擦拭或紫外线照射等处理方法消除污染。

四、PCR 技术的基本类型

（一）经典 PCR
经典 PCR 采用一对引物，以双链 DNA 为模板，扩增目的基因序列。

（二）反转录 PCR

1. 反转录 PCR 的原理

反转录 PCR（reverse transcriptase PCR or reverse transcription PCR，RT－PCR）也称逆转录 PCR，是以 RNA 为原始模板，采用反转录酶（reverse transcriptase，RT）催化合成 cDNA 链，再通过 DNA 聚合酶进行常规 PCR 扩增的一种技术。RT－PCR 的原始模板为 RNA，最终产物为双链 DNA（图 4－2）。RT－PCR 可用于扩增合成某个 mRNA 的 cDNA 序列，研究 mRNA 的功能；也可以用于检测样本中特定 RNA 的存在情况，如细胞中特定基因的表达分析、RNA 病毒检测等。

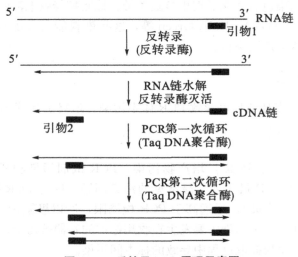

图 4－2　反转录 PCR 原理示意图

2. 反转录酶

目前使用的反转录酶有两种：禽成髓细胞瘤病毒反转录酶（avian myeloblastosis virus reverse transcriptase，AMV RT）和鼠白血病病毒反转录酶（moloney murine leukemia virus reverse transcriptase，Mo-MLV RT）。AMV RT 由两条肽链组成，具有聚合酶活性和很强的 RNase H 活性，最适温度为 42 ℃，最适 pH 值为 8.3，其在高反应温度时可消除 mRNA 二级结构对反转录的阻碍，但其 RNase H 活性会影响 cDNA 的合成。Mo-MLV RT 分子为单肽链，最适温度为 37 ℃，最适 pH 值为 7.6，其 RNase H 活性相对较弱，对较长片段的 cDNA 有利。

3. RT－PCR 的方法类型

根据 RT－PCR 的操作方式，可分为一步法和二步法。一步法 RT－PCR 将反转录体系和 PCR 体系加在同一反应管中，先进行反转录，然后使反转录酶灭活，再进行经典 PCR 扩增；二步法则是在一个反应管中进行反转录后，再将反转录得到的 cDNA 作为模板加入 PCR 的反应管中进行经典 PCR。一步法简便，适用于快速检验，二步法在第一步获得 cDNA 后，可以进行不同靶基因的检测或制备，节约样本和反转录酶。

（三）多重 PCR

1. 多重 PCR 的原理

采用 PCR 扩增一段靶基因序列需要使用一对引物。如果在一个 PCR 体系中具有超过一对以上的引物，这种 PCR 称为多重 PCR（multiplex PCR）。采用的多对引物可以互补于同一 DNA 模板的不同部位，经 PCR 扩增后得到同一模板上的多个靶序列；也可以分别互补于不同来源的 DNA 模板，PCR 扩增后得到不同模板上的不同靶序列。多重 PCR 可实现多个靶基因的同时检测，在遗传病诊断、病原微生物检测及鉴定等方面有重要应用价值。

2. 多重 PCR 的特点

针对同一基因组设计多对引物，采用多重 PCR 同时检测多个靶基因，可以提高检测的特异性；针对不同微生物的特异基因设计引物对，采用多重 PCR 可以同时检测多个目标微生物，有利于提高检测通量。

多重 PCR 在同一体系、同一循环条件下进行，一次反应得到不同的序列片段，要求各引物对之间退火温度相近，引物之间不相互干扰，故实验设计较为困难。如果采用琼脂糖凝胶电泳检测扩增片段，为了能区别各引物对的产物，每对引物的产物长度应有所不同。

3. 多重 PCR 的影响因素

多重 PCR 体系复杂，影响因素多，在建立多重 PCR 反应体系时，必须对其中的主要成分和反应条件进行优化。反应体系中，引物是影响多重 PCR 成败的一个关键因素。多重 PCR 引物的设计应注意以下几点：①引物序列不应太长，以 18~24 bp 较为合适，引物太长易导致引物间相互缠绕；②引物与模板的靶序列互补特异性高，引物间无同源序列；③引物的 T_m 值差异不能太大，退火温度是影响多重 PCR 成败的另一个关键因素，需要予以优化。

（四）巢式 PCR

巢式 PCR（nested PCR）是常规 PCR 的一种变形，使用两对 PCR 引物。但与二重 PCR 不同，巢式 PCR 的两对引物的扩增产物属于包含关系，即其中一对 PCR 引物以另一对引物的扩增产物为模板。巢式 PCR 需要进行两次 PCR 扩增，第一次 PCR 使用一对外部引物，扩增结束后以此产物为模板，采用内部引物（也称为巢式引物）进行第二次扩增反应，第二次 PCR 产物长度短于第一次产物的长度。

巢式 PCR 中第二次扩增反应的模板是第一次扩增反应的产物，能提高反应的灵敏度，而且使用多条引物扩增同一靶序列，还能显著提升 PCR 的特异性。巢式 PCR 的结果与只用一对引物的常规 PCR 结果相比，灵敏度提高 100 倍。因此，巢式 PCR 特别适合于微量靶序列的扩增，比如复杂环境样品中存在的微量病原微生物的检测。

也有采用 3 条引物进行巢式 PCR 的报道，即第一对引物进行第一次 PCR 扩增后，采用第三条引物和第一对中的某一条组成一对引物进行第二次 PCR 扩增，这种方式被称为半巢式 PCR（只有 1 条巢式引物）。

（五）随机引物 PCR

随机引物 PCR（arbitrary primer PCR or random primer PCR）是指在对模板序列未知的情况下，在 PCR 的反应体系中，加入随机设计或选择的一条或一些非特异性引物，在不严格条件下使引物与模板 DNA 中许多序列通过错配而复性。在理论上，并不一定要求整条引物都与模板复性，而只要引物的一部分特别是 3′端有 3 个以上碱基与模板互补复性，即可使引物延伸。一旦在两条单链上相距一定距离有一对 3′端相对的引物复性，则可在 Taq DNA 聚合酶的作用下进行 DNA 片段的扩增，得到 1 条产物。随机引物 PCR 一般可以得到多条产物，经一至数次不严格条件下的 PCR 循环后，再于严格条件下进行扩增，得到一系列 DNA 片段；经凝胶电泳分离后，即可得到 DNA 指纹图谱；通过对不同来源生物的 DNA 指纹图谱的比较，即可反映待分析基因组的多态性特征。随机引物 PCR 又称为随机扩增多态性 DNA（random amplified polymorphic DNA，RAPD）分析，通过分析不同来源病原体图谱的差异，可探讨病原体的来源、传播途径、分子进化及进行耐药菌株监测等，如果结合扩增片段的序列分析，可帮助发现未知病原体。

（六）反向 PCR

反向 PCR（inverse PCR）用于扩增已知序列以外的未知 DNA 片段，从而对未知序列进行分析研究。该方法先用限制性核酸内切酶酶切模板 DNA，再用 DNA 连接酶使酶切产物环化，使已知的和待扩增的未知序列都包含在环中。在已知序列内设计一对反向的引物，即可扩增已知序列以外的区域。

（王国庆）

第二节　定量 PCR 技术

1996 年，美国 Applied Biosystems 公司推出实时荧光定量 PCR（real-time fluorescent quantitative PCR，RFQ‐PCR）技术，该技术在 PCR 的反应体系中引入荧光基团，实时监测每一次循环的荧光信号，通过荧光信号对 PCR 产物进行检测；根据含有已知数量的靶基因（或目标微生物等）的标准品和样品的循环阈值，可实现对标本中靶序列拷贝数的定量检测。20 世纪末，数字 PCR（digital PCR，dPCR）概念被提出，随后成熟的数字 PCR 仪出现。

一、实时荧光定量 PCR

实时荧光定量 PCR 技术实现了 PCR 从定性到定量的飞跃，而且与常规 PCR 相比，它具有特异性更强、有效解决 PCR 污染问题、自动化程度高等优点，在分子生物学研究及疾病诊断、病原微生物检测等诸多领域应用越来越广。

（一）定量原理

实时荧光定量 PCR 是利用荧光信号的变化，实时检测 PCR 扩增反应中每次循环扩增产物量的变化，通过循环阈值和标准曲线的分析对标本中起始模板拷贝数进行定量分析。在实时荧光定量 PCR 进程中，每次循环进行一次荧光信号的收集，以荧光强度为纵轴，循环次数为横轴，所得到的曲线称为 PCR 扩增曲线（图 4-3）。在前面十多次循环中，虽然目标产物呈指数增加，但其引发的荧光总强度未达到仪器的检测限，所以仪器检测到的荧光强度无变化，该时间段荧光强度的平均值称为基线（baseline）。当荧光信号达到一定强度后，荧光强度的增加才能够如实地被检测仪器检测到。能够被仪器检测到的最小荧光强度称为荧光阈值（threshold），图中荧光阈值为 0.11。实际情况下，荧光阈值可人为设定，通常取第 3～15 次循环的荧光强度均值加 10 倍标准差，也可采用阴性对照荧光值的最高点。PCR 扩增过程中，扩增产物的荧光信号达到设定的阈值时所经过的扩增循环次数称为循环阈值（threshold cycle or cycle threshold，C_t），图 4-3 中 C_t1、C_t2、C_t3 分别为三个样品的循环阈值。

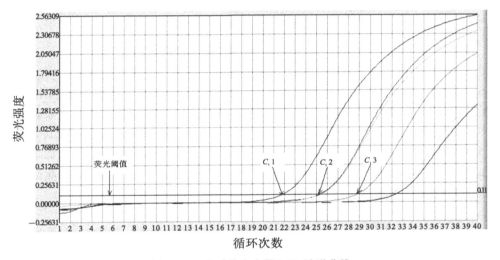

图 4-3 实时荧光定量 PCR 扩增曲线

C_t 值与反应管内的模板量（拷贝数）相关，与该模板的起始拷贝数的对数存在线性关系。起始拷贝数越多，C_t 值越小。采用已知起始拷贝数的模板，在相同条件下进行扩增，测得其 C_t 值，以 C_t 值为纵坐标，起始模板拷贝数的对数值为横坐标，制作标准曲线（图 4-4）。对于模板量未知的样品，只要在相同条件下测得其 C_t 值，即可从标准曲线上查出该样品的起始拷贝数的对数值，进而换算得到样品中的模板拷贝数。

（二）分类

根据引入荧光标记的类型，常用的实时荧光定量 PCR 有如下几种：SYBR Green 法、水解探针法（TaqMan 法）、杂交探针法以及分子信标法等。

1. SYBR Green 法

SYBR Green 是一种荧光染料，在 PCR 的反应体系中加入过量 SYBR Green 荧光染料，该染料特异性地掺入 DNA 双链后，发出荧光信号，而未掺入链中的 SYBR Green 染料分子不发出任何荧光信号。PCR 产物越多，荧光越强，荧光信号的增加与 PCR 产物的增加同步。由于只有退火和延伸时才形成双链 DNA，SYBR Green 染料才

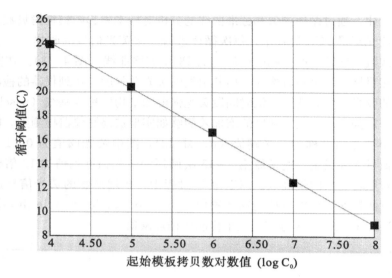

图 4 - 4   实时荧光定量 PCR 标准曲线

会结合到双链 DNA 而发出荧光信号，因此荧光信号的采集应该在这两个阶段进行。

SYBR Green 法可以用于各种扩增产物的定量，只要最后产物是双链 DNA。这既是 SYBR Green 法的主要优点，也是主要缺陷，即 SYBR Green 法不能区分扩增产物的特异性，只要是双链 DNA，或者单链核酸中存在部分双链结构，结合 SYBR Green 后都会发出荧光信号。为了克服该缺陷，可配合 PCR 产物熔解曲线的分析：如果熔解曲线得到单一峰，一般认为无非特异性扩增，用该方法定量准确；如果熔解曲线出现杂峰，提示以此定量不准确。

2. TaqMan 法

TaqMan 法使用 TaqMan 探针与扩增产物中的靶基因序列杂交，从而提高产物检测的特异性，即使扩增产物中存在非特异性扩增片段，只要不与探针互补结合，就不会对荧光定量产生影响。TaqMan 探针序列与扩增目的片段的一段互补，5′端标以荧光报告基团（reporter，R），3′端标以荧光淬灭基团（quencher，Q）。TaqMan 探针的 3′端经过磷酸化处理，可防止探针在 PCR 扩增过程中被延伸。当探针保持完整时，荧光报告基团发出的荧光被淬灭基团吸收，报告基团的荧光信号不能被检测到；当荧光报告基团与淬灭基团发生分离，荧光报告基团发出的荧光信号就能被系统检测到。可用于标记 TaqMan 探针的荧光报告基团有羧基荧光素（FAM）、四氯荧光素（TET）、羧基 - 4′,5′- 二氯 - 2′,7′- 二甲氧基荧光素（JOE）、六氯荧光素（HEX）等；淬灭基团有 5 - 羧基四甲基罗丹明（TAMRA）和 4 - （4′- 二甲基氨基偶氮苯基）苯甲酸（DABCYL）。

在 PCR 退火时，引物和探针均可结合到靶基因模板上；在延伸阶段，随引物延伸。Taq 酶沿 DNA 模板移动，当移动到 TaqMan 探针位置时，Taq 酶利用其 5′→3′外切酶活性水解切断探针，释放出荧光报告基团，使荧光报告基团与淬灭基团分离，淬灭作用被解除，荧光报告基团释放荧光信号（图 4 - 5）。每次循环新增的荧光信号与靶序列数量一致。

TaqMan 法需要利用 Taq 酶的 5′→3′外切核酸酶活性，在延伸过程中水解探针释放

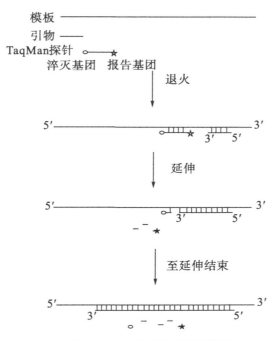

图 4 - 5　**TaqMan 法工作原理示意图**

荧光信号。在 60 ℃时，Taq 酶的 $5'{\rightarrow}3'$ 外切核酸酶活性最高，因此 TaqMan 法一般采用 60 ℃延伸。在设计引物与探针时，应使探针与模板结合部位尽量靠近引物与模板结合的部位，探针的 T_m 值要适当高于引物的 T_m 值，通常高 5 ℃左右，以保证探针与模板结合的稳定程度大于引物与模板结合的稳定程度。探针的 T_m 值最好为 68~70 ℃；长度小于 30 bp；$5'$ 端不能有碱基 G，因为 G 可能会淬灭荧光素。为了使检测结果更准确可靠，需要对引物、探针、PCR 其他要素以及扩增循环条件进行优化。

与 SYBR Green 法相比，TaqMan 法的优势在于特异性高，探针设计相对简单，重复性比较好；其缺点是一个探针只适合检测一个特定的靶序列，且由于探针在反应过程中被水解，为保证探针足够，需在体系中加入较多探针，导致成本增加，且本底荧光值较高（淬灭不彻底）。

为解决 TaqMan 探针本底荧光值高的问题，科学家在传统 TaqMan 探针基础上设计了一种新型探针——TaqMan MGB 探针。MGB 意为小沟结合物（minor groove binder），能与 DNA 双螺旋的小沟结合。TaqMan MGB 探针中的 MGB 连接于探针的 $3'$ 端，可折叠伸进由探针末端 5 或 6 个核苷酸形成的小沟，提高探针的 T_m 值，使探针与模板的杂交稳定性大大提高，使较短的探针同样能有较高的 T_m 值，而短探针的荧光报告基团和淬灭基团的距离更近，淬灭效果更好，本底荧光值更低。除增加 MGB 分子外，TaqMan MGB 探针与传统的 TaqMan 探针的不同之处还在于其 $3'$ 端的淬灭基团为非荧光性基团，其吸收荧光报告基团的能量后并不发光，大大降低了本底信号的干扰。

3. 双杂交探针法

双杂交探针（dual hybridization probes）是根据荧光共振能量转移（fluorescence

resonance energy transfer，FRET）原理设计的。该法反应体系中有 2 条特异性探针，与靶序列互补结合后几乎首尾相连，探针 1 的 3′端与探针 2 的 5′端相隔 1～5 个核苷酸。在探针 1 的 3′端、探针 2 的 5′端分别标记荧光供体基团和荧光受体基团。在退火阶段，探针与模板杂交时，两种探针互相靠近，实现荧光共振能量转移。荧光供体基团接受激发，并将得到的能量传给荧光受体基团，使其发射特定波长的荧光，被系统检测到。只有当两条探针都与靶序列正确杂交时才可能检测到荧光受体基团的荧光信号，因此，该方法本底荧光值更低，特异性更高。荧光信号的采集应在退火后进行。双杂交探针法工作原理如图 4－6 所示。

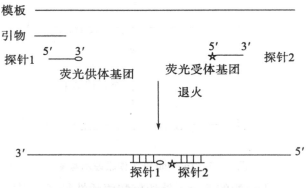

图 4－6 双杂交探针法工作原理示意图

4. 分子信标法

分子信标（molecular beacon）是一结构特殊的单链核酸探针，分为环状区和茎干区，两端分别结合荧光发射基团和荧光淬灭基团，如图 4－7 所示。分子信标的环状区与待检测靶基因序列互补，长度一般为 15～30 个碱基；茎干区由探针分子两端的数个互补配对的碱基组成，通常为 5～8 对。当体系中不存在靶基因时，分子信标以茎环结构存在，荧光发射基团和荧光淬灭基团互相靠近，不产生荧光；当存在靶基因时，在退火阶段，分子信标与靶基因杂交，其茎干区被打开，荧光发射基团远离荧光淬灭基团，发出荧光信号；延伸结束，分子信标又恢复茎环结构，荧光又被淬灭。分子信标法荧光背景信号低，灵敏度高；不足之处是杂交时探针不能完全与模板结合，因此稳定性差，且探针合成时标记较复杂。

（三）特点

实时荧光定量 PCR 由于荧光物质的应用，可以通过光电传导系统直接探测 PCR 扩增过程中荧光信号的变化以获得定量结果，克服了常规 PCR 的许多缺点，具有如下优势：①能对模板定量；②封闭反应，无需 PCR 后处理，污染少，假阳性率低；③观察和记录自动化，结果直观，避免人为判断带来的误差；④工作效率高，利于实现高通量检测。实时荧光定量 PCR 的缺点表现在：①需要特殊设备以及荧光探针，成本较高；②不能显示 PCR 产物的片段长度；③定量准确性还有待提高。

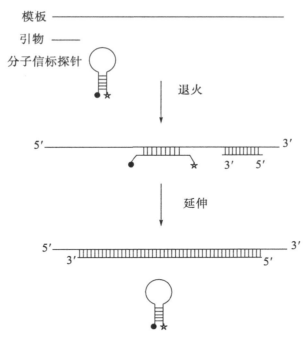

图 4-7　分子信标法工作原理示意图

二、数字 PCR

数字 PCR 的定量原理是将一个样本分成几十到几万份，分配到不同的反应单元；每个反应单元中核酸模板数少于或者等于 1 个，经过 PCR 循环之后对各个反应单元进行荧光检测（其中有核酸分子模板的反应单元有检测信号，不含核酸分子模板的反应单元无检测信号）；统计荧光信号检测阳性的反应单元的总数，根据相对比例和反应单元的体积，就可以推算出原始溶液中的核酸模板拷贝数。与实时荧光定量 PCR 不同，dPCR 定量不需要标准品，定量准确，因此也被称为绝对定量 PCR。

dPCR 包含以下几个基本过程：样本稀释、扩增、产物检测及阳性计数、分析计算。dPCR 的扩增原理和技术要求与传统 PCR 一致。根据样品稀释分散的技术方式，dPCR 分为三种主要类型：微孔板（或微反应室）dPCR、微流体 dPCR 和微液滴 dPCR。

（一）微孔板 dPCR

将样品进行稀释后分配至 96 孔或 384 孔的微孔板中（图 4-8），PCR 后检测各孔的荧光信号，根据阳性信号孔数计算核酸模板拷贝数。微孔板 dPCR 是最早的 dPCR 技术类型，但该方法的灵敏度受反应单元总量的影响，而且各孔中反应体系的体积达数微升，试剂用量较大。为克服这些缺点，Morrison 等用不锈钢芯片刻蚀得到直径 320 μm 的微反应室，使每个反应单元的体积降低至 33 nl。随着反应单元数目的成倍增加，反应单元体积从微升级降至纳升级，传统的人工操作方式已经无法满足快速、精准取样的要求，因此需要借助高通量自动点样仪或机械手等设备，增加了系统成本和操作复杂性。

（二）微流体 dPCR

在微流控芯片上设计加工交织的液体和气体通道结构（图 4 - 9），将流体（PCR 体系）分成若干个独立的单元，进行多步平行反应，每个反应单元的体积低至几纳升，甚至 10 pl。与微孔板 dPCR 相比，微流体 dPCR 的特点是通量更高，每个反应单元的体积更小，加样更快。

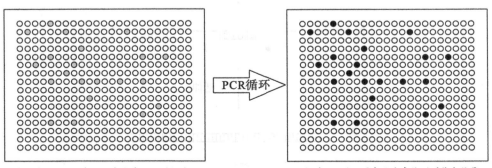

样品稀释后，灰色孔代表含有目标模板序列　　　　　经过PCR后，黑色孔代表检测到荧光信号

图 4 - 8　微孔板 dPCR 原理示意图

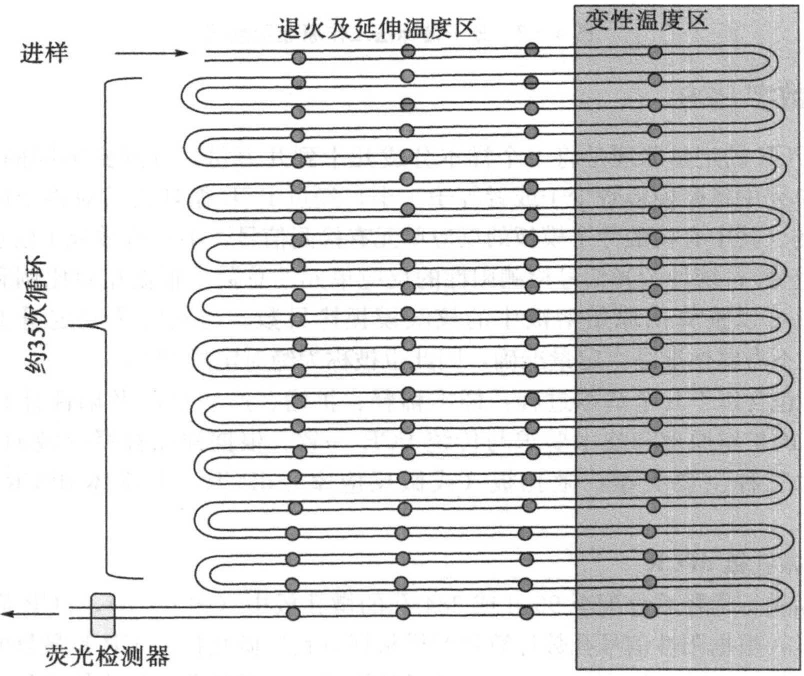

图 4 - 9 微流体 dPCR 原理示意图

图中小圆点表示微量的 PCR 体系，两个体系之间以空气隔开。

（三）微液滴 dPCR

微液滴 dPCR（droplet digital PCR，ddPCR）是利用微滴发生器将 PCR 体系分成数万乃至数百万个纳升级甚至皮升级的单个油包水微滴，PCR 结束后检测每个微滴的荧光信号（图4-10）。这种样品分散方法更容易实现小体积和高通量，而且系统简单，成本低，是一种较为理想的数字PCR技术。

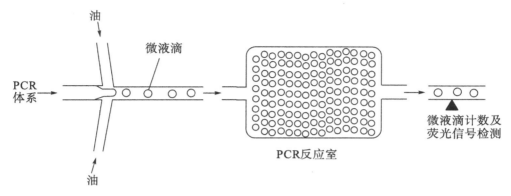

图4-10 微液滴dPCR原理示意图

（王国庆）

第三节　PCR技术的应用与实践

PCR技术自发明以来，在公共卫生与预防医学、法医学、考古学、农业科学、环境保护等涉及生物的诸多领域都有广泛应用，本节仅从公共卫生与预防医学领域介绍PCR技术的应用，并提供经典案例及开放性实验设计指导。

一、PCR的应用

（一）传染性疾病病原体的检测及流行病学调查

微生物具有其特征性的核酸序列，可以针对微生物的特异性序列设计引物进行PCR扩增，根据扩增产物的有无判断机体是否感染该类微生物。对于很多传染病，PCR检测可在患者临床症状出现前做出诊断，有利于早期发现传染源，对疾病的预防控制有重要意义。如乙型肝炎病毒（HBV）感染机体后，其核酸会出现在肝细胞、血液等组织标本中，针对HBV的S基因区、C基因区、P基因区或X基因区的特异性序列设计引物，采用PCR检测标本中的HBV DNA可早期诊断HBV感染；在献血人员中采用PCR筛选HBV携带者，可确保供血安全。

同一种病原体的不同型别，其感染后所致的疾病可能严重程度不同，相应的治疗方案也有所不同。通过设计特异性引物可以实现特定型别微生物的检测，也可以设计多重引物开展多重PCR或巢式PCR进行病原体的分型检测，或者采用PCR-RFLP等方法进行分型检测。例如，人乳头瘤病毒（HPV）有多种型别，研究发现HPV感染与宫颈癌的发生有密切联系。与子宫颈癌及其癌前病变有关的HPV有多种型别，以HPV-16、18、31、33、35等型危险性最高，因此研究人员采用特异性引物和探针检测不同亚型

HPV，对 HPV-16、18、31、33、35 的检测敏感度高达每100~1 000 个细胞中含 1 个拷贝的 HPV 基因组，平均每 300 个细胞中含 1 个拷贝的 HPV 基因组即可检出。

耐药性已经成为临床感染性疾病治疗的瓶颈之一，传统的药物敏感性试验耗时长，不能及时指导临床用药。采用 PCR 检测已知的耐药基因的存在情况，可作为药敏试验的重要补充。例如，结核分枝杆菌的 *rpoB* 基因突变可引起对利福平耐药，*katG*、*inhA* 基因突变可引起对异烟肼耐药，*embB* 基因突变可引起对乙胺丁醇耐药，*rpsL* 基因突变可引起对链霉素耐药。采用多重 PCR 技术可同时检测多个耐药基因，检测效率更高。

为了更好控制传染病的传播与流行，常需对传染病疫情的来源进行流行病学调查。采用 PCR 结合其他同源性分析技术（如 RFLP）对不同来源的微生物进行同源性检测，可了解该微生物的传播来源，也可以对同一地区不同时间的该类微生物进行同源性检测，了解其变异情况，以利于疾病的预测、预警。

（二）食源性疾病病原微生物的检测

微生物是导致食源性疾病的主要因素。传统的食源性疾病病原微生物检测步骤包括分离和鉴定，耗时长。采用 PCR 或多重 PCR 检测样品中的微生物，灵敏快捷，适于大规模检测，且能同时进行多种病原微生物的鉴定。若采用实时荧光定量 PCR，还可以对样品中的微生物进行定量检测。

目前，应用多重 PCR 检测食品中的病原微生物主要有两个方向：一是针对每一种病原微生物的单个特异性基因进行多重检测，该方法可同时检测一种或几种病原微生物，在突发性食源性疾病的应急处理中具有重要价值，其能快速缩小检测范围，有利于快速确定病原体，尽早进行针对性的预防控制措施。二是针对某一病原微生物的多个基因进行多重检测，可以提高检测的特异性。

（三）遗传性疾病的诊断与流行病学调查

人类遗传病是由于遗传物质发生改变而导致的，包括单基因遗传病、多基因遗传病和染色体遗传病。目前已发现的遗传病超过 6 000 种，其中点突变和缺失是人类遗传病的主要基因突变类型。人类基因组计划的深入研究将会发现更多与人类疾病相关的遗传位点。针对某种遗传性疾病的突变序列设计引物进行 PCR 扩增，或者设计引物扩增出包含突变位点的基因序列，再采用酶切分析或测序技术即可对相应的遗传性疾病做出诊断。

珠蛋白生成障碍性贫血是由于珠蛋白链的编码基因发生缺失或点突变，导致珠蛋白合成不平衡，从而引起的一种以溶血性贫血为特征的遗传性疾病。人 α 珠蛋白基因位于第 16 号染色体上，每条染色体上有 2 个 α 珠蛋白基因，一对染色体上共 4 个 α 珠蛋白基因。导致 α 珠蛋白生成障碍性贫血的主要原因为基因缺失，中国人共有 7 种缺失型突变。根据诊断目的可以选择不同的 PCR 引物，选择性扩增不同类型的珠蛋白生成障碍性贫血基因。引物的设计原则是一对引物（A 和 C）位于某缺失区域的两侧，用于扩增缺失后的基因；另一对引物（A 和 B）用于扩增正常的基因。若只出现产物 AB，表明为正常珠蛋白基因型；若产物为 AC，则表明为该位点全缺失基因型；若同时出现 AB 和 AC，则为杂合子基因型。

二、经典案例分析与解析

案例一

（一）案例回放

2003 年 1 月 2 日，河源市向广东省卫生厅报告出现"非典型肺炎"病例：患者黄某于 2002 年 12 月 15 日被收入院治疗，症状为高热、咳嗽、呼吸困难，两天后，该医院又收治了症状相同的患者郭某。不久，中山市也出现了几起医护人员受到感染的病例。广东省派出专家调查小组到中山市调查，并在 2003 年 1 月 23 日向全省各卫生医疗单位下发了调查报告，要求有关单位引起重视，认真抓好该病的预防控制工作。至 2 月 9 日，广州市已经出现一百多例病例，其中不少患者是医护人员，该类病例中有 2 例已死亡。卫生部专家组于 2 月 9 日下午飞抵广州协助查找病因，指导防治工作。2 月 10 日，中国政府将该病情况通知世界卫生组织，通报了广东省的发病状况。接下来的 1 个月中，该病迅速传播至中国香港、台湾地区，以及世界其他地区。3 月 12 日，世界卫生组织发出全球警告，建议隔离治疗疑似病例，并成立一个医护人员的网络协助研究疫情。3 月 15 日，世界卫生组织正式将该病命名为严重急性呼吸综合征（severe acute respiratory syndrome，SARS）。

（二）事件调查与分析

疫情报告后，广东省立即启动查找病原体的工作。科学家们采用电镜观察、细菌培养、细胞培养（分离病毒）、血清检测、核酸检测等多种技术手段，在排除炭疽、鼠疫、禽流感、副黏病毒后，最终通过细胞培养后电镜观察的方法发现了冠状病毒，随后进一步采用动物实验、免疫学实验、基因芯片技术以及全基因测序技术确定病原体为一种新型冠状病毒，并将该病毒命名为 SARS 冠状病毒（SARS coronavirus，SARS‑CoV）。截至 2003 年 7 月，全球共报告 SARS‑CoV 感染病例 8 098 例，死亡 774 例。

（三）结果

香港大学的 Peiris 教授领导的研究小组利用一例 SARS 患者的肺组织样本进行了病毒培养分离、反转录 PCR（RT‑PCR）、常规的组织放射自显影和电镜观察。用其他患者的咽拭子样本、排泄物和血清样本的微生物检测结果作为对照，以确定病原体是否为常见呼吸道感染病毒，并且用多种细胞进行培养以分离病原体；用临床样本直接进行 RT‑PCR，以检测是否为 A 型（甲型）流感病毒和人副黏病毒感染。在两名患者的样本中分别观察到了冠状病毒样颗粒，其中一名患者的标本经 RT‑PCR 检测冠状病毒呈阳性。该标本还采用随机 RT‑PCR，并对扩增产物进行克隆测序，在 GenBank 中进行了同源序列比较，在被检测的 30 个克隆中发现了一个未知序列。对这段 DNA 序列进行分析，发现其与冠状病毒存在低同源性，但由其推导出的氨基酸序列与冠状病毒科的牛冠状病毒和鼠肺炎病毒 RNA 聚合酶存在高同源性（57%），蛋白质序列的系统发育学研究显示新病毒与冠状病毒 Group 2 高度相关。

德国科学研究小组用痰液样本进行了 RNA 抽提，以随机 RT‑PCR 技术进行分析，所设计的一些 PCR 引物含有简并性位点，并且多数引物的 3′端为碱基 T，以便 DNA 聚合酶在引物末端碱基不完全匹配的情况下能够发挥作用，使用 BLAST 对克隆扩增的产物进行同源性比较。研究小组通过对 3 名患者的样本进行多次检测，发现针对已知呼吸道病原体的检测结果多为阴性，电镜观察呼吸道样本时发现了稀少的副黏病毒样颗粒，但随后的数次针对副黏病毒家族的 PCR 检测均显示阴性。痰液样本接种培养细胞 6 天后，研究人员发现培养基中存在病变细胞，随即进行了 RNA 抽提。对提取的 RNA 进行 RT－PCR，扩增克隆出约 20 个不同的 DNA 片段。对这些片段测序后以 BLAST 进行检索和比对，发现了 3 个新的片段。这 3 个片段无法与数据库中的序列匹配，但由新片段推出的氨基酸序列显示其与冠状病毒家族的同源性，提示分离到一种新的冠状病毒。

3 月 24 日至 26 日，德国及中国香港特区的实验室分别以电镜观察和 PCR 技术检测到冠状病毒。德国实验室证实新病毒的氨基酸序列与已知冠状病毒的聚合酶氨基酸序列相符。德国、荷兰、中国香港等地的实验室先后获得更多的基因扩增序列，并在网络上公布新病毒的基因进化树。美国疾病预防控制中心（美国 CDC）也报告采用培养细胞从 2 名患者的样本中分离出病毒，形状似冠状病毒，并观察到一名患者疾病后期的血清与其初期血清相比，出现效价升高。2003 年 4 月 12 日，加拿大温哥华不列颠哥伦比亚癌症研究所的 Holt 博士及其研究小组公布了疑似 SARS 病原体的基因组序列。4 月 14 日，美国亚特兰大 CDC 的 Anderson 博士的研究小组也完成了基因组测序并在网上公布，两个研究小组的测序结果基本一致。2003 年 4 月 16 日，世界卫生组织负责传染病的执行干事戴维·海曼宣布，经过全球科研人员通力合作，正式确认一种变异冠状病毒引起 SARS。

（四）讨论分析

在这起 SARS 全球疫情中，最初病原体未知，科学家们采用了各种可用方法去找寻病原体。PCR 作为分子生物学技术的代表，在其中发挥了积极的作用。

在 SARS 病原体确定后，世界卫生组织随即公布了可用于 SARS 病毒核酸扩增检测的 7 对引物（表 4－2），向全球推荐 SARS－CoV 的 RT－PCR 检测方法。RT－PCR 的应用，可以在高危人群中迅速识别真正的 SARS 患者，为遏制 SARS 的扩散提供了有力的技术支撑。

表 4－2　世界卫生组织推荐的检测 SARS－CoV 的 7 对 PCR 引物

引物名称	引物序列	研究单位	产物大小（bp）
BNIoutS BNoutAs	5′－ATGAATTACCAAGTCAATGGTTAC－3′ 5′－CATAACCAGTCGGTACAGCTAC－3′	德国 Bernhard-Nocht 研究所	195
BNIoutS BNoutAs	5′－GAAGCTATTCGTCACGTTCG－3′ 5′－CTGTAGAAAATCCTAGCTGGAG－3′	德国 Bernhard-Nocht 研究所	110
SAR1s SAR1as	5′－GAAGCTATTCGTCACGTTCG－3′ 5′－CTGTAGAAAATCCTAGCTGGAG－3′	德国 Bernhard-Nocht 研究所	150
Cor－p－F2 Cor－p－R1	5′－CTAACATGCTTAGGATAATGG－3′ 5′－CAGGTAAGCGTAAAACTCATC－3′	美国 CDC	368

引物名称	引物序列	研究单位	产物大小（bp）
Cor－p－F3 Cor－p－R1	5'－GCCTCTCTTGTTCTTGCTCGC－3' 5'－CAGGTAAGCGTAAAACTCATC－3'	美国 CDC	348
COR－1 COR－2	5'－CACCGTTTCTACAGGTTAGCTAACGA－3' 5'－AAATGTTTACGCAGGTAAGCGTAAAA－3'	香港 Public Health Lab Centre	310
HKU	5'－TACACACCTCAGCGTTG－3' 5'－CACGAACGTGACGAAT－3'	香 港 Queen Mary Hospital	182

（五）思考题

（1）如何确定某微生物是否为某疾病的病原体？

（2）对于未知的病原体，如果想采用 PCR 技术进行鉴定，如何设计引物？能通过 PCR 结果直接鉴定病原体吗？

（3）你认为 PCR 技术在病原体的检测中有什么意义？

案例二

（一）案例回放

2005 年 10 月 16 日，湖南省湘潭市妇幼保健院接诊一例"重症肺炎"患者。患者贺某由于病情严重，转至湖南省儿童医院，于次日 8 时死亡。10 月 17 日，湘潭市妇幼保健院又收治前述患者之弟贺某某，患者症状有发热、咳嗽。10 月 18 日，湘潭市妇幼保健院向所在地岳塘区 CDC 电话报告。

（二）事件调查与分析

10 月 16 日，报告医院在接诊患者贺某的过程中获知，贺某 12 岁，于 10 月 8 日无明显诱因出现发热、咽痛，于 10 月 12 日、13 日到镇中心卫生院门诊就诊，12 日就诊时体温 39 ℃，经抗生素治疗（用药具体不详），体温下降至 37.2 ℃。15 日出现腹痛、腹泻，大便呈黑褐色稀便，4 或 5 次/天，精神反应差，气促明显，镇中心卫生院建议转上级医院进一步治疗，于 15 日 18 时出院回家观察。16 日因病情加重，于上午 9 时入住湘潭市妇幼保健院。

湘潭市妇幼保健院在收治两名患者的过程中，询问得知患者家中所养鸡、鸭在两名患者发病前死亡。岳塘区 CDC 接到报告后，立即派出有关技术人员赶赴湘潭市妇幼保健院进行流行病学调查，并向上级——湘潭市 CDC 报告。后者向湘潭市卫生局报告，并与湘潭市 CDC 联系部署调查工作，并向湘潭市畜牧局通报情况。10 月 18 日，湖南省 CDC 接到湘潭市 CDC 的疫情报告，10 月 19 日，湖南省 CDC 专业人员赶赴湘潭现场和省儿童医院（当时患者贺某某已转至该院），会同当地市、县、区 CDC 人员开展流行病学调查。畜牧兽医部门也同时开展动物疫情调查。

10 月 19 日，调查人员采集患者贺某某的咽拭子标本、血标本及其母亲的咽拭子标本，并收集到湘潭市妇幼保健院保存的死亡患者贺某 16 日采集的血标本，以及 18 日湘潭市 CDC 采集的贺某的咽拭子和血标本。湖南省 CDC 于 19~20 日采用金标快速检测法、实时荧光定量 PCR、RT - PCR 和 ELISA 等方法对上述标本进行流感和禽流感相关检测，结果全为阴性。标本被送至中国疾病预防控制中心，采用金标快速检测法、MDD 法、实时荧光定量 PCR、RT - PCR 等对咽拭子进行检测，检测结果阴性。血清抗体检测也仅 H3 抗体呈阳性：死亡患者贺某 16 日标本的效价为 1∶160；其弟贺某某 18 日标本的效价为 1∶160，27 日标本的效价为 1∶320。同期，农业部门从患者家中所采的动物标本中分离出 H5N1 高致病性禽流感病毒，并于 10 月 25 日公布确认该镇发生 H5N1 亚型高致病性禽流感。

（三）结果

该起疫情被确认为 H5N1 病毒引起的人感染高致病性禽流感。

（四）讨论分析

在该疫情的调查处理过程中，CDC 人员采用实时荧光定量 PCR 和 RT - PCR 对患者标本进行检测，结果为阴性，可能的原因是标本采集不合理。提示用于病原体分离、检测的标本，其采集时间、类型等严重影响检验结果，应予以重视。但该类方法在类似疾病疫情的调查中具有一定的作用。

（五）思考题

（1）为什么在患者血标本、咽拭子标本中未检测到流感和禽流感的阳性结果？

（2）最后下结论的依据是什么？

三、开放性实验设计

开放性实验设计的目的是充分调动学生的学习主动性、积极性和创造性，通过理论学习和实验设计，真正掌握该节内容，并做到学以致用。学生在充分掌握本节基础知识的基础上，应独立完成开放性实验方案的设计。本节实验设计的主要内容是综合运用PCR 技术解决疾病预防控制和医学相关领域中的实际科学问题。

（一）目的和意义

在设计开放性实验方案时，可参考以下实验目的，选择其中具体的一种设计方案，要求目的明确，有一定的科学价值和应用意义。

（1）利用 PCR 技术的相关原理，设计一种实验方法用于定性检测食品或其他样品中的特定病原微生物，判断食品或其他样品是否感染了该病原微生物。

（2）利用实时荧光定量 PCR 的原理，设计一种实验方法用于定量检测食品或其他样品中的特定微生物。

（3）利用多重 PCR 技术原理，设计一种实验方法用于对某种微生物的分型鉴定，或设计一种实验方法同时检测样本中的多种目标微生物。

（4）结合 PCR 技术原理和其他技术，设计一种实验方法分析探讨某基因与特定疾病或人体健康状况的相互关系。

（5）结合 PCR 技术原理、细菌耐药机制，设计一种实验方法用于调查细菌的耐药性。

（二）样品来源

根据实验目的，采集相应的食品及其他样品。

（三）方案设计要求

方案目的明确，其中的关键技术为 PCR，研究内容应符合 PCR 相关技术的应用范围；实验设计科学，有可行性；预期目标明确，有质控手段。

（四）方案设计要素

实验方案包括研究背景、研究现状、目的和意义、研究内容、技术路线、预期目标、技术难点等。

（五）方案设计的评价

根据方案设计的目的和意义是否清楚，研究内容是否完整，技术路线是否合理可行，预期结果能否正确回答提出的科学问题等对方案设计进行评价。

（王国庆）

第四节　环介导恒温扩增技术

2000 年，Notomi 等发明了一种新的体外恒温扩增 DNA 片段的技术，即环介导恒温扩增（loop-mediated isothermal amplification，LAMP）技术。该技术利用 4 条特殊设计的引物和一种具有链置换活性的 DNA 聚合酶，在恒温条件下催化新链的合成，从而高效扩增靶基因。LAMP 具有特异、灵敏、准确、快速、操作简便和结果易于鉴定等优点，现已广泛应用于病原微生物检测、单核苷酸多态性分型、转基因成分鉴别、动物胚胎性别鉴定等。

一、基本原理

LAMP 针对靶基因上 6 段特异区域，设计与之能特异性识别、结合的 4 条引物，利用具有链置换活性的 Bst DNA 聚合酶，在 60～65 ℃恒温条件下催化新链合成，1 小时内可对靶基因实现 $10^9 \sim 10^{10}$ 倍的扩增。

（一）引物

针对靶基因 3′端 F3c、F2c、F1c 和 5′端 B1、B2、B3 这 6 个特异区域分别设计 4 条特异性引物（彩图 4-1），即上游内部引物（forward inner primer，FIP）、下游内部引物（backward inner primer，BIP）、上游外部引物（forward outer primer，F3）和下游外部引物（backward outer primer，B3）。其中 FIP 由 F1c 和 F2 组成，F2 与靶基因 3′端的 F2c 区域互补，F1c 与 3′端 F1c 区域序列相同；BIP 由 B1c 和 B2 组成，B2 与靶基因 3′端的 B2c 区域互补，B1c 与 3′端 B1c 区域序列相同，F3 和 B3 则分别与模板上的 F3c 和 B3c 序列互补。在 60～65 ℃时，Bst DNA 聚合酶可分别置换由 FIP 和 BIP 引导合成的正向链以及反向链，在等温条件下实现核酸扩增。

（二）模板

单链或双链 DNA 均可作为 LAMP 的模板，但单链 DNA 作为模板扩增效率更高。RNA 不能直接作为扩增的模板，可以通过反转录（reverse transcription，RT）合成

cDNA 后，进行 RT-LAMP，从而完成对 RNA 样本的检测。

（三）反应过程

LAMP 的反应过程包括循环扩增反应起始物的合成阶段、循环扩增阶段、延伸和再循环阶段（彩图 4-2）。

1. 循环扩增反应起始物的合成阶段

FIP 的 F2 序列结合到模板 DNA 的 F2c 区域上，引导合成互补的 DNA 链［彩图 4-2 (1) 和 (2)］。上游外部引物 F3 结合到模板 DNA 的 F3c 区域［彩图 4-2 (3)］，引导模板 DNA 互补链的合成［彩图 4-2 (4)］，同时具有链置换活性的 Bst DNA 聚合酶置换出由 FIP 引导合成的互补链［彩图 4-2 (5)］。被置换出的互补链末端的 F1c 和 F1 互补，故在 5' 端形成了环状结构［彩图 4-2 (6)］。同理，引物 BIP 结合到模板 DNA 3' 端，引导合成互补的 DNA 链，同时外部引物 B3 也结合到模板 DNA 的 B3c 区域引导合成该链的互补链［彩图 4-2 (7)］，且 Bst DNA 聚合酶置换出 BIP 引导合成的互补链。被置换出的由 BIP 引导合成的互补链两端自动成环，形成了一条呈哑铃状结构的单链［彩图 4-2 (8)］，此结构即为 LAMP 循环扩增反应的起始物。

2. 循环扩增阶段

首先，哑铃状结构 DNA 的 3' 端通过自我引导延伸，以自身为模板，形成双链茎环结构。同时，FIP 结合到茎环 DNA 的 F2c 环状结构上［彩图 4-2 (8)］，启动新一轮链置换反应，形成一个过渡性茎环结构 DNA，而另一端形成一个环状结构［彩图 4-2 (9)］。之后通过自我延伸和链置换反应，生成一条长度为靶 DNA 2 倍的茎环 DNA［彩图 4-2 (10)］和一条与呈哑铃状结构的单链互补的哑铃状 DNA 链［彩图 4-2 (11)］。如此往复循环，两条外部引物并不参与循环扩增和随后的延伸和再循环阶段。

3. 延伸和再循环阶段

由于内部引物不断引导链置换延伸反应，茎环个数逐渐增加，形成含有不同数目反向重复靶序列构成的茎环结构和多环花椰菜结构的 DNA 片段的混合物。

二、基本方法

（一）LAMP 技术的反应体系和基本操作程序

LAMP 反应体系包含引物、模板 DNA、Bst DNA 聚合酶、dNTPs 和缓冲液。其基本操作过程首先是将模板、引物、dNTPs 和缓冲液按比例配制，混匀后置于 95℃ 加热 5 分钟，接着冰浴 5~10 分钟退火；再加入 Bst DNA 聚合酶，于 60~65℃ 反应 1 小时；最后于 80℃ 加热 10 分钟灭活 Bst DNA 聚合酶，终止反应。每次反应均应设置阴性和阳性对照。

（二）重要试剂

(1) 引物：包括 1 对内部引物 FIP 和 BIP，1 对外部引物 F3 和 B3。

(2) 模板：单、双链 DNA 或 RNA 都可以作为 LAMP 的模板。若检测样品是 RNA，须先通过反转录获得 cDNA，才可以进行 LAMP。

(3) 2× 缓冲液：含 Tris-HCl、$(NH_4)_2SO_4$、$MgSO_4$、KCl、dNTPs、甜茶碱和 Tween-20（聚山梨酯-20）。

（4）羟基萘酚蓝或 SYBR GreenⅠ或钙黄绿素。

（5）Bst DNA 聚合酶。

（三）LAMP 技术的注意事项

1. 目标序列的选择

目标序列一般应该选择 DNA 的高保守区域，或特异及相对稳定的基因，长度最好在 300 bp 以内，且 GC 分布比较均匀，以便能设计出符合要求的特异性引物。

2. 引物设计

引物的特异性是 LAMP 成功的关键，应注意以下几点。

（1）F2c 和 B2 通常为 23 nt 或 24 nt 的特异序列；F1c 和 B1 分别位于 F2c 和 B2 内侧，一般为 23 nt 或 24 nt 的特异序列；F3c 和 B3 分别位于 F2c 和 B2 外侧，是通常长度为 17~21 nt 的特异序列。F1c 与 F2c 以及 B1 与 B2 之间最好相距 40~60 bp，F2c 与 F3c 以及 B2 与 B3 之间最好相距不超过 20 bp，以免引物之间形成二级结构。引物设计可使用 Primer Explorer V4 等专业软件完成或登录网站 http://loopamp. eiken. co. jp/lamp/index. html 进行设计。

（2）内部引物 F1c 序列和 B1c 序列的 T_m 值一般为 65 ℃左右，F2 序列和 B2 序列以及外部引物 F3 序列和 B3 序列的 T_m 值一般为 60 ℃左右，目的是保证在一个较高的扩增温度下，内部引物的 F2 和 B2 序列能优先结合到模板上。

（3）引物中的 GC 含量应在 40%~60%。引物分子自身不应存在发夹结构，尤其要避免引物 3′端形成二级结构。

（4）可以在引物序列中加入限制性核酸内切酶的酶切位点，以便确认扩增产物。

3. 加样顺序

Bst DNA 聚合酶是一种不耐热的 DNA 聚合酶，其最适温度为 63 ℃。因此，必须在模板预变性以后加入此酶，以免其变性失活。

（四）产物检测

1. 琼脂糖凝胶电泳

LAMP 所得产物是大小不同的 DNA 片段的混合物，经琼脂糖凝胶电泳后呈现特异的梯状条带，经特异限制性核酸内切酶作用后则可出现单一的靶序列条带（彩图 4-3）。

2. 浊度检测

检测 LAMP 产物最常用、最简便的方法是浊度检测。在 DNA 大量合成时，从 dNTPs 析出的焦磷酸根离子可与反应液中的 Mg^{2+} 结合，产生大量的焦磷酸镁白色沉淀，具有高度的特异性。扩增完成后，肉眼观察反应管底部的白色沉淀，即可判断扩增与否。用浊度测定仪还可进行定量检测。LAMP 浊度检测如彩图 4-4 所示。

3. 荧光检测

LAMP 产物的有无可以通过在反应管中加入 SYBR GreenⅠ、钙黄绿素或羟基萘酚蓝等试剂，观察反应前后的颜色变化来判断。SYBR GreenⅠ是荧光染料，是一种金属螯合剂，当它与双链 DNA 的小沟结合后，颜色由橘黄色变为绿色，其信号强度代表双链 DNA 分子的数量，故可通过实时荧光定量 PCR 仪检测产生的荧光强度进行定量测定。钙黄绿素是一种荧光素，也是金属螯合剂，可与试剂中的 Mn^{2+} 结合而处于淬灭状态。LAMP 反应的副产物焦磷酸根离子可与 Mn^{2+} 结合后可使钙黄绿素解离出来，解除其淬灭状态，从而发出黄绿色荧光，肉眼即可观察。羟基萘酚蓝是一种金属离子指示剂，如前所述，LAMP 反应的副产物焦磷酸根离子与 Mg^{2+} 结合形成焦磷酸镁沉淀，消耗大量 Mg^{2+}，因而羟基萘酚蓝在反应结束后颜色发生变化，由紫色变蓝色为阳性反应，呈紫色的为阴性反应。LAMP 荧光检测如彩图 4-5 所示。

三、应用

相比于 PCR 技术，LAMP 技术是一种更为敏感和特异的基因扩增方法。其主要应用于病原微生物的快速检测，包括病毒、细菌、真菌、寄生虫等的快速检测，尤其是在即时检测（point-of-care testing，POCT）方面被认为是更为高效的基因扩增方法。同时，LAMP 在单核苷酸多态性分型、转基因成分鉴别、动物胚胎性别鉴定等方面应用广泛，还可用于肿瘤的基因检测等。

（一）病原微生物的检测

1. 病毒的检测

LAMP 不仅成功用于 DNA 病毒的快速、实时检测，如腺病毒、人乳头瘤病毒（6、11、16、18 型）、水痘-带状疱疹病毒、疱疹单纯病毒、巨细胞病毒、人类疱疹病毒、BK 病毒和新城疫病毒等的分子诊断；更广泛用于 RNA 病毒的检测，如西尼罗河病毒、SARS 病毒、日本脑炎病毒、诺如病毒、禽流感病毒、马冠状病毒、口蹄疫病毒和登革病毒等的检测。RT-LAMP 的灵敏度是常规 RT-PCR 的 10~100 倍，最低检测限可达 0.01~10 PFU，1 小时之内即可完成检测，不需要特殊试剂和昂贵的设备，具有广泛的应用前景。

2. 细菌的检测

LAMP 可方便、快速地用于细菌病原体的分子诊断。如对于生长缓慢的结核分枝杆菌，可针对 *gyrB* 基因设计特异性引物进行 LAMP 检测，检测下限为 5~50 个 DNA 拷贝，并且可在 35 分钟内完成；肺炎链球菌、流感嗜血杆菌的 LAMP 检测体系，其灵敏度比常规 PCR 高 100~1 000 倍；而对沙门菌的检测灵敏度达到了每管 2.2 CFU，能够更有效地应用于临床和卫生监测。LAMP 还可用于艰难梭状芽胞杆菌、假结核耶尔森菌、百日咳鲍特菌（百日咳杆菌）、迟钝爱德华菌、志贺菌等细菌的检测，目前已有多种商品化检测试剂盒及用于核酸快速检测分析的 LAMP 芯片问世。

3. 真菌和寄生虫的检测

LAMP 技术发明不久即被用于真菌和寄生虫的检测。应用 LAMP 技术检测真菌巴西副球孢子菌特异基因 *gp43* 和 *gp27* 只需要 3 小时；而恶性疟原虫的 LAMP 检测方法操作简单，不需要 DNA 的纯化，结果可通过肉眼观察。LAMP 技术检测粪和水中的隐孢子虫卵囊比传统 PCR 的敏感度高 $10^4 \sim 10^5$ 倍，能大大提高检测效率，有效控制疾病的传播。利用 LAMP 技术检测非洲眼线虫，与被认为是"金标准"的定量 PCR（Q-PCR）相比，敏感性达 100%，特异性为 93%，阳性预测值为 94.3%，而阴性预测值则为 100%。Q-PCR 需要先进的设备和高额的费用，因此，对于非洲或其他发展中国家，LAMP 技术因能够短时间内完成即时检测（POCT）而更具价值。

（二）单核苷酸多态性分型的检测

LAMP 技术是一种准确、快速、简单地进行单核苷酸多态性（SNP）基因型研究的方法，尤其适用于 POCT 检测。LAMP 技术具有高特异性，只有引物和模板严格配对时反应才能进行下去。LAMP–SNP 的基本原理是基于野生型引物的使用，在内部引物 FIP 和 BIP 的 5′端含野生型的 SNP 等位基因，当靶基因是野生型时，DNA 从哑铃状结构开始合成，循环扩增阶段可以进行下去；反之，当靶基因是突变型时，DNA 不能合成，循环扩增也无法发生。即使在 DNA 合成中发生了错配，扩增反应也会在下一步停止或被延迟。因为在 LAMP 循环扩增阶段 DNA 合成的每一步，单个核苷酸的差异都会被分辨出来。将基因组 DNA 及包括荧光检测试剂在内的反应试剂混合后，在 60 ℃作用一段时间，SNP 基因型就可以通过扩增产物的有无而被检测出来。

（三）转基因成分的鉴别

LAMP 技术已逐步应用于食品安全检测与溯源和转基因作物及其产品的检测。对转基因产品中常见的外源基因元件花椰菜花叶病毒 35S 启动子（*CaMV 35 S – p*）和根癌农杆菌胭脂碱合成酶终止子（*NOS – t*）进行 LAMP 检测，可追溯玉米、大豆、水稻等作物及其相关产品是否含有转基因成分。

（四）动物胚胎性别鉴定

LAMP 技术可应用于牛胚胎性别的鉴定。根据牛雄性胚胎 Y 染色体上的一段特异重复序列 S4 和雌、雄共有的 1.715 卫星 DNA 特异序列，设计 LAMP 引物进行牛胚胎的性别鉴定。若两个序列的 LAMP 检测均呈阳性，胚胎为雄性；若只有雌、雄共有序列的 LAMP 检测呈阳性，则胚胎为雌性。LAMP 对性别鉴定的正确率达 88.9％～94.4％，且 1 小时内即可完成鉴定。

（五）应用的局限性

尽管 LAMP 技术已经得到了广泛的应用，但其本身仍存在一些问题和缺陷。例如，引物设计数目多，结构复杂，尽管有专门的设计软件，引物筛选仍然非常繁琐；LAMP 引物之间可能形成二聚体而扩增出非特异性条带，LAMP 反应的靶序列基因长度通常不超过 300 bp，与非特异性扩增产物不易鉴别，易出现假阳性结果；LAMP 反应的靶序列基因长度超过 500 bp 时较难扩增，故不能用于长链 DNA 的检测；由于灵敏度高，LAMP 反应极易发生交叉污染而出现假阳性结果，所以操作要特别谨慎，扩增和鉴定应在不同的工作区域中进行，并尽可能在洁净的环境中进行。此外，LAMP 扩增的产物不能进行克隆和表达。

四、开放性实验设计

开放性实验设计的目的是在学生已经掌握了一些基本知识和基本技能的基础上，以实际问题为基础，以学生为中心，教师引导学生通过自主设计实验，综合运用相关知识解决实际问题，从而提高学生实验操作、观察分析、解决问题、归纳总结和论文写作能力，体现学生学习的个体性，培养其创新能力、科研能力。本节实验设计的主要内容是综合运用 LAMP 技术，解决疾病预防控制领域和其他相关领域的实际科学问题。

（一）目的和意义

在设计开放性实验方案时，可参考以下实验目的，选择其中具体的一种设计方案，要求目的明确，有一定的科学价值和应用意义。

（1）根据专业软件或登录官方网站进行引物设计，利用环介导恒温扩增技术检测某样品中的某种病毒或细菌，从灵敏度、特异性、检测时间及操作难易等方面与传统PCR进行对比分析，得出合理的结论。

（2）利用专业软件或登录官方网站进行引物设计，利用环介导恒温扩增技术对某一基因进行SNP分析或点突变分析，对结果做出正确判断。

（3）利用环介导恒温扩增技术调查某市场或超市出售的甜玉米、大豆、水稻、植物油等，是否为转基因产品或含有转基因成分，并将实验结果与产品说明加以比较。

（二）样品来源

从食品样本、环境样本、健康人群样本或各类患者样本中分离得到菌株及标准菌株，从市场或超市出售的农作物或加工的产品中获得样品。

（三）方案设计要求

方案设计的具体要求如下：目的明确，其中的关键技术为环介导恒温扩增技术，研究内容应符合环介导恒温扩增技术的应用范围；样品来源合理可行，样本量符合要求；应设置阴性与阳性对照正确；运用统计学分析方法，有质控手段。

（四）方案设计要素

实验方案包括研究背景、研究现状、目的和意义、研究内容、研究方法、技术路线、预期结果、数据的统计与处理、可能出现的问题及解决措施等。

（五）方案设计的评价

方案设计的评价主要包括实验目的是否明确，研究内容是否完整，技术路线是否科学、合理、可行，预期结果能否正确回答提出的科学问题，数据的统计与处理是否得当等方面的内容。

（张效云）

第五章　基因分型、多态性分析与溯源技术

　　基因多态性亦称遗传多态性（genetic polymorphism），是指在一个生物群体中，同时和经常存在两种或多种不连续的变异型或基因型（genotype）或等位基因（allele）。生物群体中基因多态性现象十分普遍。采用基因分型、多态性分析等技术对病原微生物的基因多态性标记进行检测，可实现对病原微生物的鉴定和溯源。

　　近年来，鼠疫、霍乱、结核等古老的传染病的悄然复苏，埃博拉、获得性免疫缺陷综合征（艾滋病）、牛海绵状脑症（疯牛病）等新发传染性疾病的流行，为传染病防控工作带来了新的压力。随着分子生物学检验技术的发展，基因分型、多态性分析与溯源技术，因其快速、准确、痕量、灵敏度高、特异性强、重复性好等优势，在病原微生物的检测和疾病预防控制中的作用日益凸显。

　　例如，在目前传染病暴发的溯源调查中，最常用的溯源手段是脉冲场凝胶电泳（pulsed field gel electrophoresis，PFGE）。PFGE 作为目前分子分型的"金标准"，具有灵敏度高、特异性强、重复性好等特点。其分型结果还可上传数据库共享，利用该数据库，检验检疫人员可迅速对比分析出病原微生物的种类和来源，对迅速控制传染源、切断传播途径、保护人群远离疾病发挥着无可替代的作用。

　　又如，2011 年震惊全球的德国"毒黄瓜"事件，就是采用测序技术追溯传染源，在极短的时间内发现病原体为大肠埃希菌 O104：H4，使该事件从最原始的暴发到处置结束，仅用了约 3 个月的时间。再如，2013 年我国新型布尼亚病毒鉴定过程中，河南疾病预防控制中心通过宏基因组测序技术，直接从人体血清中检出了该病毒的基因。

　　随着我国经济的不断发展和对新发传染病的日益关注，基因分型、多态性分析与溯源技术正逐渐得到普及，并成为国家和省、市级卫生检验与检疫机构微生物检验的核心检测手段和重点发展方向。在今后很长一段时间内，基因分型、多态性分析与溯源技术在病原微生物防控领域的作用还将不断增强，并推动我国卫生检验与检疫事业的重心从疾病控制走向疾病预防。

　　由于病原微生物的复杂多样性和单一检测技术的局限性，只有结合多种技术，才能有效应对常见疾病的暴发和新发传染病的出现。针对卫生检验与检疫的专业特质，本章将重点介绍核酸序列分析技术、细菌脉冲场凝胶电泳、单链构象多态性检测技术、限制性片段长度多态性分析技术、扩增片段长度多态性分析技术、随机扩增多态性 DNA 分析技术、细菌基因组重复序列 PCR 技术。

第一节 核酸序列分析技术

核酸序列分析又称测序（sequencing），即测定 DNA 或 RNA 大分子中核苷酸排列顺序的技术。该技术是基因组学的核心技术，在目的基因的研究与改造中发挥着重要作用。

由于纯化的 RNA 较 DNA 更易获得，核酸序列分析技术最初用于 RNA 核苷酸序列的测定。1965 年，康奈尔大学的 Holley 等完成了对酵母丙氨酸 - tRNA 全部 77 个核苷酸序列的测定，标志着第一代测序技术的诞生。Holley 也因此获得了 1968 年的诺贝尔生理学和医学奖。1967 年，剑桥大学的 Sanger 等完成了对大肠埃希菌 5S rRNA 120 个核苷酸序列的测定。又经过近 10 年的努力，Sanger 于 1975 年发明了测定 DNA 序列的"加减法"，并于 2 年后通过引入双脱氧核苷三磷酸（ddNTP），将该方法发展成为"双脱氧链终止法"。同年，Maxam 和 Gilbert 也发明了通过化学降解对 DNA 进行测序的方法。Sanger 和 Gilbert 因发明测序技术共同荣获 1980 年诺贝尔化学奖。在引入荧光标记技术和毛细管电泳技术后，双脱氧末端终止法成功实现高通量和自动化，测序效率和准确性进一步提高，测序成本进一步下降，不仅成为人类基因组计划的主要检测手段，也被视为测序领域中的第一次变革。

人类基因组计划完成后，基因组学时代来临。传统测序因无法满足大规模测序的要求，逐渐被使用接头进行高通量平行 PCR 和并行测序的新一代测序技术取代。2005 年后，以 454 测序系统、Illumina 测序系统、SOLiD 测序系统、Ion Toreent 测序系统为代表的第二代测序平台相继问世，宣布 DNA 测序进入高通量、低成本时代。

近年来，单分子实时读取技术以其更快的测序速度，更高的灵敏度和更低的运行成本实现了第三代测序技术的飞跃。

一、第一代测序技术

第一代测序技术包括双脱氧链终止法（dideoxy chain-termination method）、化学降解法及在这些方法的基础上发展起来的各种测序技术。其中，双脱氧链终止法又称双脱氧末端终止法、Sanger 法、酶法，是一种以 DNA 聚合酶合成反应为基础的测序技术，也是第一代测序技术的代表。下面将主要介绍该方法。

（一）基本原理

1. 原理

双脱氧链终止法的核心是引入双脱氧核苷三磷酸，随机终止 DNA 链的延伸。其基本原理为：正常情况下，DNA 聚合酶以单链 DNA 为模板，根据碱基互补配对原则，在引物的引导下，脱氧核苷三磷酸 [dNTP，图 5 - 1（1）] 的 $5'$ - 磷酸基团与引物的 $3'$ - 羟基生成 $3',5'$ - 磷酸二酯键，使新合成的 DNA 互补单链得以按 $5'{\rightarrow}3'$ 的方向延伸。双脱氧核苷三磷酸 [$2',3'$ - ddNTP，图 5 - 1（2）] 在 $3'$ 位脱氧而失去一个游离羟基，尽管它可以通过 $5'$ - 磷酸基团与延伸的 DNA 单链结合，但是由于它在 $3'$ 端没有羟基，无法与下一个 dNTP 结合，从而使 DNA 链的延伸终止。

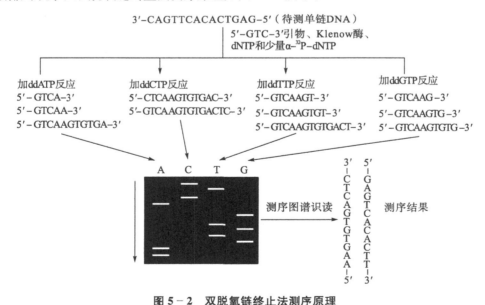

图 5-1　脱氧三磷酸胸苷、双脱氧三磷酸胸苷结构图

在双脱氧链终止法中，通过引入 ddNTP 终止 DNA 链的延伸。在实际操作中，需要事先准备 4 个含有 DNA 聚合酶、引物、4 种 dNTP（dATP、dGTP、dCTP、dTTP）和一定比例的 1 种双脱氧核苷酸（ddATP、ddGTP、ddCTP 或 ddTTP）的反应管。将待测序的 DNA 模板分别加入上述 4 个独立的反应管中，在 DNA 聚合酶催化下进行延伸。各管中的 ddNTP 可随机结合到正在延伸的 DNA 链上，使 DNA 链延伸终止。这样，4 管反应体系便可得到 4 组分别与模板链每一个 A、G、C、T 相对应的，一系列长短不同的 DNA 核苷酸链。如在第 1、2、3、4 个反应体系中分别加入 ddATP、ddGTP、ddCTP、ddTTP，反应结束时，管内合成的都是以 A、G、C、T 结尾、长短不同的 DNA 链。经高分辨率变性聚丙烯酰胺凝胶电泳，各泳道 DNA 链因其相对分子质量大小不同而被分离，经放射自显影或荧光标记等成像，即可通过成像结果读取 DNA 链核苷酸排列顺序。双脱氧链终止法测序原理如图 5-2 所示。

3′-CAGTTCACACTGAG-5′（待测单链DNA）

5′-GTC-3′引物、Klenow酶、
dNTP和少量α-³²P-dNTP

加ddATP反应	加ddCTP反应	加ddTTP反应	加ddGTP反应
5′-GTCA-3′	5′-CTCAAGTGTGAC-3′	5′-GTCAAGT-3′	5′-GTCAAG-3′
5′-GTCAA-3′	5′-GTCAAGTGTGACTC-3′	5′-GTCAAGTGT-3′	5′-GTCAAGTG-3′
5′-GTCAAGTGTGA-3′		5′-GTCAAGTGTGACT-3′	5′-GTCAAGTGTG-3′

图 5-2　双脱氧链终止法测序原理

2. 自动 DNA 测序仪

随着 20 世纪 80 年代软件开发、仪器制造业和测序技术的快速发展，基于双脱氧链终止法的原理，研究人员将放射性标记改为荧光标记，并增加了自动化标记核苷酸片段

分析系统，实现了 DNA 测序的自动化。DNA 测序仪因具有安全（非同位素）、简单（自动化）、快速、精确（计算机控制）等优点，迅速取代手工测序。DNA 测序仪主要由测序反应系统、电泳系统、荧光检测系统、电脑分析系统 4 个系统组成。①测序反应系统：可设定程序对核酸样品进行测序和荧光标记；②电泳系统：常用的电泳系统包括平板、毛细管、微槽管道凝胶电泳；③荧光检测系统：由两部分组成，一是能发射激光从而激发测序反应产物发出荧光的激发能源装置，二是能收集荧光信号的荧光检测装置，如电荷耦联检测器（CCD）、光电倍增管（PMT）和光电二极管检测器（PD）；④电脑分析系统：将荧光颜色信息转化成碱基序列信息。

3. 测序仪分类

根据荧光染料的数目，可将 DNA 测序仪分为"单染料－四泳道"和"四染料－单泳道"两类，对应的方法包括：①微"单染料－四泳道"法，即将一种荧光染料分别与四种 ddNTP 连接，再加入四个独立反应管中，与同一个 DNA 样品反应。反应产物需分别上样到四个不同的泳道，由荧光检测系统检测四个泳道的荧光，再由分析系统将原始数据准确排列，以确定待测样品的核苷酸序列。②"四染料－单泳道"法，即将四种不同荧光染料分别与四种 ddNTP 连接（绿色荧光标记 ddATP，橙色荧光标记 ddGTP，蓝色荧光标记 ddCTP，红色荧光标记 ddTTP），再加入同一反应体系参与测序反应。在核定各组荧光标记 DNA 片段的迁移率差异后，通过单泳道（胶道、毛细管、流控通道）对反应产物进行分析，电脑显示 DNA 碱基序列图谱亦用绿、橙、蓝、红来表示。

（二）**基本方法**

1. 操作程序

双脱氧链终止法测序技术的操作程序主要包括以下几个步骤：测序模板制备、测序反应、测序反应产物纯化、上样电泳、结果分析。下面以放射性标记的双脱氧链终止法为例简述其操作程序。

（1）测序模板制备：单链 DNA、双链 DNA（如模板为 RNA，则反转录为 cDNA）均可作为双脱氧链终止法的模板。

1）单链 DNA 模板：通常可将靶 DNA 片段克隆于单链环状的 M13mp 噬菌体载体上，从重组克隆的噬菌体颗粒中获得含数百个核苷酸序列的单链 DNA 模板，使用 M13mp 噬菌体载体的通用引物进行测序。

2）双链 DNA 模板：需将双链 DNA 通过热或碱变性形成单链后再进行测序。其中，模板 DNA 的纯度和 DNA 聚合酶的种类对测序结果至关重要。小量制备的质粒 DNA 在测定未知 DNA 序列时，常含有核糖核苷酸、寡脱氧核糖核苷酸及 DNA 聚合酶抑制剂。前两种污染可发挥随机引物的作用，产生非特异性扩增；第三种污染可造成强终止。这些污染均可导致结果无法读取。采用氯化铯－溴乙锭梯度平衡超速离心法可获得高纯度的质粒 DNA，也可用商品化的质粒纯化试剂盒纯化质粒。需要注意的是，此类测序质粒应具有较高的拷贝数、插入失活的选择标志和通用引物结合区。

3）PCR 产物：PCR 产物作为测序模板，也需通过热或碱变性形成单链后再进行测序。为除去 PCR 反应体系中的剩余引物、dNTP、酶等物质对测序的影响，需采用试剂盒对 PCR 产物进行纯化。

（2）反应体系配制：取 4 个反应管，分别标记为 "A" "G" "C" 和 "T"。各管加入适量模板、通用引物、缓冲液、4 种 dNTP（其中一种以放射性^{32}P 或^{35}S 标记）、T_7DNA 聚合酶（如模板为 RNA，则用反转录酶）以及一种一定浓度的 ddNTP（"A"管加 ddATP，"G"管加 ddGTP，"C"管加 ddCTP，"T"管加 ddTTP）。

（3）测序反应：双链模板经变性处理成为单链，随后引物与单链模板结合。在 DNA 聚合酶作用下，新合成的 DNA 互补单链从 5′端向 3′端延伸，此时^{32}P 随 dNTP 掺入新合成链中。一旦 ddNTP 与新合成链结合，由于其缺少 3′- OH，故不与后续 dNTP 形成 3′,5′- 磷酸二酯键，也无法与下一个 dNTP 结合，导致 DNA 链延伸终止。由于每个反应管中只加了一种 ddNTP（如 ddATP），因此该管中各种长度的 DNA 都终止于该种碱基（如 A）处，获得一系列不同长度的以同一种双脱氧碱基（如 A）为 3′端的 DNA 新链。

（4）上样电泳：制作高分辨率变性聚丙烯酰胺凝胶，该凝胶能分离相互之间仅差一个核苷酸的单链 DNA 序列。在各泳道中按次加入 4 种测序反应产物，4 个反应管中的测序反应产物通过高分辨率变性聚丙烯酰胺凝胶电泳同时进行分离，当示踪染料溴酚蓝迁移至凝胶底边时切断电源。

（5）结果分析：电泳后取出凝胶用冰醋酸漂洗，以去掉尿素；于 60～80 ℃干燥 30 分钟；经暗室曝光、显影、定影、漂洗、干燥后，对自显影胶片上的合成链核苷酸序列自下而上进行序列读取。根据泳道编号和各泳道中 DNA 带的位置，直接读出与模板链互补的新链序列，从而推算出模板链核苷酸序列。

2. 重要试剂

双脱氧链终止法中用于 DNA 测序的重要试剂包括 DNA 模板、测序引物、DNA 聚合酶、标记物。

（1）DNA 模板：包括单链 DNA 模板、双链 DNA 模板。

（2）测序引物：酶法测序反应体系中的测序引物是一条合成的寡核苷酸链。单链 DNA 模板、变性双链 DNA 模板均可采用能与靶 DNA 侧翼的载体序列互补的通用引物（universal primer）进行 DNA 合成。目前，测序质粒及其通用引物均已商业化，无需另行设计与未知 DNA 序列互补的引物。

（3）DNA 聚合酶：用于双脱氧链终止法测序的酶主要包括如下四种：①大肠埃希菌 DNA 聚合酶 I 大片段（Klenow 片段）；②反转录酶；③测序酶（sequenase^{TM}）；④Taq DNA 聚合酶。

Klenow 片段是最初用于双脱氧链终止法的酶，至今仍广泛用于 DNA 序列测定。但是，Klenow 片段具有持续合成能力低，对模板中的核苷酸同聚物片段及其他含牢固二级结构的区域的复制效能低的特点。因此，Klenow 片段一般用于测定核苷酸在 250 个碱基以内，且不含有核苷酸同聚物、非二重对称的 DNA 序列。

反转录酶以 RNA 为模板合成 cDNA，在日常测序工作中使用较少。但来自禽类和鼠类动物的反转录酶可用于解决一些因模板中含有核苷酸同聚物区而引起的问题，效果优于 Klenow 片段，但逊于测序酶。

测序酶是一种经化学修饰的 T_7 噬菌体 DNA 聚合酶。此酶的 3′→5′外切核酸酶活性被部分或全部消除，具有持续合成能力强、聚合率高、对 dITP 和 7 - 脱氧 - dGTP 等核苷酸类似物广泛耐受等特点，常常一套反应就可测定数百个 DNA 核苷酸，是长片段 DNA 测序的首选酶。

Taq DNA 聚合酶在 70~75 ℃具有高活性，且持续合成能力高，目前主要用于在 37 ℃可形成大段稳定四级结构的单链 DNA 模板的序列测定。

（4）标记物：DNA 测序最初使用的是放射性同位素标记，如 α -^{32}P - dNTP、α -^{35}S - dNTP。^{32}P 是最早使用的放射性标记物。因发射强 β 粒子，^{32}P 标记会产生两个问题：①由于 ^{32}P 发生散射，放射自显影片上的条带比凝胶上的 DNA 条带更宽，影响读取序列的正确性和读取长度；②由于 ^{32}P 的衰变会引起待测 DNA 的辐射分解，因此 ^{32}P 标记的测序结果保存时间短，1~2 天后测序凝胶会因 DNA 的严重损坏而变得模糊，无法读取。后来使用的 ^{35}S 有效地克服了上述问题：①^{35}S 衰变产生 α 粒子，其散射较 β 粒子更弱，使凝胶和放射自显影片之间的 DNA 条带宽度相当，保证了分辨率，提高了测序准确性。②与 ^{32}P 相比，^{35}S 的低能辐射减慢了 DNA 的降解速度，^{35}S 标记的测序结果可在 -20 ℃保存约 1 周。因此，即便电泳时发生故障，也可以对测序反应产物重新进行电泳分离。

同位素标记具有对健康危害大、废弃物处理困难、自动化难度大等缺点，逐渐被健康环保、处理简单、灵敏特异、易于自动化的荧光标记取代。目前测序方法中常用的荧光染料包括 Cy5（5.5）、FOM、IRDye41（40/700）、JEO、ROX、R110、R6G、TAMRA 等。荧光标记 DNA 测序反应产物主要包括如下 3 种：①标记引物，荧光基团与引物的 5′端相连；②标记终止物，荧光基团与 ddNTP 的 3′端相连；③内部标记，荧光基团标记 dNTP 掺入新合成的 DNA 链中。这 3 种标记方法各有优缺点，可根据具体情况进行选择。

3. 注意事项

（1）测序策略：针对不同标本，测序策略的选择需考虑下列因素。

1）待测片段长度：若待测片段长度小于 1 kb，可通过克隆 M13mp 或 pUC18 等质粒系统，获得其完整序列信息。若待测片段长度大于 1 kb，需将大片段切割成小片段，经过次级克隆将其整合到适合的载体上，获得覆盖待测序列并部分重叠的多个克隆，再通过序列测定、序列拼接获得全序列。其方法包括鸟枪法和引物移步法等。①鸟枪法：又称随机克隆法，该方法首先采用限制性酶、超声波或 DNase I 等对待测 DNA 大片段进行随机切割，将获得的小片段分别进行次级克隆，再使用通用引物对次级克隆进行测序，经电脑分析、拼接获得待测片段全序列。鸟枪法使用通用引物，具有部分序列重复测定次数较多（4~6 次），对缺口及不解读序列的确定耗时较长等缺点。但该方法相对简便，被广泛用于多种大型测序计划。②引物移步法：首先使用通用引物从待测片段的一端开始测序，再根据已测 DNA 片段末端的序列设计新的引物（即移步引物），用于相邻段未知序列的测定，在多轮测序后获得待测片段全序列。该方法通过引入移步引物，使测序完全定向且无需次级克隆，测序者可掌握每轮测序的方向和位置。然而，多轮移步引物的设计与合成提高了测序成本，因此引物移步法目前仅用于小型测序计划。在大型基因组计划中，通常使用多种测序方案以获得更为完整的基因组序列。

2）背景资料：主要包括对待测 DNA 限制性核酸内切酶酶切图谱、已知序列、重复序列信息的掌握。

3）测序目的：分为确证性测序和未知序列测定两种。确证性测序主要是对已知序列的 PCR 产物或次级克隆进行验证，如重组 DNA 定点突变、插入方向的验证；同种微生物不同株系基因差异比较等。此类 DNA 片段的长度通常小于 1 kb。未知序列测定较确证性测序更复杂、费时，其测序方案的选择主要还是根据待测 DNA 的长度而定。

（2）实验室质量控制：对实验人员进行统一操作培训，要求持证上岗并定期核查；严格控制实验室污染；对实验设备、仪器定期进行检定和校准；严格管理样本和试剂，保证其可用性；采用经验证的标准方法进行检测；确保实验环境条件符合要求；随机选择一定量的样本进行盲法重检。

4. 方法评价

双脱氧链终止法是目前应用最多的核酸测序技术之一，是人类基因组计划的主要测序方法。作为测序技术的"金标准"，该法具有简便、精准、可靠、读长长等优势。现有的自动化测序仪每个反应可一次读取约 1 000 bp 的序列，但最准确的还是靠近引物端的大约 500 bp 的序列。双脱氧链终止法的不足之处在于过分依赖电泳分离技术，无法进一步提高通量和测序规模，也难以降低反应试剂用量和测序价格。

二、第二代测序技术

第二代测序技术的特点是边合成边测序（sequencing by synthesis，SBS），即通过捕捉新合成的末端标记信号来确定 DNA 的序列。此类技术无需进行 DNA 模板克隆，而是通过对 DNA 分子进行接头处理，连接上通用引物，使大量 DNA 样本同时在大规模矩阵结构的微阵列上进行并行 PCR，运用显微设备连续读取各 DNA 样本在 PCR 延伸反应中的实时光学信号变化，再辅以高性能计算机对由此产生的大规模测序数据进行拼接和分析，以此达到边合成边测序的目的。

一方面，由于微阵列技术的应用，第二代测序技术成功实现大规模并行化处理高密度信息，一次能对几百万条 DNA 分子进行序列分析，单次运行产生数百 Gb 的序列数据，覆盖率为人类基因组的几十倍，使测序通量极大提高；另一方面，因不使用电泳分离，采用微型化的设备显著降低了反应试剂及样本的消耗量。这与传统 96 道毛细管电泳测序技术相比是一次划时代的技术革新。因此，第二代测序技术又被称为下一代测序技术（next generation sequencing，NGS）。此外，接头的运用使第二代测序技术不再局限于基因组测序，还可开展全基因组表达谱分析、SNP 测定、ChIP 分析、miRNA 研究、DNA 甲基化分析等，因此该技术又被称为深度测序技术（deep sequencing）。

第二代测序技术基本遵循以下工作流程：①样品处理及构建文库：获取纯化核酸，片段化后，在双链片段两端连上接头序列；②固定：将变性的 DNA 单链模板固定于微阵列平面或微球表面；③并行 PCR：对大量 DNA 单链模板进行单分子扩增，在平面或微球表面形成 DNA 簇阵列，或形成扩增微球；④并行测序：通过连接酶或聚合酶进行一系列循环反应；⑤实时数据采集：采用高灵敏度检测系统（如 CCD）对每个循环中产生的光学图像或电信号进行实时采集；⑥数据分析与序列拼接：通过高性能计算机对产生的阵列图像进行分析，获得 DNA 片段的序列，采用一定算法将获得的片段拼接成更长的重叠群（图 5-3）。

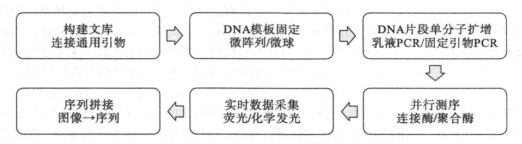

图 5-3　二代测序技术基本工作流程

常见的第二代测序技术主要包括：焦磷酸测序技术、单分子阵列测序技术、寡聚物连接检测技术和半导体芯片测序技术等。尽管在文库构建、DNA 片段单分子扩增（DNA 簇的产生）、序列测序等步骤中所用测序技术各不相同，但都采用大规模矩阵结构的微阵列技术以提高通量。

（一）焦磷酸测序

焦磷酸测序（pyrosequencing）是 1987 年由 Nyren 等研发出来的一种依靠酶级联反应和生物发光进行 DNA 测序的技术。2005 年基于焦磷酸测序技术的罗氏 454 测序系统实现商业化，成为划时代的测序仪，被视为测序领域的里程碑事件并在《自然》（*Nature*）杂志上报道。

1. 基本原理

利用 DNA 聚合酶、ATP 硫酸化酶（ATP sulfurylase，APS）、荧光素酶（luciferin）和腺苷三磷酸双磷酸酶（apyrase）4 种酶的级联作用，将 PCR 中每个碱基的延伸与一次荧光信号的释放偶联起来，通过检测荧光信号的有无和强弱，达到实时测定 DNA 序列的目的。在基于焦磷酸测序技术的系统中，A、T、C、G 四种碱基分别存储于独立的试剂瓶中。每轮反应时，四种碱基逐个加入反应体系，当碱基配对结合，即会释放一个焦磷酸（PPi）。在 ATP 硫酸化酶的催化下，焦磷酸与 5′-腺苷-磷酰硫酸（APS）结合形成 ATP。产生的 ATP 在荧光素酶的催化下又将荧光素氧化成氧化荧光素，同时产生可见光。仪器通过捕获荧光信号的有无和强弱，从而获得相应的碱基信息。一轮反应完成后，体系中剩余的 dNTP、ATP 在腺苷三磷酸双磷酸酶的作用下降解（图 5-4、图 5-5）。

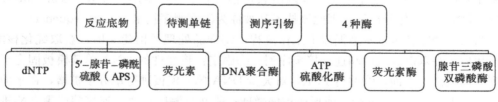

图 5-4　焦磷酸测序的反应体系

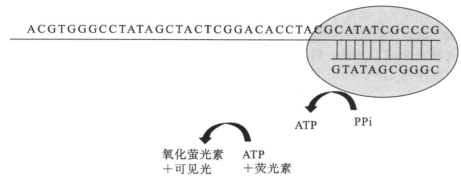

ACGTGGGCCTATAGCTACTCGGACACCTACGCATATCGCCCG

GTATAGCGGGC

ATP   PPi

氧化萤光素   ATP
＋可见光   ＋荧光素

图5－5 焦磷酸测序技术原理

2. 操作程序

以罗氏454测序系统为例，其操作程序可用"一个片段－一个微珠－一次读长(one fragment－one bead－one read)"概括，主要分为以下几个步骤。

(1) 样品处理及文库制备：提取基因组DNA，检测其浓度和完整性，符合实验要求的样品用超声或氮气使其片段化，对于PCR产物、非编码RNA等小分子样品则无需此步骤。收集特定长度的DNA片段，在单链DNA的两端分别连上不同的接头。

(2) 乳液PCR：将连上接头的单链DNA文库与过量的DNA捕获微珠结合，形成"一个片段－一个微珠"。携带DNA片段的微珠被吸附到一种含有PCR扩增试剂的矿物油包裹的油包水(water－in－oil)稳定乳浊液中。每颗小乳滴即为一个PCR微反应器(microreactor)，其浓度可达10^6颗/毫升乳液，此过程称为乳液PCR(emulsion PCR, emPCR)。在此，DNA和微珠的比例十分重要，若加入的单链DNA过少，则导致没有足够的DNA片段与捕获微珠结合；若加入的单链DNA过多，可导致一个捕获微珠携带多条单链DNA，使测序时出现套峰，影响测序结果。在理想情况下，一个油包水只含一个微珠颗粒及一个独特片段。随后，在适合的PCR反应的条件下，由水相中的P2引物和微珠表面的P1引物介导的PCR开始，油包水中唯一的DNA片段的拷贝数呈指数级上升。PCR结束后，微珠表面即固定有大量同一序列的DNA链（即单克隆DNA簇）。这样的反应环境可有效排除污染和其他序列的竞争影响，保证整个DNA文库片段的平行扩增。PCR反应结束后，利用异丙醇等打破含微珠的油包水混合物，相同的扩增产物仍然结合在每个微珠上（图5－6）。由于DNA片段末端的接头上有特定引物，有磁性的富集磁珠可与携带单链DNA的捕获微珠结合，携带单链DNA的捕获微珠因为富集磁珠所带有的磁性，被富集到磁力架上，而未携带单链DNA的捕获微珠因没有磁力，不能被吸附于磁力架上而被去除。随后，使用NaOH将结合有单链DNA的捕获微珠与富集磁珠分离，回收得到只携带单链DNA的捕获微珠。采用细胞计数器测定其回收率，供下一步测序反应使用。

(3) 序列测定：测序反应板又称为PTP(pico titer plate)，含数百万个微孔，每个微孔直径为$29\ \mu m$，而测序微珠的直径为$20\ \mu m$，因此每个微孔仅能容纳单个微珠。将携带单链DNA扩增产物的微珠放入PTP中进行测序。四种碱基分别存放于四个独立的试剂瓶中，在泵的控制下依次加入反应板，反应完成后再洗去。如此循环往复多次。

每轮反应时，若某个碱基与测序模板配对，即释放一分子焦磷酸（PPi）。在 ATP 硫酸化酶及荧光素酶的催化下，焦磷酸将荧光素氧化成氧化荧光素，在此过程中释放的荧光信号被光敏元件 CCD 捕获，通过电脑记录信号的有无和强度，即可转化为测序 DNA 模板的碱基序列（图 5-7）。

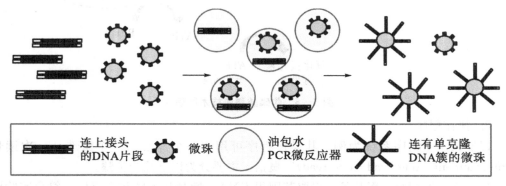

图 5-6 乳液 PCR 扩增

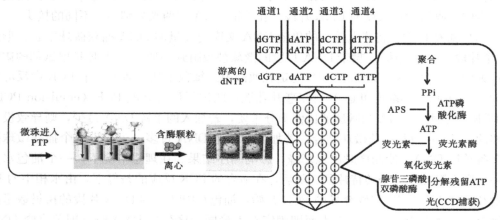

图 5-7 454 测序系统工作流程

3. 方法评价

焦磷酸测序平台适用于已知短序列的测序分析。与第一代测序技术相比，两者准确率均达 99% 以上。焦磷酸测序无需荧光标记引物或核酸探针，无需电泳，测序速度比第一代测序技术大大提高，可同时对大量样品进行测序分析，在 10 小时的运行中可获得 100 万条读长（reads）和约 5 亿个碱基信息，是简便快速、高通量、低成本的新一代测序技术。

焦磷酸测序技术与其他第二代测序技术（如 Illumina、SOLiD 等）相比，其优势表现在测序片段比较长，读长可达到 1 000 bp（Illumina：100 bp；SOLiD：2×35 bp）。焦磷酸测序的不足之处主要体现在以下几个方面：① 由于没有终止基团来停止 DNA 链延伸，在遇到相同碱基连续延伸时，仪器仅靠光信号强度来判断相同核苷酸个数，容易产生错误。例如，CAAAG 和 CAG 两段序列，C 和 G 的读取没有问题，但两段序列都只记录一次 A 信号，不同仅在于两次 A 信号强度不同。因此，连续相同的核苷酸越多，可能产生的误差就越大。故该技术易犯"插入/缺失"错误，而非"碱基替换"错误。②由于焦磷酸测序依赖一系列酶进行检测，故其运行成本较其他新一代测序技术高。③进行测序反应时，由于 dATP 可被荧光素酶分解，对后续荧光强度的测定影响较大，而 α-S-dATP 对荧光素酶的影响较 dATP 大大降低。因此，在焦磷酸测序中，常用 α-S-dATP 代替 dATP。尽管这些不足影响了焦磷酸测序的使用范围，但由于其读长明显优于其他二代测序技术，因此在从头测序、宏基因组测序等方面，焦磷酸测序系统仍是目前理想的选择。

（二）单分子阵列测序

单分子阵列测序平台也是基于边合成边测序原理的测序系统，用于完成自动化样品制备和大规模平行测序。继 2005 年基于焦磷酸测序技术的测序系统推出后，Solexa 公司紧随其后，于 2006 年推出了首款基于单分子阵列技术的测序系统，即 Genome Analyzer（GA）。次年，Solexa 公司被 Illumina 公司收购，GA 测序系统实现商业化。从最初的 GA I 到 GA IIx，再到 Hiseq 和 MiSeq 测序平台，Illumina 测序系统的测量通量和读长均有较大提高。过去人类基因组计划需用 10 年才能完成一个基因组精细图，现在用 Hiseq2000 只需数天即可完成几个人类全基因组的序列测定。

1. 基本原理

对 dNTP 进行特殊处理，使其分别带有 4 种不同荧光标记，同时还在 3′-羟基末端结合可被化学切割的阻断基团，用于阻止下一个 dNTP 与之形成 3′,5′-磷酸二酯键。因此，在新合成的 DNA 链上，每轮循环只能合成一个碱基。此类 dNTP 又叫可逆终止子（reversible terminator）。

将基因组 DNA 打碎成小片段并于两端连上不同的接头，连接载体，构建文库。因两端的接头分别与反应芯片表面的两种引物互补，使单链 DNA 片段的两端被固定于芯片上，形成桥架（bridge）结构。经 PCR 扩增，芯片上形成大量含有相同序列的单克隆 DNA 簇（cluster）。DNA 簇变性成单链后，芯片中注入测序反应体系，其中即包含携带有荧光基团和可逆阻断基团的 dNTP。在测序过程中，DNA 遵循边合成、边测序的原理，当每个 dNTP 加到引物末端时，经激光激发，4 种碱基发出不同波长的荧光。实时捕获荧光信号后，dNTP 3′-羟基末端的阻断基团被化学切割，其 3′-端黏性恢复，又可与下一个 dNTP 结合。如此重复几十至几百个循环，直到整条模板被聚合成双链。最后将收集到的荧光信号整合，获得每条模板 DNA 片段的序列（彩图 5-1）。

2. 操作程序

单分子阵列测序主要的反应过程包括"延伸—测序—去阻断—延伸"。下面以用 Illumina 测序系统进行鸟枪法宏基因组测序（metagenomic sequencing）为例介绍其操作程序。

（1）样品处理及文库制备：

1）宏基因组 DNA 提取：针对不同来源（如粪便、土壤、水体、口腔黏液、培养基等）的样本，选择适宜的样本量（如水样本 100 ml、泥土样本 0.5～1 g、粪便样本 200～300 mg）和基因组 DNA 提取方法（试剂盒）。对于简单样品，可在适量样品中加入 DNA 提取缓冲液和蛋白酶 K，于摇床 37 ℃孵育后，将所有液体移入离心管；于室温低速离心后，将含有宏基因组 DNA 的上清液移入新离心管；在离心管中加入少量十二烷基硫酸钠及蛋白酶 K，于 65 ℃水浴 2 小时；高速低温离心后，收集上清液；上清液经等体积的有机试剂萃取后，高速离心沉淀；溶液中加入两倍体积预冷的 70%乙醇，沉淀 DNA；经高速低温离心后，收集沉淀，挥发干乙醇后，用 TE 缓冲液溶解 DNA，分装后保存于−20 ℃备用。

2) DNA 质量检查：纯度分析主要参考 OD_{260}/OD_{280} 吸光度比值；用紫外分光光度计对 DNA 浓度进行测定；在浓度为 0.8%的琼脂糖凝胶电泳中进行完整性分析。

3) 文库构建：DNA 质量经检查合格后，取约 2 μg 基因组 DNA 用于文库构建和测序。基因组 DNA 经超声波 DNA 破碎仪处理，获得平均长度约为 200 bp 的片段；在特殊接头的参与下，片段末端经连接修复，再经 2%的琼脂糖凝胶电泳回收特定长度的片段（通常为"目的片段长度"+120 bp，如构建 200 bp 的文库，则应回收 320 bp±20 bp 的 DNA），对其中长度约为 320 bp 的片段进行洗脱。接头连接完成后，对文库进行精确定量，将双链 DNA 变性为单链 DNA 后上机。

(2) 序列测定：在表面连接有两种单链引物的芯片上，因单链 DNA 片段两端的接头与芯片表面的引物碱基互补，其一端首先"固定"于架片上，另一端（5′端或 3′端）也随机与邻近的另一种引物互补结合（固定），形成类似桥架的结构。扩增 30 轮后，每条 DNA 片段获得约 1 000 倍扩增，形成单克隆 DNA 簇。当 DNA 簇再次变性成单链，测序引物便与目标区域一侧的通用序列退火。

Illumina 测序系统包含被改造过的 DNA 聚合酶和特殊的 dNTP。此类 dNTP 具有 4 种不同的荧光基团标记，且其 3′-羟基末端还连接可被剪切的阻断基团。由于阻断基团的存在，每个循环只能掺入一个碱基。因此每个循环中，依次用激光扫描反应板，CCD 采集荧光信号，再经电脑翻译成对应的核苷酸种类。荧光读取之后，通过化学切割将 dNTP 3′端的阻断基团去除，恢复其 3′-羟基末端黏性，并开始聚合下一个核苷酸。如此往复，进行多个"去阻断—延伸—激光扫描—切割荧光基团—去阻断"的循环，直到完成预先设定长度的测序。电脑将依次读取目的荧光信号进行二次分析，转化成模板 DNA 片段的碱基排列顺序。Illumina 测序通常为并行双端测序。

3. 方法评价

Illumina 系统以 DNA 簇、桥式 PCR、可逆阻断为核心技术，具有通量高、错误率低、成本低、兼容性好、易操作、性价比高、应用范围广等优点。截至目前，Illumina 测序平台是第二代测序技术中应用十分广泛的平台，第一个亚洲人基因组（"炎黄一号"）、非洲人基因组、家蚕基因组甲基化图谱、熊猫基因组等，都是在该测序平台的支撑下完成的。

与焦磷酸测序系统一样，Illumina 测序系统也采用边合成边测序的方式，读取荧光信号收集信息。不同之处在于，Illumina 测序系统中并非采用间接反应来激发光信号（ATP 氧化荧光素并产生可见光），而是在一个反应中加入 4 种核苷酸标签，通过"可逆阻断技术"进行"单分子阵列测序"。

Illumina 系统因每步只延伸一个碱基，不会发生类似焦磷酸测序中同聚物影响准确性的情况。因此，其测序准确性较高，犯"插入/缺失"错误的概率小于 0.01%。但随着读长的增加，荧光信号衰减、DNA 簇延伸同步性逐渐降低、荧光标记切割不完全等因素使测量结果中靠近 5′ 端的碱基的错误率高于 3′ 端。目前，Illumina 测序仪较准确地配对末端读长为 100 bp，平均错误率约为 1%（是双脱氧链终止法错误率的 10 倍）。此外，在 Illumina 测序系统中，还需在准备阶段对待测核酸进行处理，以免 GC 含量差异较大的 DNA 片段在 PCR 时产生非等效扩增。

（三）寡聚物连接检测测序

第一代测序技术时期，美国应用生物系统公司（Applied Biosystems，ABI）一直垄断着测序领域，基于双脱氧链终止法的 ABI 测序仪广泛用于基因组学研究的各个领域。在第二代测序技术发展初期，ABI 起步较晚。2005 年罗氏公司推出 GS 测序平台，同年，另一家研发第二代测序技术的公司 Agencourt Personal Genomics 首次提出 SOLiD 测序技术，ABI 随即将其收购，并于 2007 年推出 SOLiD 测序平台。SOLiD 是寡聚物连接检测测序（sequencing by oligonucleotide ligation and detection）的缩写，该技术采用 DNA 连接酶（DNA ligase）而非 DNA 聚合酶进行 DNA 合成与测序，其创新点在于双碱基编码，即每个碱基在测序过程中被阅读两次，因而大大降低了测序错误率，也使 SNP 与测序错误更易区分。

1. 基本原理

将待测样品打断制成文库。当模板片段与微珠结合后，通过乳液 PCR 使每个微珠上的特定片段大量扩增。将微珠排列在玻板上，加入第一轮测序引物（n 位）和 16 种分别由 4 种荧光标记的 8 碱基单链荧光探针混合物（每 4 种对应 1 种荧光），其中只有 1 种 8 碱基单链荧光探针由于 3′ 端两个碱基与单链 DNA 模板互补而配对，并与引物 5′ 端在连接酶的作用下连接，测序仪记录连接上的探针的颜色信息（代表第 1、2 位双碱基信息）。随后，用化学法将探针 3′ 端第 6~8 位碱基和荧光基团切除，再进行下一次探针连接反应，此次连接后测序仪记录的信息代表第 6、7 位双碱基颜色信息。以此类推，共进行 7 次连接反应（第 31、32 位双碱基颜色信息）后，完成第一轮测序。第二轮测序的连接引物［（$n-1$）位］与第一轮相比错开一位，所以第二轮连接得到的是从第 0、1 位开始的一系列双碱基颜色信息。经 5 轮测序后，按照第 0、1 位，第 1、2 位，第 2、3 位……的顺序把对应于模板序列的颜色信息连接起来，经"双碱基编码矩阵"转化，即可获得待测模板的序列。SOLiD 系统的测序原理如图 5-8 所示。

2. 操作程序

（1）样品处理及文库制备：SOLiD 测序系统常用的文库包括两种，一种是片段文库（fragment library），其制备与之前的方法类似，即将基因组 DNA 采用超声、氮气等方法打断，将两头连上接头，形成文库。片段文库可用于重（定向）测序、DNA 转录组测序、miRNA 研究、RNA 定量、ChIP 测序、DNA 甲基化分析等。另一种是配对末端文库（mate-paired library），即将打断的基因组 DNA 与中间接头连接，再经过环化处理、*Eco*P15 酶切，使中间接头两端各具有 27 bp 的碱基，再连上两端的接头，制成文库。配对末端文库可用于基因组 DNA 测序、SNP 检测和拷贝数分析等。

（2）乳液 PCR：SOLiD 系统的乳液 PCR 与前面介绍的罗氏 454 测序系统的乳液

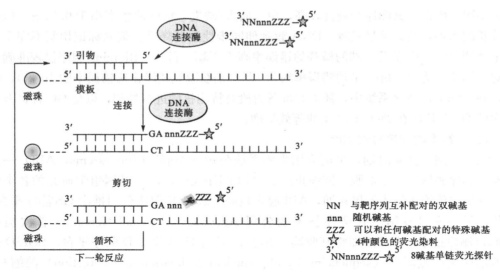

图 5 - 8　SOLiD 系统测序原理

PCR 步骤基本一致，只是前者的微珠更小，直径仅有 1 μm。乳液 PCR 扩增完成后，富集带有扩增产物的微珠，对微珠上的模板的 3′端进行修饰，使模板可共价结合于玻片上。

（3）序列测定：将携带 3′修饰模板的微珠沉积于玻片上，该玻片较焦磷酸测序 PTP 单位表面积可容纳更高密度的微珠，从而实现更高的通量。在微珠上样时，玻片还可被沉积小室分割成 1、4、8 个测序区域，提高系统灵活性，便于多重测序。SOLiD 测序反应的特点在于放弃惯用的 DNA 聚合酶而采用 DNA 连接酶。连接反应中，反应底物为 16 种分别由 4 种荧光标记的 8 碱基单链荧光探针混合物（3′NNnnnZZZ - ☆5′）。此类探针的 5′端分别由 4 种荧光染料标记（CY3、CY5、6 - FAM、TexasRed）。与荧光基团连接的"ZZZ"（3′端第 6～8 位碱基）代表可以和任何碱基互补配对的特殊碱基；与"ZZZ"相邻的"nnn"（3′端第 3～5 位碱基）为随机碱基；"NN"（3′端第 1、2 位碱基）代表探针染料类型的编码区，是 16 种包含 A、T、C、G 中任意两种碱基的组合，只有这两个碱基与模板完全互补时才能使探针稳定地连接上去。SOLiD 系统采用"双碱基编码矩阵"，规定了这 16 种双碱基组合（碱基对）与 4 种颜色荧光染料的对应关系（彩图5 - 2）。

SOLiD 平台单向测序通常由五轮测序反应组成（彩图 5 - 3）。每轮反应一般包含 7 次连接反应，且每轮测序所用的通用连接引物长度相同（n 个碱基），但引物在模板上的退火位置相差一位（n，n−1，n−2，n−3，n−4）。测序第一轮的第一次连接由与引物区域互补的通用连接引物 [universal seq primer（n）] 介导，因每个微珠只含同质单链 DNA 模板，根据碱基互补配对原则，含 16 种 8 碱基荧光探针的混合物中，仅有一种 8 碱基荧光探针能在连接酶介导下与单个微珠上的同质单链模板互补，并与引物连接。引物连接后经激发光激发，测序仪采集荧光，颜色代表探针 3′端第 1、2 位碱基的序列信息。后经化学切割，使探针 3′端第 5、6 信号位碱基之间的化学键断裂，除去 3′端第 6～8 位碱基以及 5′端的荧光基团（ZZZ - ☆5′）。此时探针 3′端第 5 位碱基的 5′-磷酸因暴露而恢复黏性（3′NNnnn5′），为第二次连接做好准备。由于第一次连接反应在合成链上新增了 5 个碱基，所以在第二次连接反应中，可读取代表待测模板上第 6、7 位碱基序列的荧光信息，以此类推，第三次连接可获得待测模板上第 11、12[1+(n−1)×5,2+(n−1)×5,n=3] 位碱基序列的荧光信息，直至第一轮连接完成（第七次获得代表第 31、32 位碱基序列的荧光信息）。接下来引物重置，进入第二轮测序。第二轮的通用连接引物 [universal seq primer (n−1)] 与第一轮引物相比长度一致，且都有 5′-磷酸，可介导连接反应的进行，但两个引物对应的模板区域在位置上错开一个碱基。所以第二轮连接得到的是以第 0、1 位碱基起始的若干碱基对的荧光信息……五轮测序反应完成后，每个碱基都被测定了两次。按第 0、1 位碱基，第 1、2 位碱基，第 2、3 位碱基……的顺序把荧光信息连起来，即可获得由颜色编码组成的 SOLiD 原始颜色序列。根据"双碱基编码矩阵"，将获得 SOLiD 原始颜色序列翻译成模板片段的碱基序列。

3. 方法评价

目前，SOLiD 平台单次运行已超过 100 Gb，相当于 34 倍人类基因组的覆盖率。由于 SOLiD 测序系统使用开放玻片式结构，可分为 1、4 或 8 个模块，并支持更高密度的微珠与玻片结合，在基础技术和配置无重大变化的情况下，可轻松实现通量升级。读长相对较短（约 35 bp）是 SOLiD 测序系统的主要缺点，限制了该方法在基因组拼接中的应用。但是，由于采用 DNA 连接酶而非 DNA 聚合酶进行 DNA 合成与测序，SOLiD 系统对高 GC 含量的样本具有很大优势。由于 SOLiD 测序系统中一种荧光颜色对应 4 种碱基对，这种碱基对与荧光颜色的简并特性可能导致"连锁解码错误"，即前面一个颜色编码错误，就会引起之后所有碱基的编码错误。为避免此类错误的发生，在数据分析时，SOLiD 系统不会将 SOLiD 原始颜色序列直接解码成待测模板的碱基序列，而是首先根据"双碱基编码矩阵"将参考序列转换成颜色编码序列，并与 SOLiD 原始颜色序列比较，以获得 SOLiD 原始颜色序列在参考序列中的位置及两者的匹配情况。两者不匹配主要包括"单颜色不匹配"和"连续两颜色不匹配"两种情况。"单颜色不匹配"一般来自测序错误，此时 SOLiD 系统的数据分析软件将自动校正该测序错误；而"连续两颜色不匹配"可能来自 SNP，也可能是连续两次测序错误，此时软件将结合该位置颜色序列的一致性和测序质量值来综合判断。因此，每个碱基被测定两次和 SOLiD 系统数据分析软件的内在校对功能组成双保险，使该方法的准确率高达 99.94% 以上；同时也使该测序技术能够确定识别错误的碱基，让 SNP 和测序错误更易区分。基于测序通量和纠错能力上的优势，SOLiD 系统主要用于 SNP 检测、转录组研究。此外，作为一款功能全面的基因分析仪，该平台还可用于定向（重）测序、ChIP 分析、miRNA 研究、DNA 甲基化分析等。

（四）半导体芯片测序

Ion Torrent 系统又被称为"芯片测序仪"，其核心是结合微流控和半导体的测序芯片。Ion PGM（personal genome machine）测序平台是 Life Technologies 公司于 2010 年推出的首款半导体基因组测序仪，主要用于小基因组和外显子的测序。Ion Proton System 是 PGM 的升级系统，该系统使用 Ion Proton Ⅰ芯片可用于外显子组测序，使用 Ion Proton Ⅱ芯片可用于全基因组测序。Ion PGM 和 Ion Proton System 系统在测序范围上实现了很好的互补。

1. 基本原理

待测样品与微球结合，经乳液 PCR 扩增，使微球表面含有约 10^6 个同样的 DNA 拷贝。在大规模并行半导体测序芯片上有微孔阵列，测序时，带有 DNA 的单个微球进入微孔，核苷酸分子 A、C、G、T 逐个依次循环流过芯片微孔，基于碱基互补配对原则，此时会有 0 个或多个核苷酸在 DNA 聚合酶的作用下与待测 DNA 片段结合。DNA 链每延伸一个碱基，就会释放一个 H^+，使该孔局部环境中的 pH 值发生变化（图 5-9）。此时离子传感器实时检测到 DNA 复制时产生的离子流（pH 值变化），并将此化学信息转变为数字电压信号传到系统。若此时 DNA 含有两个相同碱基，则会出现双倍的电压信号。若碱基不匹配，没有掺入，也就没有 H^+ 释放和电压信号的变化。一轮过后，再加入另一种核苷酸，继续根据 pH 值变化检测碱基是否结合。系统根据电压信号的大小和此时通过芯片微孔的核苷酸种类等信息，实现对模板 DNA 序列直接、实时、快速的判读。

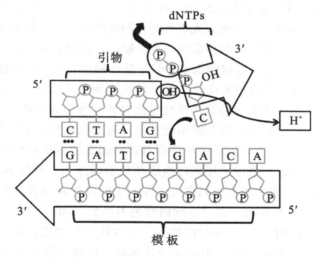

图 5-9 Ion Torrent 系统测序原理

2. 操作程序

PGM 的流程与其他二代测序技术类似，且每一步都有商用试剂盒。目前，一个测序周期约需 2 小时，如加上文库制备等，整个测序需要约 9 小时。

3. 方法评价

Ion Torrent 和罗氏 454 测序系统均由 Jonathan Rothberg 主持研发，因此这两套测序系统在设计和运行上有一脉相承之处，如微孔阵列、乳液 PCR 扩增、每轮反应时四种碱基逐个加入反应体系等。更重要的是，Ion Torrent 基于罗氏 454 等其他二代测序系统，在设计上创新性地将微流体与半导体芯片技术结合，在化学和数字信息之间建立直接的联系，获得了极佳的可扩展性，并在成本控制、测序速度和测序准确性等方面又有了进一步的提高。Ion Torrent 基于半导体技术测序原理，使用无标记的天然核苷酸及聚合酶进行测序，摒弃了二代测序中常用的荧光标记技术，也无需酶级联反应和化学发光，因此使硬件设备摆脱了激光光源、光学系统、照相系统等昂贵的设备，也不用荧光染料或化学发光等相关试剂，大大降低了硬件费用和运行成本。Ion Torrent 采用离子传感器检测 pH 值微量变化时的电压变化，而非光学检测系统。通过对 H^+ 变化进行检测，一方面有效降低了本底干扰，提高了碱基判读的准确性；另一方面，与荧光检测相比，Ion Torrent 对 H^+ 变化进行检测，少了 CCD 扫描、荧光激发等步骤，因而大大缩短了碱基的读取时间，提高了运行速度。

Ion Torrent 的技术缺点主要在于单碱基重复测序不准和读长较短两方面：①当遇到单个碱基多次重复（如 CCCCC）时，会在一个循环里产生大量 H^+，进而引起周围环境 pH 值的剧变，导致信号读取不准确。这是由 Ion Torrent 的技术原理导致的，是限制其发展的一个主要原因；②Ion Torrent 技术目前的读长可达 200 bp，可用于基因组/全外显子验证、多重扩增子测序，但如果用于从头测序则难度较大。

三、第三代测序技术及其发展趋势

在第二代测序技术中，打碎的 DNA 片段需经过乳液 PCR 或桥式 PCR 扩增产生DNA 簇，通过 DNA 聚合酶或 DNA 连接酶将互补碱基或探针连接到引物链上，再由光学监测系统或离子传感器采集此过程中释放出的光学或电压信号，经测序仪进行复杂的分析处理后才能间接确定待测 DNA 的序列。针对第二代测序技术的不足，对单分子DNA 进行非 PCR 测序的第三代测序技术（next next generation sequencing）已经问世。该技术屏弃了 DNA 簇扩增步骤，只对单分子 DNA 进行测序，在提高待测 DNA片段的数量（即测序通量）的同时，进一步降低了测序成本。目前，第三代测序技术主要有以下两类。

（一）通过检测掺入的荧光标记核苷酸来实现单分子实时测序

单分子实时技术（single molecule real time technology，SMRT）是由 Pacific Biosciences 公司经数十年研究开发出来的以 SMRT 芯片为载体进行的边合成边测序的技术。在 SMRT 测序系统的芯片上带有 75 000 个被称为零模波导（zero-mode waveguide，ZMW）的纳米孔。其直径只有几十纳米，因此可阻止波长为 600 nm 的可见光完全透过，只剩孔底 30 nm 可被照亮。每个 ZMW 孔底的玻板上被预先锚定了一个DNA 聚合酶。加入模板后，每个 ZMW 都能包含一条不同的待测 DNA 链，使得SMRT 芯片上能够同时检测约 75 000 个单分子测序反应。在加入磷酸被荧光标记的核苷酸后，标记核苷酸在 SMRT 阵列上扩散，互补的核苷酸被聚合酶掺入新链的过程需要几毫秒，而单纯的扩散仅需要几微秒。这种千倍级的时间差使核苷酸掺入时所产生的荧光强度远远大于核苷酸扩散时所产生的荧光强度。在实际检测中，ZMW 在荧光标记核苷酸的背景下检测到的单个核苷酸掺入信号类似于脉冲信号。由于核苷酸的荧光标记在其磷酸链上，当核苷酸掺入新合成的 DNA 链时，标记基团就会自动脱落，所以不会干扰后续标记核苷酸的检测。核苷酸掺入新链产生的荧光信号被测序系统实时采集并处理后即可在几分钟内获得待测核酸的序列数据（彩图 5 - 4）。SMRT 具有测序快（速度是二代测序的 10^4 倍）、读长长（可达 10000 bp）、成低本等巨大优势，对传染病监控、分子病理学发展以及个体基因组时代的到来具有重要意义。

（二）直接读取单分子 DNA 序列

直接读取单分子 DNA 的序列的技术包括纳米孔单分子技术、非光学显微镜成像（如原子力显微镜、扫描隧道显微镜等）、石墨烯和碳纳米管等技术。

四、测序技术的应用

随着测序技术的不断改进发展，其已被广泛用于病原学、微生物学、寄生虫学、遗传学、免疫学、肿瘤学、药学等多类学科。

（一）从头测序和重测序

从头测序（de novo sequencing）是指对一种未知生物的基因组进行首次测序。另外，如果有参考基因组作为对照，二代测序技术也可以在短时间内完成对真核生物基因组的重测序。在卫生检验与检疫领域，从头测序、重测序为病原微生物的发现、鉴定、分型、变异、溯源分析提供了更快捷准确的鉴定手段。

近年来，诸如 SARS、人感染高致病性禽流感、MERS 等新发传染病层出不穷，严重威胁到人类健康。对新发传染病的病原体进行发现、鉴定，并确定其与疾病的关系是预防和控制新发传染病的关键。基于灵敏度、精确度和通量等方面的优势，高通量测序技术是目前发现病毒最重要的前沿技术之一。该技术突破了传统检测方法的局限，能够直接对标本中所有遗传物质进行高通量、无偏倚的检测，快速鉴定出标本中存在的病毒。基因组测序平台无需对病原微生物进行分离纯化，而是直接对提取到的样品基因进行测序，从整体上把握病原微生物感染后微生物群体的构成情况，并获得丰度较低的病原序列，通过序列分析迅速识别已知或新的病原物种，为诊断提供更为准确的结果。目前借助病原体分析软件，研究人员可在一天内完成对甲型流感病毒的分型，获得的高精度序列数据，使流感溯源和疾病控制更加高效。利用高通量测序技术对特定环境中病毒群落进行研究也促进了一门新兴学科——病毒宏基因组学的形成。

微生物因受环境压力选择和随机突变积累了大量突变，不同型别的病原体在毒力、耐药性、感染人数、临床症状等方面都有较大差异。现代检验学越来越依赖从基因水平对微生物进行分型。测序技术作为目前通用的一种精准的基因分型方法，可用于了解微生物的基因特征，揭示病原个体的变异特点，具有准确率高、特异性强、重复性好、可鉴定新发现的亚型等优势。其他基因分型法须以序列分型鉴定的亚型为基准，故测序技术有病原体分型"金标准"之称。

此外，还可通过高通量测序技术构建系统进化树，重构病原体的亲缘关系；分析病原微生物的分子流行病学特征，在溯源调查中支持流行病学调查结果。需要注意的是，溯源时应保证样本数量足够，并确保样本选择的随机性；当流行病学资料不完整时，实验室结果还需谨慎解读。

（二）单核苷酸多态性研究

单核苷酸多态性（SNP）是基因组水平上由单个核苷酸的变异（转换、颠换、插入、缺失）引起的 DNA 序列多态性。近年来，SNP 在致病菌遗传和进化研究中发挥了重要作用，与之相应的致病菌 SNP 数据库也陆续建立。在对不同研究的数据进行收集和整合的基础上，目前研究人员正合作建立一个囊括全球性代表株、分型位点标准化，可以进行快速分型和溯源分析的数据库平台。此外，人类基因组上的某些 SNP 可能与人体表型差异、药物敏感性、疾病易感性有关。对 SNP 的研究是人类基因组计划走向应用的体现，以 SOLiD 系统等为代表的高通量、低成本测序技术，通过对较多个体进行个体基因组测序，可获得有高度基因组覆盖率的测序数据，能精确鉴定出个体基因组中存在的数以百万的 SNP 位点。这些信息可帮助相关人员了解患者的整体遗传信息，对解释个体间易感性差异以及实现个性化医疗具有重要意义。

（三）转录组及表达谱分析

基因表达谱指细胞在一定条件下表达的所有基因。基因芯片技术是测序技术之前基因表达谱的主要分析手段，然而基于杂交技术的微阵列只能用于已知序列，无法检测未知基因，且基因芯片灵敏度有限，无法捕捉基因表达中的微小变化，误差较大。目前，高通量、高灵敏度的现有测序技术对独立完成大规模基因表达谱的研究起到了极大的促进作用。此外，现有测序技术还可完成单个细胞的整个转录组的测序，定量特定基因的差异表达模式，帮助发现未知的基因。

（四）小分子 RNA 研究

随着测序技术的迅猛发展，已发现基因组中的蛋白质编码基因（protein-coding gene）仅占整个基因组转录产物的 2%～3%。另外，还有大量功能未知且没有蛋白编码功能的非编码 RNA（non-coding RNA，ncRNA），其中即包括小分子 RNA（miRNAs）。已有研究表明，miRNAs 在生物发育、造血、器官形成、病毒防御、细胞增殖和凋亡、脂肪代谢等过程中起重要的调控作用。miRNAs 序列的长度为 18～40 个核苷酸，正好在现有高通量测序技术的读长范围内，因此高通量测序技术可用于发现和筛选 miRNAs。如 Morin 在对人胚胎干细胞发育前后的表达谱进行分析时，发现了 334 个已知 miRNAs 及 104 个新发现的 miRNAs 的表达谱。

（五）DNA 甲基化分析

甲基化是 DNA 自然发生的一种化学修饰。DNA 特定区域序列的甲基化与抑癌基因的失活有关，而去甲基化则可能引起基因组的不稳定和表达变化。科研人员一直在探索在癌症的发生发展过程中甲基化模式的变化情况及其发挥的作用。随着测序平台的不断改进，通量和准确度越来越高。高通量测序系统可快速完成多个样本全基因组甲基化模式的测定，帮助科研人员鉴别基因组中对应元件的甲基化情况，为了解甲基化在癌症发生发展过程中的作用，以及为评估甲基化模式作为癌症生物标识物的可行性提供参考。

五、经典案例分析与解析

（一）案例回放

2011 年，德国罗伯特·科赫研究中心（Robert Koch Institute，RKI）报告了一起由多重耐药（multidrug-resistant）产志贺毒素的肠出血性大肠埃希菌（*Enterohemorrhagic Escherichia coli*，EHEC）O104∶H4引起的全国范围的重大疫情。该事件的发生时间为当年的 5～7 月，是迄今为止德国最大规模的溶血性尿毒综合征

(hemolytic uremic syndrome，HUS）/EHEC 暴发，也是世界范围内最大规模的 HUS 暴发，共引起超过 4 000 例 EHEC 感染和溶血性尿毒综合征病例，其中超过 40 例重症病例患者最终不治身亡。经测序等检测手段发现，此次在德国引起全境暴发 EHEC 的病原体是罕有大规模暴发报道的 EHEC O104∶H4。流行病学调查提示，从埃及进口的受污染的豆芽是感染来源。德国暴发的 EHEC O104∶H4 疫情还波及数十个欧洲国家和北美地区，其他国家的病例多数与到德国，特别是到德国北部地区旅行而受暴露有关。

（二）病原基本信息

肠出血性大肠埃希菌属于产志贺毒素型大肠埃希菌［Shiga toxin（Stx）-producing *E. coli*，STEC］的一个亚种。其可产生志贺样毒素 SLT，引起绿猴肾（vero）细胞病变，故又称为 VTEC（Vero-producing *Escherichia coli*），以下统一称为“EHEC”。潜伏期为患者摄入病菌后的 2～3 天。典型临床症状为水样腹泻伴腹痛，发病 2～4 天 80％ 病例继发出现血便，腹泻约 1 周（3～13 天），10％～15％ 病例发展为溶血性尿毒综合征，少数出现危及生命的结肠缺血等。

（三）事件调查与分析

2011 年 5 月 19 日，RKI 提醒公众，德国北部 HUS 和血便的发病率有明显提高，发病的主要群体是成年人。到 5 月 22 日，欧洲疾病预防控制中心（ECDC）首次报告了此次疫情的暴发。经回顾性调查，此次疫情暴发开始于 5 月上旬。5 月 25 日，RKI 和德国联邦危险评估中心（BfR）联合发表声明，将德国的此次 EHEC 疫情向本国民众和欧洲其他国家通报，并警告公众尽量不吃生黄瓜、生菜叶、生西红柿。5 月 26 日，西班牙通过 PCR 在生黄瓜中检出产肠毒素型大肠埃希菌（STEC），然而后续调查排除了其与德国 EHEC O104∶H4 疫情的关联。

查找传染源的流行病学调查工作主要由 RKI 和 BfR 联合负责。根据初步流行病学调查结果，发现德国发生的 41 起聚集病例与德国下萨克森州（Lower Saxony）的一家园艺农场生产的生豆芽有密切关系。随后，EHEC 工作小组对该家园艺农场进行了深入调查。

对豆芽种子的调查发现，该家园艺农场提供 5 种豆芽种子，包括葫芦巴豆、苜蓿、两种扁豆及赤豆。其中仅有葫芦巴豆种子是德国疫情和法国聚集病例中共有的可疑食物，因此工作小组通过获取葫芦巴豆种子生产销售的相关信息，对其进行溯源。通过对产品名称、产品成分、产品批号、收发日期、产品数量、产品总重量、库存量、使用量及生产过程和终产品信息进行收集整理，确认了该家园艺农场在疫情暴发时段内使用的葫芦巴豆种子的来源和去向。结果发现该家园艺农场的葫芦巴豆种子于 2009 年和 2010 年分别自埃及两家种子出口公司购进（批号分别为 48088、8266）。

对水、食品加工人员及豆芽种子的实验室检查结果提示有雇员被感染，但尚未发现雇员污染食物的证据。尽管在该家园艺农场用水和发制豆芽的种子中均未检出 EHEC，但考虑到检测结果可能受采样方法、样品处理及检测手段等的限制，截至 6 月 5 日溯源调查信息公布，相关研究人员仍未排除相应批次的豆芽种子受到污染的可能。直到 6 月 12 日，BfR 实验室的研究人员才采用血清学和分子生物学的方法证实了此次疫情的传染源是来自德国下萨克森州园艺农场污染了 EHEC O104∶H4 的生豆芽。

截至 2011 年 6 月 24 日，RKI 报告该病原菌共引起超过 3 801 例感染，其中 834 例出现 HUS，46 例（30 例 HUS 病例，16 例非 HUS 病例）重症病例患者最终不治身亡。此外，超过 100 例感染者在欧洲其他 12 个国家以及美国和加拿大被确诊。此次肠出血性大肠埃希菌O104：H4疫情暴发是德国有史以来规模最大的一次，也是全球范围出现 HUS 最多的一次。

（四）实验室检查

研究人员发现，从生豆芽样品中分离出的单个菌落与从患者样本中分离到的 EHEC O104：H4吻合。该生豆芽样本采集于一家有人被检出感染 EHEC 的家庭。尽管生豆芽的包装已被开启，有二次污染的可能，但是测序等检测结果能确定生豆芽就是传染源。通过对暴发流行分离株的全基因组测序，研究人员证实病原菌的血清型是O104：H4。测序结果还表明，该病原菌是基因杂交的重组体，其 80％的基因来自 O104 型细菌，另外 20％的基因来自另一种大肠埃希菌。核心染色体等位基因谱分析（最小生成树算法）发现，德国本次的暴发流行株与德国 2001 年从 1 名 HUS 患者提供的样本中分离到的 EHEC O104：H4菌株来自同一虚拟的O104：H4祖先，二者分别通过 3 次和 1 次插入变化进化而来。该变异不仅增强了引起本次德国暴发流行菌株的毒力，还导致人群对变种失去免疫力，从而出现了新型肠出血性大肠埃希菌的暴发流行。

（五）结论

流行病学调查和实验室检查结果证实本次暴发的传染源来自德国下萨克森州园艺农场污染了 EHEC O104：H4的生豆芽。

快速高通量测序技术可在疫情暴发的前期对病原体基因组信息进行分析，在遇到疫情暴发时，测序技术可帮助疾病预防控制人员尽早掌握病原体的特点，为疾病的预防、控制、治疗以及病原体溯源起到积极作用。

（六）思考题

（1）测序技术在整个事件的调查处理中起到了什么样的作用？

（2）如何判定污染源是生豆芽？

六、开放性实验设计

开放性实验设计要求学生在掌握理论学习的基础上，将理论知识加以应用，培养学生的创新思维。本节开放性实验设计要求学生综合运用测序技术，参考以下目的和意义，独立完成实验方案的设计，从而培养学生学以致用、融会贯通、解决问题的能力。

（一）目的和意义

参考下列实验目的，选择其中一种进行开放性实验设计，并设计具体实验方案。要求目的明确，方案具体，有一定的科学价值和实际意义。

（1）利用核酸序列分析探讨某类型（人/动物/环境）样品中菌群宏基因组的特征，与其他类型（人/动物/环境）样品中菌群宏基因组的特征进行对比，找出差别，分析其原因，得出合理的结论。

（2）利用核酸序列分析对一起传染病、食源性疾病的病原体进行溯源，或对多起暴发在不同地区、不同时间的传染病、食源性疾病的病原体进行溯源，分析病原体的亲缘关系，进行流行病学因素的分析。

（3）采用高通量测序技术分析乙肝疫苗免疫失败儿童血液中 HBV 全基因组的变异情况，综合其他相关临床指标，探讨其接种失败的可能原因。

（4）采用高通量测序技术建立 HIV 准种分析方法，与目前常用的溯源方法相比，探讨其用于实验人员 HIV 职业暴露感染溯源调查的可行性。

（二）样品来源

样品来自食品样本、环境样本、各类患者及健康人群样本、实验动物样本等。

（三）方案设计要求

方案的目的明确，其中的关键技术为核酸序列分析，研究内容符合各类核酸序列分析技术的应用范围；有正确的实验对照；样品数量充足，符合统计学分析的要求；样品类型和来源设计合理可行，预期目标明确；有质控手段。

（四）方案设计要素

实验方案包括研究背景、研究现状、目的和意义、研究内容、技术路线、预期目标、技术难点等。

（五）方案设计的评价

根据方案设计的目的、意义是否清楚，研究内容是否完整，技术路线是否合理可行，预期结果能否正确回答提出的科学问题等方面对方案设计进行评价。

（左浩江）

第二节　细菌脉冲场凝胶电泳指纹图谱分型技术

脉冲场凝胶电泳（PFGE）于 1984 年由美国哥伦比亚大学的 Schwartz 和 Cantor 首次报道，是一种分离长片段 DNA 的电泳方法。最初的 PFGE 方法最长只能分辨 2 000 kb 的 DNA 片段，现在能分辨的 DNA 片段长度已超过 6 000 kb。该技术使用两个交替开启和关闭的电场，使 DNA 分子的移动方向随着电场的变化而改变，呈"Z"形向前移动，通过电场的不断交替，使不同分子量大小的 DNA 分子得以区分。现已发展了多种不同的 PFGE 电泳系统。细菌基因组 DNA 经限制性核酸内切酶（以下简称内切酶）切割成大小不等的多个大片段后再用 PFGE 分离得到的 DNA 条带图谱称为细菌 PFGE 指纹图谱，用于细菌的基因分型。细菌 PFGE 指纹图谱重复性好、分辨率高、结果稳定、易于标准化，此分型方法被誉为细菌分子生物学分型技术的"金标准"，已广泛应用于细菌基因分型、多态性分析及病原体溯源等研究，在协助追踪传染源、疫情控制等方面发挥着重要作用。

一、基本原理与分类

(一)原理

常规琼脂糖凝胶电泳采用单一均匀电场,通过电场的推动,使 DNA 分子通过凝胶孔隙,依靠不同的分子筛效应对一定长度范围内大小不同的 DNA 分子进行分离。但线状双链 DNA 分子超过一定大小以后,其在琼脂糖凝胶网孔中的迁移速率,就不再简单地与其分子量大小相关。此时,长片段 DNA 分子在琼脂糖凝胶中以一端在前的方式迁移,就像通过曲折而又空间有限的管子,这种迁移模式称为"蠕行(reptation)"。在这种迁移模式下,恒场强凝胶电泳无法将分子量不同的 DNA 分子分开,而必须借助电场的变化才能达到分离的目的。

PFGE 可以解决分离长片段 DNA 分子的问题。其与常规恒场强凝胶电泳的最大不同之处为,该技术利用定时改变方向的两个电场来完成电泳。每次改变电场方向时,DNA 分子必须改变其构象,并改变泳动方向,沿新的泳动方向"蠕行"。DNA 分子转向的时间与其分子量大小密切相关,DNA 分子量越大,重新定向需要的时间越长。调整脉冲时间,使 DNA 分子转向所需的时间小于脉冲时间,即让 DNA 分子在重新定向并在凝胶中蠕行一段时间后再次转向,这样就能使 DNA 分子按照其分子量大小得以区分开来。脉冲场凝脉电泳原理如图 5－10 所示。

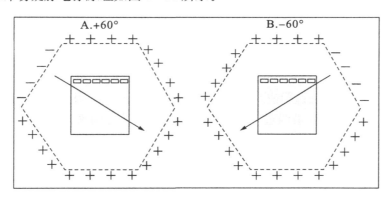

图 5－10　脉冲场凝胶电泳原理示意图

由于不同亲缘关系的菌株间所得的指纹图谱有一定差异,因此可对图谱进行聚类分析获得菌株亲缘性、变异性证据。PFGE 指纹图谱分型技术在疾病预防与控制领域主要用于对病原菌的基因分型、追踪、溯源及菌株亲缘关系的分析。要获得更有价值的菌株基因变异数据,需要建立一个全球性的监测网络。美国 CDC 发起建立的全球重要食源性传染病病原菌 PFGE 指纹图谱监测网络"PulseNet"目前已在全球范围内实现了图谱数据库的共享,对病原菌流行起到了很好的预测和监测作用。

(二)分类

目前,根据凝胶方向、电场交变方向与方式可将 PFGE 仪器系统分为不同的类型,常见的有以下四种。

1. 垂直脉冲场电泳系统

垂直脉冲场电泳系统（vertical pulsed field system）使用置于垂直凝胶两侧的两组铂线电极发挥作用。DNA 在该装置中首先移向一组的阳极，然后移向另一组的阳极。因此，DNA 在凝胶中呈"Z"形运动，其结果是从加样孔直线迁延到胶底部（图 5-11）。与其他 PFGE 系统一样，在给定电压下垂直脉冲场电泳系统可分离的分子大小由脉冲时间决定，通过改变电压、脉冲时间等参数，其可分离范围由 2 kb 到大于 6 000 kb。该系统应用范围非常广泛，可用于分析几乎所有的基因，也可用于建立精确的大范围限制酶酶切图谱，特别适于分离小于 1 000 kb 的 DNA 片段。

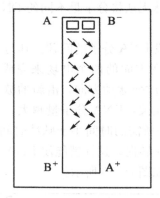

图 5-11 垂直脉冲场电泳系统

2. 箝位匀强电场电泳系统

箝位匀强电场电泳系统（contour-clamped homogeneous electric field，CHEF）的电场由围绕水平凝胶呈四边形或六边形排列的多个电极产生，其电位被箝制在预先设定的水平（图 5-12）。排列呈四边形的电极产生的电场彼此间夹角是直角，排列成六边形的电极产生的电场彼此间夹角为 60°或 120°。该系统通过应用低场强（1.3 V/cm）、低琼脂糖浓度（0.6%）、长脉冲时间（1 小时）和长电泳时间（130 小时）的电泳方案，可以分离长达 5 000 kb 的 DNA 分子。

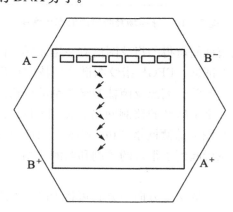

图 5-12 箝位匀强电场电泳系统

3. 场翻转系统

场翻转系统（field inversion gel electrophoresis，FIGE）使用单对电极和一个标准潜入式琼脂糖凝胶电泳托。电泳时，电场有规律地 180°翻转颠倒。脉冲电场首先驱动 DNA 泳出加样孔，然后随着电场方向发生 180°转变，DNA 又向加样孔方向移动。为了获得样品向前的净迁延，向前的脉冲时间或向前的电场强度必须大于向后的脉冲时间或向后的电场强度（图 5−13）。该系统为避免大于 600 kb 的片段泳动异常，常常使用渐进法，即在电泳过程中，连续地或渐进式地增加前进和翻转的脉冲时间和（或）电场强度。

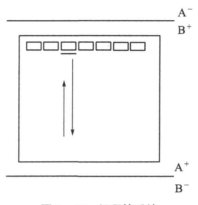

图 5−13　场翻转系统

4. 旋转胶系统

旋转胶系统（rotating gel）的电场方向并未发生交替变化，而是将凝胶安放在一个旋转平台上。该平台于匀强电场下在夹角 120°的两个方向上有规律地交替变换，从而得到与变换电场方向相同的电泳效果。

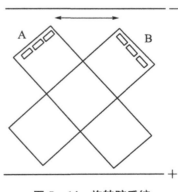

图 5−14　旋转胶系统

二、基本方法

（一）细菌 PFGE 指纹图谱的制备

细菌 PFGE 指纹图谱的制备包括细菌纯培养、制备样品胶块、裂解细菌制备基因组 DNA、酶切、电泳等步骤。现以单核细胞增生性李斯特菌（*Listeria monocytogenes*，*Lm*，以下简称单增李斯特菌）PFGE 指纹图谱的制备为例，简要介绍细菌 PFGE 指纹图谱的制备过程。

1. 细菌培养

接种单增李斯特菌于脑心浸液固体培养基（BHIA），于 37 ℃培养 14~18 小时，用 TE 缓冲液调节培养的菌体至菌液浓度于 610 nm 处的吸光度值为 1.00。

2. 制备样品胶块

将调整好浓度的菌液加入 20 mg/ml 的溶菌酶溶液中，于 55~60 ℃水浴处理 10~20 分钟，再加入 20 mg/ml 的蛋白酶 K 溶液混匀，与含 0.5% SDS 的 1%PFGE 专用色谱级琼脂糖溶液混合。将混合液加入电泳仪配备的模具中，于室温或 4 ℃冷却。

3. 菌体裂解

将胶块从模具中取出，加入细胞裂解液，于 54~55 ℃摇床振荡孵育 1.5~2 小时。

4. 胶块洗涤

弃去细胞裂解液，用 54~55 ℃预热的超纯水于摇床中振荡洗涤胶块，洗涤 2 次，再用 54~55 ℃预热的 TE 缓冲液洗涤 4 次，随后将胶块切割至厚 2~2.5 mm。

5. 酶切

不同的细菌选用的内切酶有所不同，分析单增李斯特菌常使用的内切酶是 *Asc* I 和 *Apa* I。胶块先用内切酶缓冲液水浴或室温处理几分钟，弃去缓冲液，再添加相应内切酶和新鲜缓冲液进行酶切处理。*Asc* I 的用量为每个胶块 25 U，于 37 ℃处理 2 小时；*Apa* I 的用量为每个胶块 25 U，于 30 ℃（Roche）或 25 ℃（New England BioLabs）处理 2 小时。

6. 电泳

电泳以 Bio‐Rad 公司 CHEF‐DRⅢ脉冲场凝胶电泳系统（箝位匀强电场电泳）为例。用 0.5×TBE 溶液配制 1%PFGE 专用色谱级琼脂糖溶液，将酶切处理后的胶块放在点样孔中电泳。电泳液为 0.5×TBE。电泳参数为初始脉冲时间 4.0 秒，终末脉冲时间 40.0 秒，电场夹角 120°，电压 6.0 V，电泳时间 18~19 小时。电泳完成后经溴乙锭染色，凝胶成像系统观察结果。

（二）重要试剂

1. 溶菌酶

在制备样品胶块时需要在凝胶中加入终浓度为 1 mg/ml 的溶菌酶。溶菌酶能催化细菌细胞壁蛋白聚糖中 N‐乙酰葡糖胺与 N‐乙酰胞壁酸残基之间 β‐1,4 糖苷键连接的酸碱水解，常用于革兰阳性菌的破壁处理。

2. 细胞裂解液

细胞裂解液用于裂解胶块中的细菌，以释放细菌基因组 DNA，主要成分为 1%十二烷基肌氨酸钠（Sarcosyl）和 0.1 mg/ml 蛋白酶 K。十二烷基肌氨酸钠是一种阴离子表面活性剂，蛋白酶 K 是一种切割活性较广的丝氨酸蛋白酶，能切割脂肪族氨基酸和芳香族氨基酸羧基端的肽键。

3．琼脂糖

琼脂糖的种类对脉冲场凝胶电泳有一定影响，应根据具体情况选择不同的琼脂糖和凝胶浓度。若需得到较快的电泳速率，可使用低电渗琼脂糖；若需得到较好的分离效果，可使用超纯琼脂糖。PFGE SeaKem Gold 琼脂糖就是一种高凝胶强度、低电渗的琼脂糖。这种琼脂糖最适于 PFGE 快速分辨 50 kb~10 Mb 的 DNA 和常规电泳方法分辨 1~50 kb 的 DNA 与 PCR 产物。因其低电渗的特性，DNA 在 SeaKem Gold 琼脂糖中的电泳迁移速率要显著高于常规琼脂糖凝胶中的迁移速率，从而允许在常规电泳中分离更大的 DNA 片段，并缩短 PFGE 中 DNA 分离的时间。在琼脂糖浓度选择上，一般情况凝胶浓度采用 0.8%~1.5%，常用 1%。凝胶浓度越低，泳动速率越快，但凝胶浓度过低不利于较小或中等长度 DNA 片段分离；相反，凝胶浓度过高，则会影响大分子 DNA 片段分离。

4．内切酶

在细菌 PFGE 指纹图谱制备过程中必须使用一些低频内切酶，将菌株基因组 DNA 切割成通过电泳方法可以区分的大小不同的片段。选择内切酶应注意：①选择的内切酶可将待测菌株基因组 DNA 切为 10~20 个片段。片段太少不能提供足够分型信息，片段太多则结果解析困难。②使用高纯度、高特异活性的酶。痕量核酸酶污染会造成凝胶中 DNA 断裂。低特异活性酶需要增加酶量或作用时间。③考虑经费。为保证酶切完全，则需加入过量的酶，增加实验费用。

（三）注意事项

1．样品胶块的制备

为保证待测菌株基因组 DNA 的完整性，得到正确的酶切结果，在 PFGE 分型中，一般是将细菌菌体包埋在琼脂糖凝胶块中，即制备样品胶块，再用溶菌酶、SDS 和蛋白酶 K 等试剂裂解细菌，释放出完整的细菌基因组 DNA，内切酶酶切直接在样品胶块中进行。在制备样品胶块的过程中，首先准备 TE 缓冲液、20 mg/ml 溶菌酶储备液、20 mg/ml 蛋白酶 K 储备液和 10% SDS 储备液。称取一定量琼脂糖粉末于 TE 缓冲液中，微波加热至完全溶解后，按体积比 1∶20 的比例加入于 55~60 ℃ 预热的 10% SDS 储备液中。微波加热溶解琼脂糖应充分，否则会影响后续的酶切操作。在将细菌悬液与琼脂糖溶液混合前，应充分混悬细菌，使细菌细胞能均匀分布在样品胶块中。蛋白酶 K 应分装储备于 −20 ℃，避免反复冻融。混匀操作时动作应轻柔，否则会打断基因组 DNA。在将胶溶液倒入样品槽时，应注意避免产生气泡。

2．样品胶块中细菌的裂解和样品胶块的洗涤

裂解液应没过胶块，如果采用水浴箱恒温，应确保水浴箱液面超过试管中裂解液的高度。胶块洗涤一般在 54~55 ℃ 进行，但如果发现此温度会使胶块断裂或边缘出现溶解，则应将洗涤温度降至 50 ℃。

3．电泳系统

脉冲场凝胶电泳系统主要包括三个部件：①高压稳压电源：能提供的电压不小于 750 V；②高速开关装置：由电子计算机控制，能在 750 V 电压及 0.5 A 电流下工作；③电泳槽：将凝胶固定在离电极适当的位置，并可使电泳缓冲液迅速循环，缓冲液温度

由热交换器控制。

现在常用的仪器系统均基于箝位匀强电场技术，能使大小范围很宽的 DNA 片段得到高清晰分离。其中 CHEF Mapper XA 电泳系统可在 0°～360°自由选择脉冲角度，在同一系统上实现大至染色体级、小至质粒级 DNA 的有效分离。此外，有些仪器能提供一套内置自动运算系统，只需按动一个功能键，输入待分离 DNA 片段的最小、最大长度，仪器就可自动提供优化的实验条件，帮助操作者得到理想结果。

4. 电泳电场强度

在脉冲时间固定的情况下，增加电场强度，可分离的最大片段的范围也随之增加。但太大的电场强度可引起较小片段泳动紊乱。如要分离数十 kb 到近千 kb 的 DNA 片段，可采用 6～10 V/cm 的电场强度梯度；如欲分离更长的 DNA 片段，则应适当降低电场强度梯度，以防截留作用发生。此时，为保证对长片段 DNA 的分离效果，还应增加脉冲时间。例如，欲获得百万 bp 范围的高分辨率必须进行长时间电泳，此时电场强度可设为 1～2 V/cm，脉冲时间设为 30～90 分钟，电泳时间可长至数天。

5. 电泳脉冲时间

脉冲时间对电泳效果影响较大。DNA 在泳动过程中再定向所需时间与 DNA 分子量大小呈正相关，较大的 DNA 分子需要较长脉冲时间。在一定脉冲时间下，小于一定尺寸的 DNA 分子，能够随着电场方向的变化再定向并在新电场作用下泳动；而大于一定尺寸的 DNA 分子，在再定向尚未完成时电场方向又发生了变化，因此不能泳动而得不到有效分离。分离 200～2 000 kb DNA 片段时常选用的脉冲时间为 60～120 秒。

6. 电泳温度

可通过循环装置使脉冲电泳槽缓冲液保持温度恒定。温度高低将影响电泳速率。如λDNA 在 34 ℃时泳动速率是其在 4 ℃时的 2 倍，但 34 ℃时 DNA 分子变形较慢，因而对其再定向发生影响。温度控制在 14～22 ℃，可较好地协调泳动速率和分子变形之间的矛盾。考虑到电泳过程中 DNA 分子的稳定性，故电泳温度常采用 10～14 ℃。

7. 电场夹角

电场方向间夹角通常为 110～120°，在 105～165°的改变对电泳效果影响很小。有实验证实，90°夹角也非常有效。

（四）PFGE 指纹图谱分析

1. 根据图谱条带差异进行判断

美国疾病预防控制中心的 Tenover 等最先提出利用 PFGE 指纹图谱进行传染病病原体追踪时的判断指标，分为四个不同的层次：①相同（indistinguishable）：酶切图谱间有同样的条带数，且相应条带大小相同，流行病学上则认为相同。②紧密相关（closely related）：PFGE 实验中，其他克隆株与暴发克隆株具有一致的单一基因突变事件，如点突变、插入或 DNA 缺失。典型情况下，这种变化可致 2 或 3 个条带差异，当一些分离菌株被多次重复培养或自同一患者样本中多次分离时可观察到这种现象。③可能相关（possibly related）：两个独立基因变异情况所致的差异，如出现 4～6 个条带差异，此时不能用简单的插入或 DNA 缺失或限制性位点的获得或缺失来解释。这些菌株与暴发株间遗传基因不紧密相关，流行病学上也不大可能相关，在流行时间长于 6 个月及暴发范围较大的事件中收集的菌株可出现这类情况。④不相关（unrelated）：1 个分离菌株通过 3 个或更多个独立基因变异事件所致的改变，其 PFGE 指纹图谱与暴发克隆株图谱不同，则可认为与暴发克隆株不相关，此时一般有 7 个或更多个条带的差异。典型情况下，此分离株全部分离片段中与暴发株片段相同者少于 50%。

Fred 认为，具有 85% 以上相同条带的菌株是相同菌株，50% 以上条带不相同的菌株在流行病学上不相关。另外还有一些研究者提出了不同的判断原则。

2. 分析软件

现已开发出一些 PFGE 结果分析软件，如 PulseNet 采用的 BioNumerics 是一种较理想的 PFGE 结果分析软件。该软件由 Applied Maths NV 公司于 1996 年研发问世，现在版本已到 7.0。BioNumerics 由 13 个模块构成，其中的指纹图谱类型模块除能处理 PFGE 电泳数据外，还能处理 rep‑PCR、AFLP、RFLP 等类型的电泳数据。它对电泳图谱的分析基于聚类分析法，用 Dice 系数计算每两个菌株 PFGE 指纹图谱条带之间的相似性，用非加权配对算术平均法（unweighted pair group method with arithmetic mean，UPGMA）建立聚类树状图。在树状图中，相似性高的菌株在树枝方向聚为一类，相似性低的菌株在树根方向归为一类。聚类分析法能将相近的菌株聚为一簇，因而能更直观地呈现菌株的类群性。

三、应用

PFGE 指纹图谱不仅用于细菌分子分型，有利于流行病学调查、追踪传染源，在临床上还可为患者的诊断和治疗提供线索。例如，用于区分连续感染患者的复发和新菌株引起的再感染，用于抗生素敏感株和多重耐药株的分子分型，对环境中分离的菌株和患者样本中分离的菌株进行相关性研究，对致病菌的主要毒力基因分布特征和分子特征等方面进行研究。

（一）细菌分子分型

细菌常规表型分型是通过观察细菌外部形态特征及一些生化特性来对细菌进行分型鉴定的，包括血清学分型、抗菌谱分型和噬菌体分型等，但其分型能力和重复性有限。基因分型方法即分子分型方法，是用现代分子生物学技术分析菌株间基因组的相似程度，从而弥补表型分型在分型能力、重复性及分辨力上的欠缺。基因分型方法与流行病学的方法有效结合，可以进一步解释疾病流行的内在规律，鉴别传染源与追踪传播路径。PFGE 指纹图谱与核糖体分型相比较，PFGE 的分型能力更强。PFGE 分型技术目前已运用于多种细菌的分子分型，已有报道的有霍乱弧菌、沙门菌、大肠埃希菌、单增李斯特菌、分枝杆菌、阪崎肠杆菌等。

（二）食源性疾病病原监测

1995 年，美国 CDC 联合各州专业实验室建立了一个网络体系，对食源性传染病病原菌进行 PFGE "指纹特征" 检测分析，以更有效地分析食源性传染病流行动态，以利于食源性传染病流行前预报、追溯传染源、确定流行范围，从而预防疾病发生或扩散。

目前 PusleNet 重点监测的病原菌包含 9 种：大肠埃希菌 O157 和其他产志贺毒素型大肠埃希菌（STEC）、空肠弯曲菌、肉毒梭菌、单增李斯特菌、沙门菌、志贺菌、霍乱弧菌、副溶血性弧菌和阪崎肠杆菌。PusleNet 对列入监测的病原菌的 PFGE 指纹图谱的检测方法都有统一规定，要求加入监测网络的实验室采用统一发布的标准方法对细菌进行分型检测，加入网络的实验室需上传本实验室的监测结果，并共享各类菌株的图谱资源，构成一个覆盖全球的监测网络。我国于 2004 年加入 PulseNet 网络，称为 PulseNet China，它是我国细菌性传染病分子分型实验室监测网络，依托中国疾病预防控制中心传染病预防控制所中心实验室和分布于不同地区的网络实验室的病原菌分型监测，发现特征型别簇，提出预警信息，通过流行病学调查，发现细菌性传染病暴发流行，尤其是发现传染病跨地区传播和散在分布于不同地理区域的暴发流行。

（三）传染病病原追踪

当疫情暴发时，为了采取有针对性的措施，需要明确导致疾病暴发流行的根本原因。脉冲场凝胶电泳分型技术通过对细菌进行分子分型可以在表面散在分布的病例中寻找可能的联系，追踪传染源，最终达到预防和控制疾病的目的。如 2011 年 5 月，德国肠出血性大肠埃希菌O104：H4引发的疫情。在短短 2 个月时间，德国的多个地区出现了数千例O104：H4感染患者，对来自各地的患者的样本中分离出的 120 株O104：H4菌株进行 PFGE 分析，发现均具有相同的 PFGE 谱型，因此从分子水平证实为同一来源的O104：H4暴发流行。同时，分离菌株表达相同的毒力因子，具有相同的耐药特征。同期，美国也出现了 6 例类似患者。其临床标本中都分离出了与德国 PFGE 谱型相同的O104：H4 菌株，并具有相同的毒力基因和药物敏感性，提示美国病例与德国病例的菌株来源相同。在这起疫情中，PFGE 的价值得到了完美验证。

（四）菌株之间的遗传关系分析

有研究利用 PFGE 技术对云南省的 30 株鼠疫耶尔森菌进行分析，结果显示大部分鼠疫耶尔森菌存在一致的 PFGE 指纹图谱，证明云南省家鼠携带的鼠疫耶尔森菌株存在相近的遗传关系。对云南省 3 个县分离到的 8 株鼠疫耶尔森菌进行分析，结果表明在同一个地点分离到的菌株，不论分离的宿主和分离的时间是否相同，都被认为是相同的。然而分离自不同地点的菌株，其在遗传学上是不同的。在云南省两个疫源地分离到的两株菌的全基因序列表明，基因组重排导致鼠疫耶尔森菌的遗传变异。因此，PFGE 可作为菌株之间遗传关系鉴定的方法之一。

（五）分析耐药菌株流行趋势

2005—2006 年，有人研究了沙门菌对青霉素、氯霉素、链霉素、磺胺类药物、四环素、卡那霉素、甲氧苄啶的耐药性，并用 PFGE 评价了 70 株菌株的基因相关性。2010 年，有研究者通过 PFGE 分析两个相近的集群条带，证明在沙门菌中存在 β 内酰胺耐药基因的传播。这些都是 PFGE 应用于分析细菌耐药性方面的例证。

（六）其他

PFGE 还在致病菌毒力基因的传播研究、医院感染流行监测、感染性疾病新发和复发鉴别、DNA 辐射损伤和修复研究、细胞凋亡研究等方面有所应用。

（七）应用局限性

尽管 PFGE 指纹图谱分型法已被成熟地应用于各方面，但其只能在细菌菌株内切酶图谱的基础上对带型进行区分，具有相同图谱的菌株基因序列不一定完全相同，而不同图谱的菌株也不能判定它们就完全无关。因此，需要结合流行病学资料及其他实验结果进行综合分析。例如，在对细菌耐药性研究中发现，相同 PFGE 谱型的细菌具有不同耐药谱，可能是因为决定不同耐药性的基因发生了改变，但仅仅是点突变或微小的 DNA 改变，因此无法通过 PFGE 方法被识别。另外，酶切图谱中条带较少时，分型效果也不好，可能是因为图谱中的较大片段虽然具有相同位置和数目，但它们却可能包含不同基因信息。因此，在建立方法时，必须选择合适的内切酶，得到条带合适的酶切图谱，最好选用不同的内切酶进行多次酶切，综合各次图谱结果综合分析。PFGE 对操作者的技术和实验条件要求较高；实验器材及试剂费用相对比较昂贵；分析速度较慢，一般一次以菌株溯源为目的的分析从分离菌株到得出结论需要 60~96 小时。以上因素均使 PFGE 的大范围、大规模开展受到一定的限制。

四、经典案例分析与解析

（一）案例回放

新西兰由土耳其进口受污染的芝麻酱引起一起沙门菌感染的暴发流行。2012 年 11 月 21 日~22 日，新西兰环境卫生研究所肠道参考实验室发布警告：在新西兰北岛发生了 11 例肠道沙门菌肠道亚种 Montevideo 血清型感染的病例。由于 Montevideo 血清型沙门菌引起感染的报道在新西兰非常少，在 2008—2011 年，每年仅发生 0~13 例，因此，此次突然在较小的范围内发生数量较多的病例，引起了相关部门的高度重视。调查小组随即对有流行病学关联的食物进行采样检测，检测对象除 Montevideo 血清型沙门菌外，还扩大到 Maastricht 血清型和 Mbandaka 血清型沙门菌。

（二）事件调查与分析

1. 流行病学调查

采用分类流行病学调查法。疑似病例定义为在暴发发生之前和之后被确诊为沙门菌病，且从临床标本中分离得到 Montevideo、Maastricht 或 Mbandaka 血清型沙门菌的病例。公共卫生人员通过电话询问了可疑病例的基本信息、发病时间、症状持续时间、曾吃过的食物，以及其他在发病前 7 天可能跟沙门菌感染有关的暴露情况，并特别询问了有没有食用一些易受沙门菌污染的食物。确诊病例定义为在 2012 年 9 月 1 日后有腹泻，伴腹部痉挛性疼痛或头痛或发热和（或）呕吐症状者，且经肠道参考实验室确诊感染了 PFGE 指纹图谱与此次暴发流行的 Montevideo、Maastricht 或 Mbandaka 血清型沙门菌 PFGE 指纹图谱无显著差别的沙门菌的病例。

2. 病原学分析

从患者标本中分离得到的可疑沙门菌株经常规血清学分型鉴定，然后采用 PulseNet 推荐的沙门菌单酶切 PFGE 标准方法对菌株进一步分型，通过 PFGE 指纹图谱鉴定该分离菌株是否为此次暴发流行的 Montevideo、Maastricht 或 Mbandaka 血清型沙门菌株。此外，肠道参考实验室还分析了部分从 9 月之前发病的患者中分离得到的，以及从肉类、骨粉、家禽饲料等样品中分离出来的，具有相同血清型的沙门菌株的 PFGE 指纹图谱。

食物样品用常规培养法检测有无沙门菌污染，其中两份受沙门菌污染的食物还用

MPN 值对污染数进行了定量。可疑的沙门菌株同样用 PFGE 进行了分型。

2012 年 12 月 3 日，肠道参考实验室将得到的 Montevideo 血清型沙门菌的 PFGE 指纹图谱上传到了国际 PulseNet 网站。

3. 病原体溯源性调查

公共卫生人员对患者曾食用的即食性食物的生产商的厂房和生产环境进行了调查。调查人员检查了该厂的食物准备和处理设施，查看了工厂的卫生设施如洗手设施，检查了其对生病的食品加工人员的管理政策，调查了近期该厂食品加工人员的生病记录。调查人员封存了患者曾食用的可疑食品并带回实验室做进一步的病原菌检测，同时采集了食品加工人员的粪便标本。

调查人员对该厂生产食品使用的食物原料进行了溯源，从食品原料供应商处采集了食物原料标本带回实验室。

（三）结果

1. 流行病学调查

在 2012 年 9 月 1 日到 12 月 31 日之间被确诊为沙门菌病的患者中，有 19 名患者被确诊为 Montevideo 血清型沙门菌感染，其中的 12 例（占 75%）符合病例定义；7 名患者被确诊为 Mbandaka 血清型沙门菌感染，其中 3 例符合病例定义；1 名患者被确诊为 Maastricht 血清型沙门菌感染，并符合病例定义，此病例是新西兰人首次感染 Maastricht 血清型沙门菌的报道。

这 16 名患者来自北岛 6 个不同的地区，年龄从 23 个月到 68 岁，平均年龄为 24.5 岁，其中 10 名（62.5%）是女性，14 名是欧洲后裔。最早一名的发病日期是 2012 年 10 月 1 日，最后一名的发病日期是 12 月 14 日，3 名患者入院治疗，没有死亡病例。患者症状持续 2～14 天（平均 7 天），症状包括腹泻（94%，15 名）、腹痛（81%，13 名）、发热（75%，12 名）、恶心和头痛（44%，7 名）、肌肉酸痛（44%，7 名）、畏寒（31%，5 名）、呕吐（31%，5 名）、头昏眼花（12.5%，2 名）、皮肤瘙痒/疼痛（12.5%，2 名）。

11 名（69%）患者在疾病潜伏期曾在 7 个不同的中东餐馆之一用过餐，这 7 个餐馆位于新西兰北岛的奥克兰市、丰盛湾和纳皮尔市。9 名患者曾食用过鹰嘴豆泥，1 名患者可能食用过鹰嘴豆泥。5 名患者没有在中东餐馆用餐的人中，2 人曾食用过从超市购买的鹰嘴豆泥，其中 1 人还食用了从仓储式商店中购买的芝麻酱。从仓储式商店中购买的芝麻酱后来经检测未发现沙门菌。

2. 病原体溯源性调查

4 名患者在 2012 年 11 月 3 日～6 日食用的食物来自于同一个中东食品生产厂，加有芝麻酱的鹰嘴豆泥是这些患者经常食用的食品。调查人员从食品厂中采集了芝麻酱、干鹰嘴豆、干小麦、白胡椒、孜然、薄荷、辣椒粉、大蒜、番茄酱，检测其中有无沙门菌污染。结果从制作 4 名患者曾食用的鹰嘴豆泥所用的芝麻酱中分离出了 Mbandaka 和 Maastricht 血清型沙门菌。食品厂所有人员均未在病例暴发前 1 周内出现过胃肠症状。调查人员采集了所有食品加工人员的粪便标本，均未检测出沙门菌。

这些污染了沙门菌的芝麻酱是直接从土耳其包装好以后进口的，在 9 月 3 日进入新西兰，进入新西兰后又被运送到了各零售点。调查人员从保存在仓库中的未开封的芝麻酱中采集了 7 个样品进行检测，其中 6 个样品检出了 Montevideo 血清型沙门菌，4 个样品检出了 Mbandaka 血清型沙门菌，3 个样品检出了 Maastricht 血清型沙门菌。

调查人员从新西兰分销商仓库中未开封的芝麻酱中检出了 3 种暴发流行血清型沙门菌，两个分销商仓库的样品中 3 种血清型沙门菌的总污染率约为 0.24 MPN/g 和 0.46 MPN/g。

3. 病原学分析

经 PFGE 指纹图谱分析发现，这 3 种血清型沙门菌的 PFGE 指纹图谱均未曾在新西兰报道。Montevideo 血清型沙门菌暴发流行株的 PFGE 指纹图谱与 PulseNet USA pattern JIXX01.1027 图谱相同，该菌株与 2012 年 9 月份在美国发生的有 17 名患者的暴发流行相关。

从芝麻酱中分离得到的沙门菌的 PFGE 指纹图谱与从在发病前曾食用过中东食品的患者中分离的沙门菌的 PFGE 指纹图谱一致。

（四）结论

本次暴发与食用加有从土耳其进口的污染了多种血清型沙门菌芝麻酱的鹰嘴豆泥有关。此次事件调查完成后，所有污染的芝麻酱或由污染芝麻酱加工的食品均被撤出了新西兰。

（五）思考题

1. 流行病学调查应包括哪些方面？
2. PFGE 指纹图谱分型技术在整个事件的调查处理中扮演了一个什么样的角色？
3. 如何判定污染来源是芝麻酱？
4. 病原体溯源性调查有何意义？

五、开放性实验设计

开放性实验设计的目的是充分调动学生的学习主动性、积极性和创造性，培养学生综合运用所学的基础知识解决实际问题的能力。要求学生在充分掌握本节基础知识的基础上，独立完成开放性实验方案的设计，真正做到学以致用、融会贯通。本节实验设计的主要内容是综合运用脉冲场凝胶电泳指纹图谱技术解决疾病预防控制领域的实际科学问题。

（一）目的和意义

在设计开放性实验方案时，可参考以下实验目的，选择其中具体的一种设计方案，要求实验目的明确，有一定的科学价值和应用意义。

（1）利用脉冲场凝胶电泳技术调查/探讨/研究某类型（地区）样品中某种细菌的脉冲场凝胶电泳图谱的特征，对比其与其他类型（地区）样品来源的该细菌的脉冲场凝胶电泳图谱特征的差别，分析原因，得出合理的结论。

（2）利用脉冲场凝胶电泳技术对一起传染病、食源性疾病的病原体进行溯源，或对多起暴发在不同地区、不同时间的传染病、食源性疾病病原体进行溯源，分析病原体的亲缘关系，进行流行病学因素的分析。

（3）利用脉冲场凝胶电泳技术得到在同一地区、较长时间跨度内的不同时间点收集的某种菌株的脉冲场凝胶电泳特征图谱，分析这些菌株的特征图谱的变化，结合菌株其他性状的变化，分析图谱和性状发生变异的原因，得出合理的结论。

（4）从某患者体内不同病期（如首次感染期、复发期等）连续多次分离得到某菌株，分析其脉冲场凝胶电泳图谱，探讨不同病情分离菌株的图谱变化，分析变异原因，得出合理结论。

（5）利用脉冲场凝胶电泳技术分析各种耐药菌株的脉冲场凝胶电泳特征图谱，与不耐药菌株特征图谱比较，分析细菌耐药性的传播机制。

（二）样品来源

样品为食品样本、环境样本、健康人群样本或各类患者样本中分离得到的菌株及标准菌株。

（三）方案设计要求

方案的目的明确，其中的关键技术为脉冲场凝胶电泳，研究内容充分切合脉冲场凝胶电泳分型技术的应用；有正确的实验对照；样品数量充足，符合统计学分析的要求；样品类型和来源设计合理可行；预期目标明确；有质控手段。

（四）方案设计要素

实验方案包括研究背景、研究现状、目的和意义、研究内容、技术路线、预期目标、技术难点等。

（五）方案设计的评价

根据方案设计的目的、意义是否清楚，研究内容是否完整，技术路线是否合理、可行，预期结果能否正确回答提出的科学问题等方面对方案设计进行评价。

（汪　川）

第三节　单链构象多态性检测技术

1984 年，日本学者 Noumi 等在研究中发现含点突变的 DNA 小片段单链和相应正常的 DNA 小片段单链在中性聚丙烯酰胺凝胶电泳中的迁移率明显不同。1989 年，Orita 等发现，单链 DNA 分子空间折叠构象主要受其内部碱基配对等因素的影响，当碱基发生改变时，会影响单链 DNA 分子的空间构象，并导致其在聚丙烯酰胺凝胶电泳中的迁移率不同，经显影可检测结果，作者将此方法称为单链构象多态性（single strand conformation polymorphism，SSCP）分析。随后，Orita 将 PCR 与 SSCP 结合，建立 PCR - SSCP 技术，使该方法的灵敏度大大增加，操作也更加简单。1992 年，Hoshino 等用银染法取代同位素标记法观测电泳结果，增加了实验的安全性和可操作性。PCR - SSCP 技术操作简便、快捷，应用范围日益广泛，特别是在微生物基因分型及病原体溯源、人类疾病相关基因的检测、基因诊断、连锁分析和基因作图等领域。

一、基本原理与分类

（一）原理

单核苷酸多态性（SNP）是指在基因组水平上单个核苷酸变异所引起的 DNA 序列的多态性。这种变异包括单个碱基的转换（transition）、颠换（transversion）、插入或缺失。PCR - SSCP 技术是检测 SNP 最常用的方法之一。

PCR - SSCP 是 一 种 以 PCR 和聚丙烯酰胺凝胶电泳（polyacrylamide gel electrophoresis，PAGE）为基础，基于单链 DNA 构象差别并导致电泳迁移率不同而进行的快速、灵敏、有效检测基因点突变的方法。其基本原理是经 PCR 扩增突变位点附近的 DNA 片段，在变性剂或低离子浓度下，经高温处理使 DNA 解链并保持在单链状态。相同长度 DNA 单链因其碱基序列不同，甚至单个碱基不同，可能导致其空间构象的改变。在不含变性剂的中性聚丙烯酰胺凝胶中电泳时，DNA 单链出现不同的电泳迁移率，通过显色或显影后在凝胶上显示出带型的差别。

聚丙烯酰胺凝胶是一种人工合成的凝胶，是由丙烯酰胺（acrylamide）和交联剂 N,N - 亚甲基双丙烯酰胺（bisacrylamide）通过化学催化或光催化聚合而成的高聚物，1959 年，Raymond 和 Weintraub 首先将其作为电泳支持介质。聚丙烯酰胺凝胶电泳是分离、鉴定和纯化 DNA 分子的重要技术手段之一，分辨率极高，适合分离 5~500 bp 的小片段 DNA，长度相差 1 bp 或质量相差 1% 的 DNA 片段通过其亦可以彼此分离。

（二）分类

根据染色方法可将 PCR - SSCP 分为以下两种。

1. 放射性同位素 PCR - SSCP 法

在通过 PCR 扩增特定靶基因序列时，利用 $\gamma - {}^{32}P - ATP$ 标记引物或直接在 PCR 反应体系中加入 $\alpha - {}^{32}P - dCTP$ 进行扩增，使扩增产物带有同位素标记物。然后将扩增产物变性为单链进行非变性聚丙烯酰胺凝胶电泳，放射自显影显示结果。

该法因使用放射性同位素标记 PCR 扩增产物，使推广具有一定的困难。

2. PCR - SSCP 银染法

常规 PCR 扩增特定靶基因序列，扩增产物变性为单链进行非变性聚丙烯酰胺凝胶电泳，再通过硝酸银（$AgNO_3$）染色显示结果。银染核酸的机制是 Ag^+ 与核酸上的—NH_2 结合后，在还原剂甲醛、戊二酸、硼氢化钠等作用下被还原为 Ag，显示黑色区带。

该法需要样品量少，操作简单，其检测灵敏度与同位素法相近，但没有同位素污染，可用于常规诊断，结果可以永久保存。但银染后，DNA 无法再回收利用。

二、基本方法

（一）主要过程

以 PCR - SSCP 银染法为例。其基本步骤包括样品 DNA 的提取、PCR 扩增靶 DNA 片段、非变性聚丙烯酰胺凝胶电泳、银染显示结果并分析等过程。

1. 样品 DNA 的提取

从微生物体内提取基因组 DNA 的方法见本书第三章，从人外周血细胞、新鲜组织细胞或培养的细胞中提取基因组 DNA 方法如下。

（1）人外周血细胞：收集人外周血细胞，EDTA 抗凝，离心，将含有白细胞的淡黄色层小心取出转入另一离心管，加入裂解缓冲液，于 37 ℃孵育 1 小时。

（2）新鲜组织细胞：取 1 g 液氮冻结的组织，用研钵和研杵研碎。待液氮挥发后，将组织粉末加入 10 倍体积的裂解缓冲液中，于 37 ℃孵育 1 小时。

（3）培养细胞：贴壁单层培养的细胞用冰预冷的 Tris 盐缓冲液（TBS）反复冲洗数次，用橡胶刮板将细胞刮入 TBS 中，离心收集细胞，TE 重悬细胞并加入裂解缓冲液。悬浮培养的细胞经离心收集后，可用冰预冷的 TBS 小心离心，弃上清液，重悬数次，再用 TE 重悬并加入 10 倍体积裂解缓冲液，于 37 ℃孵育 1 小时。

将蛋白酶 K（20 mg/ml）加入以上三种方法获得的裂解液中至终浓度为 0.1 mg/ml，于 50 ℃水浴 3 小时。用苯酚抽提数次，无水乙醇沉淀 DNA，TE 溶解并定量后，贮存于 4 ℃备用。

2. PCR

按常规方法完成 PCR（详见第四章第一节），PCR 产物经琼脂糖凝胶电泳分析、回收、纯化、备用。若为放射性同位素标记，需在 PCR 反应体系中加入标记引物 $\gamma-^{32}P-ATP$ 或 $\alpha-^{32}P-dCTP$。

PCR 产物的纯化：PCR 产物经琼脂糖凝胶电泳分析扩增出特异性条带后，向 PCR 扩增体系中加入 0.2 倍体积的蛋白酶 K 缓冲液和终浓度为 50 μg/ml 的蛋白酶 K（如 PCR 反应体系中含有矿物油，则应先去除），于 37 ℃水浴 60 分钟以降解 Taq DNA 聚合酶，75 ℃水浴 20 分钟灭活蛋白酶 K。用酚、氯仿混合液和氯仿各抽提一次，无水乙醇沉淀，TE 溶解，定量备用。

3. 非变性聚丙烯酰胺凝胶电泳

（1）准备：洗净玻璃板和间隔条，晾干。将不带凹口的玻璃板平放在实验台上，两侧边缘平行放置间隔条，轻涂少许凡士林固定，用固定夹将两块玻璃板夹紧，并用玻璃胶带将玻璃板两边和底部封紧。

（2）制胶：根据待分离 DNA 片段的大小，确定适合的聚丙烯酰胺凝胶浓度。具体信息见表 5－1。

表 5－1 聚丙烯酰胺凝胶浓度的选择

聚丙烯酰胺凝胶浓度（%）	分离片段长度（bp）	溴酚蓝指示剂的迁移（bp）
3.5	1 000～2 000	100
5.0	80～500	65
8.0	60～400	45
12.0	40～200	20
15.0	25～150	15
20.0	6～100	12

根据制胶的大小和厚度，计算所需凝胶的体积（表 5－2）。

表 5－2　配制聚丙烯酰胺凝胶所用试剂的体积（总体积 100 ml）

试剂	制备不同浓度（%）聚丙烯酰胺凝胶所用试剂的用量（ml）				
	3.5%	5.0%	8.0%	12.0%	20%
30%聚丙烯酰胺	11.6	16.6	26.6	40.0	66.6
水	67.7	62.7	52.7	39.3	12.7
5×TBE	20.0	20.0	20.0	20.0	20.0
10%过硫酸铵	0.7	0.7	0.7	0.7	0.7

依次加入上述试剂后，再加 35 μl TEMED，混匀，用注射器将凝胶注入两玻璃板间的空隙中，直至模具顶部。插入相应的点样梳，将玻璃板斜放在实验台上（与桌面呈 10°），置于室温聚合 30～60 分钟。聚合完成后，将玻璃胶带去掉，玻璃板放入电泳槽并固定。注入 1×TBE，小心取出点样梳。

（3）PCR 扩增产物的处理：将 PCR 扩增产物与 6×上样缓冲液（loading buffer）混合，样品上胶前先在 98 ℃变性 10 分钟，后置冰上冷却 30 分钟。取 3～5 μl 变性样品（根据点样孔的大小决定上样量），用微量加样器上样。

（4）电泳：接上电极，开启电源，根据扩增片段的大小及电泳槽的大小，决定电泳的电压，通常室温下以 1～8 V/cm 进行电泳。电泳至溴酚蓝指示剂迁移至所需的位置，关闭电源，拔掉插头，弃去电泳槽中的缓冲液。

（5）剥胶：取下玻璃板放在实验台上，用塑料铲子从玻璃板底部一角小心进行分离。凝胶应附着在一块玻璃板上，切去凝胶左上角，作为点样标记。

（6）放射自显影：将凝胶及附着的玻璃板置于 7%乙酸中浸泡 5 分钟，用蒸馏水漂洗干净，用滤纸吸去多余液体。在暗室将凝胶与 X 片紧贴并置于片夹中，置－70 ℃放射自显影 1～10 天。按制造商的建议进行显影、定影和干燥。

4. 银染

将凝胶用双蒸水漂洗 2 次，再浸没于 0.1%的 AgNO$_3$ 溶液中，经水平振荡器轻轻振荡，染色 10～15 分钟。用双蒸水漂洗 2 次，再浸没于 1.2% NaOH 与 0.4% 甲醛的混合溶液中显影。看到模糊的条带后立即用大量双蒸水冲洗，中止显影，拍照。

（二）重要试剂

本技术的主要试剂有：TBS、TBE、TE、裂解缓冲液、苯酚、蛋白酶 K（20 mg/ml）、30%聚丙烯酰胺/亚甲基双丙烯酰胺、10%过硫酸铵、6×上样缓冲液等。

（三）注意事项

（1）DNA 的大小：用于 SSCP 分析的核酸片段越小，其检测的敏感性越高。实验表明，小于 300 bp 的 DNA 片段中的单碱基突变，90%可被 SSCP 发现；而随着 DNA 片段的增大，其敏感性亦相应降低。因此，小于 300 bp 的核酸片段最适合用于 SSCP 分析。

（2）凝胶的制备：玻璃板要清洗干净，否则会导致凝胶背景偏深并导致分离时撕破胶体。制胶时动作要轻柔，以免产生气泡。若有气泡形成，可轻轻敲打玻璃板使气泡升至凝胶顶部。

（3）凝胶的厚度：凝胶越厚，背景越深。因此在确保上样量的前提下，凝胶的厚度越薄越好。

（4）变性剂：虽为非变性聚丙烯酰胺凝胶电泳，但实验表明如在凝胶中加入低浓度的变性剂，如 5％～10％甘油、5％尿素或甲酰胺、10％二甲亚砜（DMSO）或蔗糖等，有助于提高敏感性。

（5）电泳温度：电泳时凝胶内温度恒定是决定 SSCP 成败的关键因素之一。由于电泳时温度会升高，影响 ssDNA 的构象，所以应采取以下措施控制温度：减小凝胶厚度，降低电压，有效的空气或循环水冷却等。

（6）银染：银染时间以 10～15 分钟最佳，硝酸银溶液浓度不宜超过 0.15％，显影液必须预先调温到 10 ℃左右，显影后应尽早拍照。

（四）结果分析

PCR 产物进行凝胶电泳前，通过加热变性及骤冷等处理形成单链；凝胶电泳时，互补单链因迁移率不同，一般会形成两条单链带。如变性不彻底，残留双链 DNA 亦可形成一条带。因此，PCR - SSCP 分析结果往往会显示三条带。此外，由于一种 DNA 单链有时也可以形成两种或多种构象，故时常出现检出四条（或更多）条带的情况。

三、应用

由于 PCR - SSCP 技术具有快速、简便、灵敏度高、需要样品量少和适于大样本筛选等优点，短短几年中，其已日益广泛地被用于微生物鉴定与分型、人类疾病相关突变基因的检测等领域。

1. 微生物鉴定与分型

微生物鉴定可以通过表型特征或基因型进行。表型特征包括形态特征和生理生化特性等，鉴定方法比较传统，鉴定结果有时会出现偏差。基因型鉴定技术将分子生物学技术应用于微生物的分类鉴定中，即从遗传进化的角度去认识微生物。该方法对微生物染色体的特定片段进行分析或对其染色体外的基因片段进行分析，进而从分子水平对微生物进行分类与鉴定。基因型鉴定方法更加准确，而且重复性好、分辨率高。PCR - SSCP 技术在微生物研究方面的应用主要包括致病微生物的快速鉴定、微生物的分型、追踪微生物的变异等。

2. 人类疾病相关突变基因的检测

基因突变与疾病的发生关系密切，尤其是肿瘤和遗传性疾病，有时仅 1 个碱基的改变就会引起疾病甚至死亡，因此基因突变的检测成为许多疾病研究的切入点。由于 PCR - SSCP 技术可以检测各种点突变及短核苷酸序列的插入或缺失，因此其可用于基因突变的筛选。目前，该方法已大量地用于和肿瘤发生有关的基因突变的检测，如 *p53* 基因、*ras* 基因等。PCR - SSCP 也可用于人类遗传性疾病的筛查和早期诊断、基因诊断以及群体遗传分析、基因分型和遗传基因演化规律的探究等方面。

此外，PCR - SSCP 技术还在生态环境微生物多样性检测和动植物遗传育种等方面有广泛应用。

由于 SSCP 是依据单链 DNA 分子构象的改变来实现电泳分离的，当某些位置的点突变造成单链 DNA 分子构象的改变不大时，往往导致聚丙烯酰胺凝胶电泳无法区分而造成漏检。

四、经典案例分析与解析

（一）案例回放

流感病毒变异可引发流感疫情。2009 年 4 月，美国和墨西哥报道了一种新型猪源性甲型流感病毒株——A（H1N1）pdm09 甲型流感病毒。该病毒是一种三元重组体，同时含有猪、人和禽源病毒的基因片段。2014 年，波兰学者应用多温度单链构象多态性（multi-temperature single strand conformation polymorphism，MSSCP）技术，对 A（H1N1）pdm09 甲型流感病毒台湾分离株的血凝素（HA）基因的遗传多样性及其对中和性抗体表位相互作用的影响进行了研究。

（二）事件调查与分析

在 2009—2011 年台湾地区的流感季节，从患有流感样疾病并有严重并发症的门诊患者中采集了 19 份临床样本（喉拭子或鼻拭子）。为确定病毒的基因型，科研人员首先使用 WHO 公布的检测引物，通过 RT‐PCR 分析了病毒 HA 基因的部分核苷酸序列（第 393~1182 位）。经特征分析确定，本研究中的所有分离株均为 A/加利福尼亚/07/2009 样病毒。

进一步分析这些分离株，通过 cDNAs 扩增出了代表性的 HA 基因片段（包含第 125~302 位核苷酸），该区域编码流感病毒的 HA1 多肽，即从 HA 第 25 位氨基酸开始至 N 端信号肽后结束的一段。为核实扩增产物内是否存在 A（H1N1）pdm09 大流行株的轻微遗传变异突变体，采用了 MSSCP 分析技术。

MSSCP 是在程序性改变凝胶温度条件下进行的非变性电泳分离实验，提高了突变检测的敏感性，并减少了分析时间。如基因片段含有核苷酸替换，则在电泳过程中，温度变化将增加检出具有不同 ssDNA 构象的 PCR 产物的可能性。如果图谱反映有特异的 DNA 序列，则从凝胶中抽提出样品的 ssDNA 条带，再次进行扩增，对 PCR 产物进行测序。

本研究分析了流感病毒台湾分离株的 HA 基因（包含主要的中和性表位）的 MSSCP 结果，从 2010 年和 2011 年获得的样品中分离出的毒株显示其 HA 氨基酸组成有重大变化。在所检测到的突变中，有三处突变可能会影响病毒与抗体的相互作用。

（三）结果

在分析的 19 份样品中，有 14 份样品的序列与 A（H1N1）pdm09 大流行参考毒株的序列一致。对于序列不同的 5 份样品（均出现在 2010 年和 2011 年的病例中），测序发现其存在很多点突变。其中有 3 处点突变（GTA→GGA，GCC→GAC，GAG→AAG）分别导致了氨基酸的变化：缬氨酸（V）→甘氨酸（G），丙氨酸（A）→天冬氨酸（D），谷氨酸（E）→赖氨酸（K）。通过分子模型分析，这些替换可使疫苗有效性降低 17.2%。

（四）结论

A（H1N1）pdm09 流感病毒是全球性的健康威胁，在 2009—2011 年，该病毒株是全球范围内流行的优势性流感病毒亚型。在 2010 年和 2011 年获得的病毒分离株中，其出现了几处明显的遗传学变异，虽然绝大部分变异并未导致明显的结果，但是，HA1表位中存在的三处变异可能导致现有疫苗保护效力的下降。

（五）思考题

（1）试述可用于微生物鉴定与分型的方法主要有哪些？各有何特点？

（2）试比较 MSSCP 技术与传统 SSCP 有何异同？

（陈 勇 赵雪花 王 涛）

第四节 限制性片段长度多态性分析技术

1974 年，Grodzicker 等建立了限制性片段长度多态性（restriction fragment length polymorphism，RFLP）分析技术，它是一种以 DNA - DNA 杂交为基础的第一代遗传标记技术。该技术利用限制性核酸内切酶（restriction endonuclease，RE）能特异识别并切割 DNA 分子的特性，使用同一种限制性核酸内切酶切割不同物种或个体的 DNA 序列，由于不同物种或个体的 DNA 序列存在差异，如果这种差异刚好位于内切酶的酶切位点，即会导致产生不同的酶切片段。RFLP 技术最早用于人类基因组的研究，PCR 技术和电泳技术的发展使其得以不断完善。该技术方便、快捷、价格低廉，目前已广泛用于遗传疾病的基因诊断、细菌分型、生物进化、动物遗传育种等领域。

一、基本原理与分类

（一）原理

限制性核酸内切酶是一类能够识别双链 DNA 中特定核苷酸序列，并能在识别位点或其附近切割 DNA 双链的一类核酸水解酶，该酶的识别序列一般为 4～6 个核苷酸组成的回文结构（palindrome），在生物基因组中广泛存在。

限制性片段长度多态性是指利用特定的限制性核酸内切酶消化不同来源的 DNA 分子时，会得到不同的 DNA 片段（图 5 - 15）。它的分子基础是 DNA 分子出现了碱基的插入、缺失、重排或点突变。DNA 分子上单个碱基的突变可使原有的限制性核酸内切酶酶切位点丧失或获得新的酶切位点，而碱基的插入、缺失等可使原有酶切位点之间的酶切片段长度发生改变。对每一个 DNA - 限制性核酸内切酶组合而言，所产生的片段是特异的。因此，RFLP 可作为一种"遗传标志"，为人类基因组制图提供标记。当其与人类遗传性疾病连锁时，可用于产前诊断或筛选。

利用限制性核酸内切酶、核酸杂交、PCR、电泳等一系列技术，从获取的 DNA 分子中检测出限制性片段长度多态性，称为限制性片段长度多态性技术。其基本原理为：首先获取样品 DNA，利用限制性核酸内切酶酶切样品 DNA，通过凝胶电泳将酶切后的 DNA 片段分离，检测条带，分析结果。

RFLP 反映了 DNA 分子一级结构的差异，但是如果 DNA 变异位点不在限制性核酸内切酶的酶切位点上，则很难将该变异检测出来。此时，可以通过增加酶的种类来弥补这一不足，亦可以通过其他检测方法（如测序）来解决。

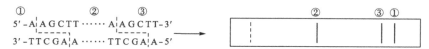

（1）DNA分子包含两个 *Hind*Ⅲ酶切位点，经酶切、电泳后分为三条带。

（2）DNA分子第二个 *Hind*Ⅲ酶切位点突变消失，经酶切、电泳后只有两条带。

图 5 - 15　限制性片段长度多态性的基本原理

（二）分类

1. 基于 Southern 印迹杂交的 RFLP 技术

利用限制性核酸内切酶酶切样品 DNA，产生大小不同的 DNA 片段，通过凝胶电泳将 DNA 片段分开。经充分变性后，通过 Southern 印迹杂交（Souther blot）方法，将这些大小不同的 DNA 片段转移到硝酸纤维膜或尼龙膜上，然后用特异的探针进行杂交，最后通过放射性自显影或其他显色技术显示杂交结果，从而揭示 DNA 的多态性。

该技术的优点：无表型效应，检测不受环境条件和发育阶段影响；在等位基因之间是共显性的，可以区别纯合基因型和杂合基因型，不受杂交方式的影响；可利用的探针较多，可以检测到很多遗传位点。该技术的缺点：需要酶切，故对 DNA 的质量和数量均要求较高，适用于分析靶序列含量相对很高的样品；操作复杂，检测周期长；探针制备较为困难且通常为放射性标记，成本费用也很高。

2. 基于 PCR 的 RFLP 技术

1985 年，Mullis 发明了 PCR 技术后，很快与 RFLP 技术结合，形成聚合酶链式反应限制性片段长度多态性（PCR - RFLP）技术，并得到迅速发展。与基于 Southern blot 的 RFLP 相比，PCR - RFLP 对样品纯度要求不高，不需用放射性标记探针做杂交，适用于个体分析，且方便快捷。

PCR - RFLP 技术作为对 RFLP 技术的改进，用一对特异或相对特异的引物对样品 DNA 的某一段序列进行 PCR 扩增，将扩增产物用一种或数种限制性核酸内切酶酶切，然后将酶切产物通过凝胶电泳分离，经染色后进行检测，得到特异性的电泳谱带，从而达到鉴定不同基因型的目的。PCR - RFLP 技术的关键是要事先设计并选择扩增序列的引物。

二、基本方法

（一）主要过程

以 PCR - RFLP 技术为例，其基本步骤包括样品 DNA 的提取、PCR 扩增、限制性核酸内切酶酶切、酶切片段的凝胶电泳、结果分析等过程。

1. 样品 DNA 的提取

常见样品 DNA 的提取包括从微生物体内、培养的细胞、人外周血细胞或新鲜组织细胞中提取基因组 DNA（详见第三章及本章第三节）。

2. PCR

以提取的基因组 DNA 为模板，设计引物，通过 PCR 扩增出变异位点附近的 DNA 片段，鉴定、回收、纯化 PCR 产物备用（详见本章第三节）。

3. 酶切（以单酶切为例）

建立 20 μl 的限制性核酸内切酶酶切反应体系，依次加入：灭菌去离子水（ddH$_2$O）16 μl，10×酶切缓冲液 2 μl，限制性核酸内切酶 3～5 U，纯化后的 PCR 产物 2 μl（2 μg）。混匀，于 37 ℃水浴 1～1.5 小时。

4. 电泳

本实验可通过琼脂糖凝胶电泳（agarose gel electrophoresis）或聚丙烯酰胺凝胶电泳分离酶切后的 DNA 片段并分析结果，本节重点介绍前者。

琼脂糖凝胶电泳是分离、鉴定和纯化 DNA 分子的重要技术手段之一。电泳的分辨率取决于凝胶的浓度，浓度越高，凝胶颗粒间的空隙越小，其分辨率也就越高。一般情况下，核酸分子带有许多负电荷，在电场中会向正极移动。在一定电场强度下，线性 DNA 分子迁移率的大小与其分子量的对数成反比，可以通过与 DNA 分子量标准（DNA marker）的比较来确定其分子质量。琼脂糖凝胶电泳时，常使用溴乙锭（EB）作为染料，EB 通过嵌入 DNA 分子的碱基之间而形成荧光结合物，并可在紫外灯下发射荧光，便于观察。琼脂糖凝胶电泳的主要过程如下。

（1）电泳槽的处理：洗净、晾干电泳槽，用胶带纸封住制胶盘四周，形成一个胶模，放入电泳槽或放在水平操作台上。

（2）根据待分离 DNA 片段的长度，确定合适的琼脂糖凝胶浓度，详见表 5-3。

表 5-3 常用琼脂糖凝胶浓度的选择

琼脂糖浓度（%）	线性 DNA 片段的有效分离范围（bp）
0.5	1 000～30 000
0.7	800～12 000
1.0	500～10 000
1.2	400～7 000
1.5	200～3 000

（3）称取琼脂糖，倒入含一定体积电泳缓冲液（如 1×TAE）的三角烧瓶，用滤纸松松塞住瓶颈，用微波炉（或电炉）加热使琼脂糖迅速溶化（不时摇动三角烧瓶）。

（4）凝胶于室温下冷却至不烫手，加入浓度为 10 mg/ml 的 EB 至终浓度为 0.5 μg/ml，轻轻摇匀，不要产生气泡。

（5）电泳槽中放好点样梳，将琼脂糖溶液小心倒入胶膜，检查梳齿下、梳齿间和泳道中是否有气泡产生，若有，应将其吸去或重新倒胶。室温下放置 30～45 分钟，使胶凝固（胶的厚度在 3～5 mm）。

（6）小心撕除胶带纸，移去点样梳及隔板，电泳槽中加入电泳缓冲液，使缓冲液浸过胶面约 1 mm。

（7）混合 DNA 样品和 6×上样缓冲液，用加样器将样品加入加样孔，DNA marker 应分别加在样品孔的左右两侧。

（8）接上电源线（点样端位于负极），打开电源，恒压，1~5 V/cm，电泳至溴酚蓝迁移到合适位置。

（9）切断电源，拔下电线，用薄膜包住凝胶，在紫外透射反射仪下或凝胶成像系统中观察并拍照。

（二）重要试剂

本技术的主要试剂有：TBS（Tris 盐酸缓冲液）、TE、裂解缓冲液、苯酚、蛋白酶 K（20 mg/ml）、电泳缓冲液（如 TAE）、琼脂糖、溴乙锭、6×上样缓冲液等。

（三）注意事项

（1）高质量的 DNA 样品是 RFLP 技术成败的关键，样品中应尽可能去除蛋白质和 RNA，同时不能含酚、乙醇、SDS 等物质。由于基因组 DNA 分子量庞大，提取过程中动作要轻柔，不可剧烈振荡。要使用切去尖端的吸管或"平头"的巴氏吸管，以免损伤 DNA。

（2）PCR 引物的设计和限制性核酸内切酶的选择是决定实验成败的另一个关键因素。一个好的引物设计应能够保证 PCR 扩增产物的特异性和获得率，扩增产物经酶切和凝胶电泳后，也应能够准确、清晰地分离出相应条带。

（3）一些限制性核酸内切酶会有消化不完全的现象，这是 PCR-RFLP 分析中的主要问题。对于精确度要求高的基因分型，最好使用两种以上不同原理的实验方式相互印证。

（4）琼脂糖凝胶电泳操作简便、快捷、灵敏，是分离、鉴定和纯化核酸的首选方法，聚丙烯酰胺凝胶电泳分辨率高于普通琼脂糖凝胶电泳，适用于低分子量核酸序列的分析（如片段小于 0.5 kb，推荐使用聚丙烯酰胺凝胶电泳）。

（四）结果分析

以一个酶切位点为例，介绍用 PCR-RFLP 技术对某一基因多态性的分析。如图 5-16 所示，电泳结果出现 2 种带型。泳道 2 为 PCR 产物；泳道 3 为一种多态性（酶切位点保留）：PCR 产物经酶切后，分为两条带；泳道 4 为另一种多态性（酶切位点丢失）：限制性核酸内切酶无法将 PCR 产物切开；泳道 1、5 为 DNA marker。

三、应用

与 PCR-SSCP 技术一样，PCR-RFLP 技术也是一种以 PCR 为基础，基于 DNA 结构差异而进行的快速、灵敏、有效的基因点突变的检测方法。因此，该技术在微生物鉴定与分型、人类疾病相关突变基因的检测、物种遗传背景分析和亲缘关系确定、动植物遗传育种等领域均有着广泛的应用。

并不是所有的 DNA 单核苷酸多态性都可以引起限制性核酸内切酶位点改变，因此一些多态位点是不能用 PCR-RFLP 检测的。据估计，只有 40% 的单碱基改变可以用 30 种常见的限制性核酸内切酶检测，许多 DNA 单核苷酸多态性不改变已知的限制性酶

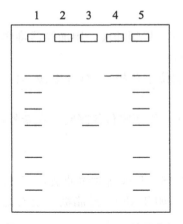

图 5 - 16 PCR - RFLP 结果分析

切位点，可用人工的错配 PCR - RFLP 做分型。

四、经典案例分析与解析

（一）案例回放

结核病（tuberculosis，TB）是影响全球数百万人的严重传染病。据统计，全世界约有三分之一的人口感染结核，每年约有两百万人死于结核。其中，95％的结核病病例和98％的死亡病例出现在发展中国家。世界卫生组织建议使用标准化 TB 短期化学方法治疗结核，但该疗法仅对未产生耐药性的菌株有效。由于存在基因突变，结核分枝杆菌（*Mycobacterium tuberculosis*，MTB）出现了抗生素耐药性，而由于耐药性，结核分枝杆菌（DR - TB）感染的病例日益增多，使结核病的治疗变得越加复杂。

南非是 TB 的高发国家之一，2003—2005 年的发病率分别为 550/10 万、718/10 万和 600/10 万。其中，2004 年耐药性病例的发病率，在普马兰加省为 156/10 万，在林波波省为 58/10 万，而在豪登省则为 662/10 万，明显高于其他省份。位于豪登省 Dr. George Mukhari（DGM）医院的结核病实验室，收集了 2004 年 1 月至 2006 年 12 月在该院就诊的（来自豪登省、林波波省和普马兰加省）所有疑似结核病患者的痰液样本共 21 913 例，利用 IS 6110 RFLP 技术确定了 338 例耐药性结核分枝杆菌菌株的遗传多样性，并阐述了南非豪登省、林波波省和普马兰加省散播病原体的主要系统分支。

（二）事件调查与分析

1. 样本处理及耐药性检测

痰液样本在 BacT/ALERT 3D 系统中培养，阳性培养物用 Ziehl-Neelsen 进行抗酸染色，并使用 AccuProbe DNA 杂交试剂盒进行确认。进一步检查所有分离株对异烟肼（INH）、乙胺丁醇（EMB）、链霉素（SM）和利福平（RIF）的敏感性，最终从21 913 名患者的样本中总共分离到 338 株耐药性结核分枝杆菌。

2. IS 6110 RFLP DNA 指纹图谱分析

使用传统方法提取耐药性结核分枝杆菌菌株基因组 DNA，再用 Pvu Ⅱ进行酶切，琼脂糖凝胶电泳分离酶切产物，酶切片段转移至尼龙膜上，使用辣根过氧化物酶标记的

245 bp IS 6110 探针进行杂交。

（三）结果

通过对患者痰液样本的培养，分离获得 1 648（7.5％）株 MTB，随后从 1 648 株菌株中获得 338（20.5％）株耐药菌株。在 338 株菌株中，97（28.7％）株来自豪登省，32（9.5％）株来自林波波省，209（61.8％）株来自普马兰加省。

在 161 株（161/338）RIF 耐药菌株中，44.7％（72/161）的菌株第 516 位密码子存在核苷酸替换（GAC→GTC），50.3％（81/161）的菌株第 526 位密码子存在核苷酸替换（CAC→GTC）。总体上，观察到了 17 种不同的突变：29.4％（5/17）的菌株为单一突变，64.7％（11/17）的菌株为双重突变，5.9％（1/17）的菌株为三重突变。

在 204 株（204/338）INH 耐药菌株中，90.2％（184/204）的菌株第 315 位存在核苷酸替换，其中，67.9％（125/184）为 AGC→ACC，20.7％（38/184）为 AGC→AAC，11.4％（21/184）为 AGC→ACA。20 株菌株第 314 位密码子存在突变（ACC>CCC），导致 9.8％的菌株存在 INH 耐药性。

（四）结论

依据 IS 6110 RFLP 技术对 MTB 菌株进行 DNA 指纹图谱分析，可有效检测出耐药性菌株的遗传多态性。

（五）思考题

（1）试分析 PCR－SSCP 技术与 PCR－RFLP 技术有何异同？

（2）查阅文献，分析结核分枝杆菌出现抗生素耐药的原因有哪些？

（陈　勇　吴勉云　王　涛）

第五节　扩增片段长度多态性技术

扩增片段长度多态性（amplified fragment length polymorphism，AFLP）技术是 1992 年荷兰科学家 Zbaeau 和 Vos 发展起来的一种检测 DNA 多态性的新方法。AFLP 对基因组总 DNA 酶切后经 PCR 进行选择性扩增。AFLP 技术是在随机扩增多态性 DNA（RAPD）和限制性片段长度多态性（RFLP）技术上发展起来的新技术，具有 RFLP 技术高重复性和 RAPD 技术简便快捷的特点，其不需要知道基因组 DNA 的序列特征，同时弥补了 RAPD 技术重复性差的缺陷，是分子标记技术的又一次重大突破，目前被认为是一种理想、有效的分子标记。AFLP 技术能同时检测到大量的位点和多态性标记。此技术已经成功地用于医学诊断、遗传多样性研究、种质资源鉴定方面的研究、遗传图谱构建等。

一、基本原理与分类

（一）原理

单核苷酸突变、插入及缺失突变导致限制性酶切位点增加或减少，AFLP 技术将酶切后的基因组 DNA 片段与人工设计合成的接头连接，通过选择性 PCR 扩增、电泳后形成 DNA 指纹图谱。基因组 DNA 用两种限制性核酸内切酶进行酶切，一个为酶切位点丰富的内切酶（识别位点一般为 4 个碱基），产生较小的 DNA 片段；另一个为酶切位点稀有的内切酶（识别位点一般为 6~8 个碱基），产生较大的 DNA 片段。接头是人工合成的寡核苷酸，长 16~20 bp，由核心序列和限制性核酸内切酶位点特异区组成，把酶切片段与有共同黏性末端的人工接头连接。连接后的黏性末端序列和接头序列作为 PCR 反应引物的结合位点，通过 PCR 反应对酶切片段进行预扩增和选择性扩增。由于限制性片段太多，全部扩增后产物难以在凝胶上分开，为此在引物的 3′端加入 1~3 个选择性碱基。这样，只有那些能与选择性碱基配对的片段才能与引物结合，成为模板而被扩增，从而达到对限制性片段进行选择性扩增的目的。最后，通过琼脂糖凝胶电泳或聚丙烯酰胺凝胶电泳，将这些特异性的扩增产物分离开来。AFLP 的原理如图 5 - 17 所示。

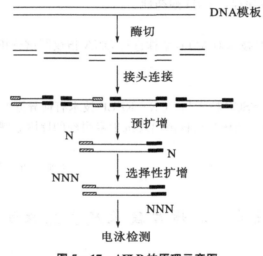

图 5 - 17　AFLP 的原理示意图

（二）分类

1. 单内切酶扩增片段长度多态性技术

单内切酶扩增片段长度多态性（selective amplified DNA fragments，SADF）技术采用单种限制性核酸内切酶对基因组 DNA 或 cDNA 进行消化，并且使酶切产物和接头连接在同一反应体系中进行，选择性扩增产物在琼脂糖凝胶电泳后即可进行分离检测。对于基因组相对简单的生物，利用单种限制性核酸内切酶进行酶切不仅快速而且重复性好；但对于基因组复杂的生物，由于琼脂糖凝胶电泳的分辨率较低，往往受到一定的限制。

2. 三内切酶扩增片段长度多态性技术

三内切酶扩增片段长度多态性（three endonuclease amplified fragment length polymorphism，TE - AFLP）技术应用三种限制性核酸内切酶（两种低频剪切酶和一种高频剪切酶）和两组接头在单一的缓冲体系中对基因组 DNA 进行酶切和连接，以此来研究 DNA 片段多态性。这种方法与传统的双酶切 AFLP 技术相比，分辨率更高，带谱的数目减少且分布均匀，特别适用于复杂基因组的多态性条带鉴定和分离，以及自动荧光标记序列的研究。

3. 互补 DNA 扩增片段长度多态性技术

互补 DNA 扩增片段长度多态性（cDNA - amplified fragment length polymorphism，cDNA - AFLP）技术是将 AFLP 技术应用于 mRNA 表达差异性分析的一种 mRNA 指纹图谱技术。基本原理是将分离纯化的 mRNA 反转录成 cDNA 第一链，再以第一链为模板合成双链 cDNA，然后以此双链 cDNA 为模板进行酶切、连接、预扩增和选择性扩增，最后找到差异表达的片段。利用 cDNA - AFLP 技术对表达基因进行研究对定位基因、明确基因功能更具意义。该技术重复性好，假阳性率低，可检测低丰度表达的 mRNA，准确反映基因间表达量的差别，并可全面获取转录基因组的表达信息。自其诞生以来，许多研究者将此法用于基因的差异表达谱分析以及差异表达基因的克隆，但该法的主要局限性在于不易分离到全长序列。

此外，在 AFLP 基础上发展起来的还有选择性扩增多态微卫星位点（selective amplification of microsatellite polymorphic loci，SAMPL）、甲基化敏感扩增多态性（methylation sensitive amplification polymorphism，MSAP）、荧光扩增片段长度多态性（fluorescent amplified fragment length polymorphism，FAFLP）、直接扩增长度多态性（direct amplification of length polymorphism，DALP）等技术。

二、基本方法

AFLP 的基本方法包括提取准备模板 DNA、选择限制性核酸内切酶进行酶切、接头准备及连接、DNA 片段的预扩增及选择性扩增、电泳及银染检测结果等。

（一）操作程序

1. 模板 DNA 的准备

提取基因组 DNA 并定量，若 DNA 样本不多，在保证浓度的情况下反应体积可以适当减少。一般 100 ng 的基因组 DNA 作为反应模板是足够的。

2. 酶切

为了使酶切片段长度分布均匀，一般采用两种限制性核酸内切酶，一种用有 6 个碱基识别位点的限制性核酸内切酶（常用 $EcoR$ I、Pst I 或 Sac I），另一种用有 4 个碱基识别位点的限制性核酸内切酶（常用 Mse I、Taq I）。酶切结果用琼脂糖凝胶电泳进行检测，跑出的带以弥散状、无明显主带为佳。

3. 接头连接

选择跟限制性核酸内切酶配套的接头。连接反应体系：T_4 DNA Ligase 连接酶、$10 \times$ buffer、双酶切产物、接头 1、接头 2、双蒸水（ddH$_2$O），于 22 ℃ 3 小时或过夜，65 ℃ 10 分钟终止反应。

4. DNA 片段预扩增

DNA 样品预扩增是为了充分利用连接产物，同时获得较多扩增产物，为进一步筛选扩增引物提供保障。预扩增所用引物 3′ 端有 1 个选择性碱基，对扩增模板进行初步筛选。这样一方面可以避免直接扩增造成的指纹带型背景拖尾现象，另一方面可以避免直接扩增由引物 3′ 端 3 个选择性碱基误配形成的扩增产物。

5. 选择性扩增

预扩增产物经 20 倍稀释后进行选择性扩增。所用引物 3′ 端有 3 个选择性碱基的延伸，通过 3 个选择性碱基的变换可获得丰富的 DNA 片段。扩增后的样品中加入 20 μl 上样缓冲液，混合，于 95 ℃变性 5 分钟，立刻转移进行冰浴冷却，于 4 ℃保存。

6. 变性聚丙烯酰胺凝胶电泳

采用变性聚丙烯酰胺凝胶电泳，检测 AFLP 扩增产物。

7. 电泳产物银染

染色显影后的胶板于室温下自然干燥，扫描成图像文件，胶板可以永久保存。

8. 数据分析与结果评价

利用图像处理软件 Cross Checker、GeneScan、Gelcompa 及 Perkin-Elmer 公司的 Quantar 等软件进行数据分析。基本原理是将扩增图谱转换成由数 "1" "0" 组成的数据矩阵。例如，Cross Checker 软件将每处扩增带看作是一个具有两个等位基因的位点，统计各引物组合的扩增总位点数和多态位点率。多态位点率＝基因池间多态位点数（r）/该引物扩增出的总位点数（n）。

（二）重要试剂

限制性核酸内切酶（如 EcoR I、Mse I），T_4 连接酶试剂盒，Taq 酶，AFLP 引物，dNTP，聚丙烯酰胺凝胶电泳相关试剂，琼脂糖凝胶电泳相关试剂，银染试剂（冰醋酸溶液、$AgNO_3$ 溶液、甲醛、$Na_2S_2O_3$）。

（三）注意事项

1. 模板 DNA 的浓度和纯度

模板 DNA 的制备是非常重要的一个基础环节，符合标准的模板 OD_{260}/OD_{280} 应该在 1.8～2.0，说明所提取的 DNA 中蛋白质和 RNA 去除干净，纯度高。在用琼脂糖凝胶电泳检测时符合标准的 DNA 应该是条带整齐、明亮，无拖尾现象，且无 RNA 条带的出现。

2. 引物及内切酶的选择

设计选择性扩增引物及不同引物组合、合适的限制性核酸内切酶对 AFLP 分析的准确度具有关键性作用。AFLP 引物由三部分组成：5′ 端的与人工接头序列互补的核心序列、限制性核酸内切酶特定识别序列及 3′ 端的带有选择性碱基的黏性末端。其中 AFLP 接头（包括核心序列和酶特定识别序列）的设计是关键，常用的多为 EcoR I 和 Mse I 接头，接头和与接头相邻的酶切片段的碱基序列是引物的结合位点，合成的寡核苷酸接头经过 94 ℃变性、37 ℃退火，于 4 ℃保存备用；理论上每增加一个选择性碱基，将只扩增限制性片段的 1/4，在两个引物上都有 3 个选择性碱基的情况下，则仅获得 1/4 096 的片段。也就是说，只有那些两端序列能与选择性碱基配对的限制酶切片段被扩增。所以末端添加选择性碱基是选择用于扩增的特定的限制性片段的一种精确而有效的方法。一般采用双酶切，酶切组合选择根据分析对象的种类特点和所要求的分辨度决定，其由一个高频内切酶（如 Mse I）和一个低频内切酶（如 EcoR I）组成。此外，应根据基因组 GC 含量选择不同的内切酶组合。

3. 酶切时间

要确定适宜的酶切时间，酶切时间太长浪费时间，延长实验周期；酶切时间太短则PCR 产物大片段较多，带型密集，不易分辨。实验时必须保证基因组 DNA 酶切完全，否则会影响最终实验结果。

4. 连接产物的预扩增和选择性扩增

预扩增产物经琼脂糖凝胶电泳检测呈明亮的连续片状，即通常所说的"smear"状。选择性扩增产物条带应界限清晰，无拖带、涂抹带及非特异性条带出现。在实验中需针对 DNA 模板、内切酶、循环次数等进行多次实验或梯度实验，以寻找最佳用量。采用巢式 PCR 可有效减少"smear"现象出现。

5. 聚丙烯酰胺凝胶电泳

胶平板应格外清洁，残留的去污剂会导致银染时产生褐色背景或在灌胶时产生气泡，从而影响 DNA 分子条带的形状（如使条带成锯齿形）与迁移方向。电泳前必须完全冲洗掉点样孔中的尿素和未聚合的聚丙烯酰胺。如孔中残留尿素，电泳跑出的条带会发虚；聚丙烯酰胺的残留则会使电泳条带弯曲。电泳时，样品变性要完全，若变性不充分，样品孔内会有很深的条带。

6. 银染

硝酸银需溶解完全，避免出现黄色斑点影响结果观察，显影液的水洗时间、显影时间及脱色时的水洗时间均不宜太长，所有溶液均需现配现用。

三、应用

AFLP 技术最初用于对植物基因组的分析。在人类基因组计划的推动下，美国制订了植物基因组计划，其他国家也分别开展了不同植物的基因组研究项目。随着技术的不断改进和完善，目前，AFLP 技术被广泛应用于疾病暴发调查时的病原体分型检测、微生物的遗传多样性分析、遗传图谱构建及基因定位等多个领域。

（一）在传染病暴发流行时病原体分型检测中的应用

AFLP 技术被广泛应用于流行病学调查，通过 DNA 指纹图谱可探索菌株间的遗传相关性，对不同时间来自不同地区、不同来源的菌株进行鉴定和分型，有助于确定传染源、识别特殊的菌株，并可确认或排除暴发，区分不同地区、不同时间病原体的流行强度，为疾病预防控制策略的制定提供依据。Valsangiacomo 等首先将 AFLP 技术应用于嗜肺军团菌的分子分型，对来自环境和患者的嗜肺军团菌分离株的分析结果与标准的RFLP 方法一致。对 28 名患者样本中的幽门螺杆菌的分型结果表明，AFLP 技术可以区分来自不同个体的菌株，而家庭成员间分离的菌株来源是相同的。利用 AFLP 技术对 1961—1993 年的 45 株霍乱弧菌进行分析，发现不同时期霍乱弧菌的流行病学特征及1991 年非洲东南部和西部地区的流行疫源的明显不同。AFLP 技术以其高分辨力、重复性好及只需少量 DNA 样本的特点，已成为大肠埃希菌、霍乱弧菌、肺炎链球菌、军团菌、伤寒沙门菌、单核细胞增生性李斯特菌等引起疾病暴发时分子流行病学调查的快速、有效的方法，且有助于理解多次流行中病原体种系的进化过程。

（二）在疾病病因研究及诊断中的应用

AFLP 能可靠地检测出菌株的同时，还可以分析出菌株的亲缘关系，适用于疾病的早期诊断。在尿路感染病例中，利用 AFLP 技术对人和动物中分离的支原体进行扩增，得到 50～500 bp 的 DNA 指纹图谱，确定了遗传相关性，有助于明确病因，进行及时有效治疗。在肿瘤发病机制的研究中，肿瘤易感基因的检测是首要任务，而 AFLP 标记为肿瘤基因组的检测带来了一种新的方法。Fukuda 等用 cDNA - AFLP 法对大鼠高低转移性骨肉瘤基因组进行对比检测，得到 43 条差异片段，通过筛选，克隆出与大鼠骨肉瘤转移有关的 4 种差异表达基因。Majima 等应用同样的方法克隆出与肾癌发生相关的一种新基因——Niban，Yamamoto 应用甲基化敏感 - AFLP 技术检测了乳腺癌的基因变化。这些都对肿瘤发病机制的研究有重要作用。

（三）耐药细菌的监测与控制

由于 AFLP 技术是针对细菌全基因组进行酶切，在进行流行病学调查和医院感染监测方面，AFLP 比传统的 PCR 更有优势。研究较多的是对耐药鲍曼不动杆菌的分型，Donnarumma 等的研究结果表明，利用 AFLP 技术对鲍曼不动杆菌鉴定和分型的重复性高于 90％。通过 AFLP 构建指纹图谱，可了解耐药菌株在医院内或医院间的分布特征及发展迁移的变化情况，对不同来源的菌株进行耐药分析，对医院感染暴发时细菌分子流行病学的调查与鉴定具有重要的临床价值。

（四）存在的问题及对策

AFLP 技术所需 DNA 量少、扩增效率高、分辨力较强、结果稳定可靠，且不受基因组来源和复杂度的影响，可以对不同时间、不同实验室的结果进行比较，是对生物基因组进行分析的一种较为理想的方法。AFLP 标记的不足之处在于步骤烦琐、费时，所需实验试剂及设备费用较高，操作技术难度大，如要求高质量、高纯度 DNA，扩增需要两次 PCR 反应，对接头技术的要求较高，且由于其灵敏度高，微量的 DNA 污染可以导致很大的偏差等。随着 AFLP 操作步骤的逐步改进，AFLP 技术的应用范围会不断扩大，AFLP 标记将成为研究基因表达的一种非常有效的方法。

四、经典案例分析与解析

（一）案例回放

西班牙由于水源污染引起一起军团菌感染的暴发流行。2006 年 6 月 1 日，4 例确诊病例被上报至纳瓦拉公共卫生部门，病例均出现在该区的经济政治文化中心潘普洛纳，随后确认军团菌病暴发。研究结果表明，由冷却塔产生的气溶胶是社区军团菌病暴发的主要原因，但控制还存在一定难度，冷却塔所在地区的人口密度及合适的控制措施可影响暴发的范围和持续时间，病死率可超过 10％，很少低于 1％。因此，研究人员对该地区及邻近地区从流行病学、病原微生物学、环境方面进行了可能的传染源调查。

（二）事件调查与分析

1. 流行病学调查

2006 年 6 月 1 日军团菌病暴发出现后，研究人员采用前瞻性和回顾性研究在应急场所、医院和初级卫生保健中心进行了调查，同时将暴发信息上报至西班牙和欧洲流行病学监测网络。

由于在暴发前几天肺炎发病率增高，患者尿中链球菌抗原阳性而军团菌抗原阴性，因此相关人员将有军团菌感染的临床症状、典型胸部 X 线片表现且尿中军团菌抗原阳性者定义为确诊病例。

以临床报告为参考，判断是否是确诊病例并估计诊断时间。所有病例均随访至康复或出院，确诊的当日或几天后立即对患者进行调查。住院期间采用面对面询问病例，出院后通过电话询问病例的基本信息、居住地、工作地及潜伏期内（症状出现前 2～10 天）去过的地区。由于病例集中在第二行政区，又特别调查了病例在此地区居住或工作的时间，还调查了其他军团菌感染的危险因素。采用罹患率进行流行病学的追踪溯源分析。

2. 病原学分析

环境标本处理后，按照 ISO 11731/1998 的要求在纳瓦拉公共卫生实验室进行军团菌培养，每个阳性标本最少重复 5 次，同时有 2 份克隆被送到国家微生物学参比实验室进行分型。临床和环境标本中分离到的军团菌由免疫荧光鉴定。之后采用欧洲军团菌感染工作组推荐的 AFLP 分型方案对嗜肺军团菌进行流行病学分型。AFLP 型别与之前西班牙分离的代表性菌株进行比对。

3. 环境调查（病原体溯源调查）

2006 年 6 月 2 日，研究人员检测了第二行政区 11 栋建筑物中的 31 座冷却塔和 7 个观赏性喷泉水中的灭菌剂含量，用快速实验原位检测了每个冷却塔的军团菌抗原，并浓缩 100 倍后在实验室重复。用直升机排除了可能会导致传播、未登记的冷却塔及其他设施。每座冷却塔和喷泉中的水样都在实验室进行了军团菌的分离。研究人员还调阅了供应该地区家庭及所有冷却塔的水网中氯元素及潘普洛纳二区气候监测的结果。

（三）结果

1. 流行病学调查

从 5 月 30 日到 6 月 12 日共确诊感染军团菌的病例 146 例。年龄在 21～97 岁，平均为 61 岁，72 例为男性。76 例（52%）患者入院治疗，60 岁以上人群的住院比例（62%）高于其他年龄组，7 例接受加强护理，没有死亡病例。不同性别、在二区的停留原因和居住地段间的入院率没有差别。最早 1 例在 5 月 27 日出现症状，最后 1 例在 6 月 9 日发病。发病有 5 月 30 日和 6 月 1 日两个高峰，而军团菌的传播时间在 5 月 23 日—30 日。

65 例（45%）居住在二区，73 例（50%）在潜伏期内到过二区，8 例在邻近区居住。二区的第 2 分区（共 17 个分区）发病率最高，明显高于其他分区，共确诊了 16 例病例，南部的 4 个分区发病率也高于平均值。40～59 岁组和年龄在 60 岁以上组的发病率分别是 20～29 岁组的 8 倍和 20 倍。

2. 病原学分析与溯源调查

调查者从 5 例住院典型患者的唾液中分离出军团菌，均为嗜肺军团菌 1 型，AFLP 分型为 CNM 037。31 座冷却塔中有 4 座军团菌抗原检测呈阳性，3 座冷却塔水样中军团菌浓度大于或等于 10^4 CFU/L，1 座军团菌浓度大于或等于 10^3 CFU/L。3 座冷却塔水样为嗜肺军团菌血清 1 型 OLDA，位于第 2 分区；第 4 座冷却塔含有嗜肺军团菌血清

1型 Pontiac，位于第7分区。第2分区的一座冷却塔中分离的军团菌亚型与上述5名患者中分离出的菌株相同，结合流行病学调查结果（该冷却塔所处的行政区内罹患率最高，52%的病例在该冷却塔1km范围内居住，所有的病例均到过或在该冷却塔2km范围内居住），提示该冷却塔产生的气溶胶是主要的传播因素。

3. 环境与气候调查

6月2日快速实验结果表明，31座冷却塔中有4座的水样军团菌抗原呈阳性，且只用了非氧化性灭菌剂。在所有冷却塔中，经西班牙卫生部门批准使用的灭菌剂的浓度均超出生产商推荐的最低含量。地区水网监测结果表明氯元素含量在 $(0.6\sim0.8)\times10^{-6}$。

从军团菌病暴发前的5月23日—31日，该地区没有下雨，以微弱的北风为主，5月21日气温为28℃，27日达到32℃，29日回落至20℃。暴发期间二区所有的建筑工程正常进行，且建筑材料在分离出军团菌的冷却塔的200m内频繁移动，所产生的粉尘促进了军团菌在邻近冷却塔间的扩散。

（四）结论

本次暴发与冷却塔消毒不彻底有关，6月2日政府部门根据快速实验的结果，关闭了军团菌抗原呈阳性的4座冷却塔，6月6日又关闭了较远的其他两座冷却塔，12日后就没有新病例出现。

（五）思考题

研究中为什么要进行环境与气候调查？

（王　芳）

第六节　随机扩增多态性 DNA 分析技术

随机扩增多态性 DNA（random amplified polymorphic DNA，RAPD）技术是建立于 PCR 基础上检测基因组 DNA 多态性的技术。从1990年 Williams 和 Welsh 首次应用至今，RAPD 技术由于有操作简便、快速、省时、省力、DNA 用量少的优点，迅速受到人们的重视，并在农、林、医等领域中得到广泛应用，在基因定位与分离、连锁和系统演化等各方面取得了很大的成就。

一、基本原理

RAPD 技术是建立在 PCR 技术上的一种分子标记技术，其以大量随机排列的不同寡聚核苷酸单链为引物，以待研究的基因组 DNA 为模板进行扩增，扩增产物通过聚丙烯酰胺凝胶电泳或琼脂糖凝胶电泳分离，染色后分析基因组 DNA 的多态性。即 RAPD 技术通过分析基因组 DNA 经过 PCR 扩增的多态性片段来诊断生物体内基因序列与外在性状表现之间的规律，由于片段被引物选择性扩增，扩增后的片段能在凝胶上清晰地显现出来，所以就可以通过同种引物扩增条带的多态性反映模板的多态性。

RAPD 引物长度为10个核苷酸左右，引物顺序是随机的，因而可以在被检测对象无任何分子生物学资料的情况下对其基因组进行分析。任一特定的 RAPD 引物（即随机引物）在模板的两条链上都有互补的位置，且只要引物的 $3'$ 端之间的距离在一定的长度范围之内，就可以扩增出 DNA 片段。如果基因组 DNA 片段发生插入、缺失或碱基突变，就可能引起特定引物结合位点的分布发生变化，从而导致扩增产物数量和大小发生改变，表现出多态性。在低退火温度下，用一系列（通常数百个）不同的寡聚核苷酸序列为引物对基因组 DNA 进行扩增，增加了引物与模板的结合机会，将产生若干单引物 PCR 扩增产物，从而形成该引物的特异图谱（图 5-18）。因此，RAPD 技术可用于分析不同个体间的多样性，也可用于构建基因组指纹图谱，RAPD 片段克隆后还可转化为特定序列扩增（sequence characterized amplified regions，SCAR）标记进行图谱分析。

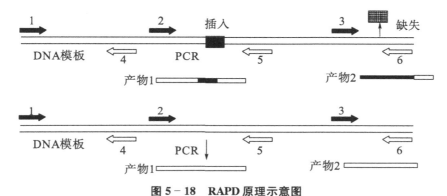

图 5-18　RAPD 原理示意图

第一条：正常 DNA 模板；第二条：小片段 DNA 插入/缺失模板，1~6 为随机引物。

二、基本方法

（一）基本程序

RAPD 技术的基本程序包括样品 DNA 的提取及纯度检测、PCR 扩增、电泳、结果分析四步。

样本 DNA 的提取及纯度检测详见本书第三章。PCR 的反应体系（25 μl）为：模板 DNA（50 ng/μl）1 μl，随机引物（5 μmol/L）1 μl，10×PCR 缓冲液 2.5 μl，MgCl$_2$（25 mmol/L）2 μl，dNTP 2 μl，Taq 酶 1 U，加 ddH$_2$O 至 25 μl。以提取的基因组 DNA 为模板，通过 PCR 扩增出不同长度的 DNA 片段。循环结束后，取 PCR 产物进行 2%琼脂糖凝胶电泳。反应重复 2 次，以两次中重复稳定出现的亮带作为统计对象，通过统一的 DNA marker 进行校准，标定条带的位置。用 UPGMA 方法进行聚类。根据 RAPD 扩增结果计算遗传相似性系数，即 Dice 系数：

$$S=2 N_{xy}/(N_x+N_y)$$

N_{xy} 为不同菌株种间共有的扩增带，N_x 为菌种 X 总的扩增带，N_y 为菌种 Y 总的扩增带。S 值反映不同菌株电泳条带的相似性程度，范围在 0~1，S 值为 0 代表完全不相关，S 值为 1 代表完全相同。根据聚类结果，按不同菌株的遗传相似性系数进行分型，小于 80%（也有定义为 90%）的为不同型（type），90%~100%为不同的亚型，相似性系数等于100%的不同菌株为同一亚型。

图5-19是细菌的分型结果，根据所得DNA片段数目及移动距离大小对菌株进行相似度比较后分为两型：菌株1、2和5为一型，菌株3和4为另一型，M为DNA marker。

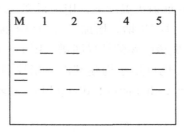

图5-19　RAPD结果分析

（二）重要试剂

随机引物、Taq酶、10×PCR缓冲液、$MgCl_2$、dNTPs、不同来源的DNA模板。

（三）注意事项

1. 反应物

精确的模板DNA浓度是RAPD实验的关键。模板DNA浓度过低，扩增产物不稳定，重复性不好，会产生假的条带，即引物伪迹；浓度过高，会导致错误配对并增加非专一性扩增产物，即弥散型产物。而若循环数控制不好，引物则被过早消耗完，可造成不等长度的延伸。相对而言，模板纯度影响不大。引物、Mg^{2+}的浓度也影响产物的特异性和引物二聚体的形成。在正式实验前，应对各种反应物的浓度进行优化，就引物而言，应在具体实验中把一定数量差异梯度的引物图谱同时进行分析，比较它们之间的差异，直到差异变化不大，得到的系统聚类图相对稳定为止。

2. 温度

RAPD变性和延伸的温度一般没有太大变化，而退火温度则影响较大。退火温度低，引物和模板结合的特异性较差，出现的条带可能增多；退火温度高，引物和模板结合特异性增加。在优化方案中，退火温度可能要提高，以便降低背景，得到少而清晰的条带。温度的梯度也是十分重要的，特别是退火与延伸之间的温度梯度。

3. 电泳分辨率

电泳时，不同分子量的扩增产物可能没有分开而形成一条带，凝胶分离系统和基因组的亲缘关系有可能提高这类事件的发生概率。而高浓度（2%）的琼脂糖凝胶有助于提高分离时的分辨率。一般用琼脂糖凝胶电泳分离的是确切、重复率高的带。聚丙烯酰胺凝胶电泳和银染的分辨率高，且揭示更多的多态性信息，故而可加快分子标记的鉴定过程。

4. 电泳结果的判读

电泳结果的判读会影响RAPD结果的可信度，条带的重复性是最重要的取舍指标，而条带的强弱不应该作为取舍的指标，特别是研究分子标记或构建基因连锁图谱时更不可取。若某一个体的某个位点的全部条带均弱，应考虑其模板DNA可能存在问题，如模板 DNA 的浓度、分子量不合适；若某一个体仅有一条或几条带弱，则可能存在拷贝数差异。由非专一性扩增、产物间退火或其他因素导致的重复性不好的弱带，应舍弃。

三、应用

RAPD 技术可用于传染病暴发的分型溯源分析，包括医院感染的病原微生物基因多态性分析，传染病的疾病监测，家族遗传病相关基因的克隆鉴定，慢性病的发病机制的表型研究、基因诊断及预后判断等。RAPD 技术可快速寻找与某区域连锁的 DNA 标记，构建分子图谱，在此基础上可进一步提供新的 DNA 标记，为从连锁标记到基因寻找、定位提供基础。

（一）传染病暴发的分型溯源分析

RAPD 技术的特异性高，不需特殊试剂和生物材料，使用一套引物即可以研究群体的遗传多样性，尤其适用于社区和医院病原微生物感染暴发的溯源分析，其可迅速查找传染源，被美国医院流行病学协会推荐为医院感染中常见病原菌的分型方法。RAPD 技术适用于所有生物的分型，尤其适用于一些尚未建立标准分型方法和缺乏血清型等方法鉴定和分型的菌属（种）。目前，多种病原体已有应用 RAPD 技术进行微生物分型的成功范例，如引起感染暴发的铜绿假单胞菌、霍乱弧菌、肺炎克雷伯杆菌、耐甲氧西林金黄色葡萄球菌、多重耐药鲍曼不动杆菌及钩端螺旋体等的分型分析等。

通过 RAPD 指纹图谱分型，可分析特定地区传染病病原体的 DNA 指纹分布特征，且其比 PFGE 操作更快速、简单，成本较低，一般实验室均具备实验条件。基于人群的 RAPD 基因分型可结合常规的疾病控制，进行人群疾病或医院感染的监测，分析菌株的同源性和亲缘关系，以确定疾病流行特征及是否有新的流行菌株出现，为医院感染及耐药菌株的流行病学溯源和疫情控制提供重要的参考依据。

（二）食源性疾病暴发的溯源性分析

RAPD 标记技术简单、灵敏、特异性高，能快速判断不同样本中的细菌、病毒等微生物是否来自同一传染源，其在食源性细菌分型中的应用已得到许多学者的认可，如 Athona 等对肠炎沙门菌的分型，Brich 等对大肠埃希菌的分析，针对志贺菌、空肠弯曲菌的分型等。在微生物的同源分析方面，相对于 RFLP 技术，RAPD 技术能区分种内变异，适用于分析同科同属甚至同种微生物的种型差异，可快速进行微生物的分型、鉴定和分类，而结合现场流行病学调查，则是追踪微小寄生虫和细菌源的有效方法之一。

（三）疾病发病机制的表型研究、基因诊断及预后判断

RAPD 标记通过全基因组扩增可构建相应的指纹图谱，反映整个基因组的变异。将不同来源的指纹图谱进行比对，如果同一实验室采用统一的流程或不同实验室列出国际认可的实验条件和结果表示方式，则 RAPD 可以作为构建疾病遗传多态性分子图谱的分子标记。通过指纹图谱分析，可鉴定基因的表达差异，而且可显示低水平表达的差异基因；结合进一步的分离、克隆和测序，可得到不同的表达序列标记，可用于肿瘤、结核病、烧伤、肺炎等疾病发病机制的表型研究、基因诊断及预后判断。

（四）应用的局限性

RAPD 标记相比于 RFLP 标记具有明显的特点，如不需要 DNA 探针，无需序列信

息，需要的模板 DNA 量少，引物不需要专门设计，技术简便等。因此，RAPD 标记在遗传图谱构建、种质资源分析、基因标记等方面得到了广泛的应用。但 RAPD 标记存在诸多局限性，首先，RAPD 标记是一个显性标记，不能鉴别杂合子和纯合子。即使某一位点是多态的，若抽不到隐性纯合个体，将会把多态位点统计为单态位点，在进行多态位点百分率的计算时造成 P 的统计值低于实际值。如果是对来自多拷贝区的条带进行分析将更为复杂，用于亲缘关系远的物种基因组比较时常得不到满意的指纹图谱。其次，RAPD 电泳过程中存在共迁移问题，凝胶电泳只能分开不同长度的 DNA 片段，而不能分开那些长度相同但碱基序列组成不同的 DNA 片段。RAPD 技术对实验程序和条件的变化很敏感，实验的稳定性和重复性差，可靠性低，不同实验室间的结果难以进行比较。

四、经典案例分析与解析

（一）案例回放

每年雨季，印度均有霍乱散发或在小范围内出现较多病例，但在偏远落后的村落中从未出现过霍乱暴发。2013 年 8 月 5 日至 17 日，印度贝尔高姆区的一个偏远村落出现 O1 型霍乱暴发，调查小组对该地区水样、患者的粪便样本等进行检测，并进行了霍乱弧菌的耐药分析。

（二）事件调查与分析

1. 流行病学调查

来自于州监测中心和贝尔高姆医学科学中心的医生及相关人员对此次暴发进行了调查。他们收集了患者及其亲属口述的尸检信息，以及初级卫生保健中心和医院的检查信息，同时调查了居民日常的信息、教育和交流活动情况、经口及静脉用药情况。调查人员重点询问了当地居民饮用水的来源及地点、饮水方法、排便地点、地区水源和储水罐的氯化消毒情况，同时收集了该地区两座钻井的水样及确诊病例的粪便样本，送至贝尔高姆医学科学中心进行检测。

2. 病原学分析

样本经富集培养后被确认为肠源性细菌，在硫柠胆蔗琼脂（TCBS）上出现黄色的霍乱弧菌样克隆，分离的样本随后在贝尔高姆医学科学中心进行血清学分型。

所有分离到的霍乱弧菌均用 PCR 检测了毒力基因并进行抗生素耐药性分析，所有的样本都采用随机引物 M16 和 PBI 进行 RAPD 检测。

（三）结果

1. 流行病学调查

从 2013 年 8 月 5 日至 8 月 16 日，共有 49 例病例，罹患率为 3.5%。8 月 5 日，Aganwadi 卫生中心接诊了一名 30 岁的妇女，该妇女有严重的脱水症状和水样便；8 月 6 日入院后用诺氟沙星（400 mg）、氧氟沙星（200 mg）和雷尼替丁（150 mg）对其进行治疗；8 月 8 日治愈出院。8 月 7 日，她的两名邻居出现腹泻，并且 8 日她的儿子和丈夫也出现症状。所有病例均采用上述方法进行治疗。

2. 病原学分析

送检样本经血清学分型为 O1 小川型，RAPD 指纹分析结果表明本次暴发中所有的菌株图谱相近，并与 2010 年贝尔高姆地区分离出的 O1 型霍乱菌株一致。多重 PCR 显示所有的 O1 型霍乱弧菌均含有多种耐药基因，如 ctx A、ctx B、tcp A、ace、zot 和 tcp P 等。

3. 病原体溯源性调查

该地区有两座钻井，其中第一座在暴发前和开始时均在正常运转。包括指示病例在内的许多村民平时均在其附近如厕，而在那附近有一个水龙头，储水罐的水来自于第一个钻井。村民日常的饮用水及生活用水均来自这个水龙头。8 月 12 日前使用的第一座钻井中含有大量的粪大肠菌群，超过 180 CFU/ml；而 12 日之后启用的第二座钻井中该菌群低于 10 CFU/ml。

（四）结论

8 月 12 日即关闭了被污染的一座钻井，并启用了另一座钻井。加强监测和改变日常活动场所（如厕地点）有助于抑制暴发。

（五）思考题

（1）为什么 RAPD 技术使用一条随机引物就可以进行 PCR 扩增？

（2）AFLP 技术与 RAPD 技术在原理上有什么不同？

（王　芳）

第七节　细菌基因组重复序列 PCR 技术

细菌基因组重复序列 PCR（repetitive extragenic palindromic PCR，rep-PCR）由 Versalovic 于 1991 年描述，是通过扩增细菌基因组中广泛分布的短重复序列，揭示基因组间的差异的一种细菌基因组指纹分析方法。该方法涵盖了所有用重复性 DNA 序列为引物进行 PCR 获得基因组指纹图谱的技术，应用较多的重复序列有重复基因外回文序列（repetitive extragenic palindrome，REP）、肠杆菌基因间重复序列（enterobacterial repetitive intergenic consensus，ERIC）、BOX 元件和可变数目串联重复序列（variable number of tandem repeats，VNTR）等，基于它们的 PCR 分别称为 REP－PCR、ERIC－PCR、BOX－PCR 和多位点可变数目串联重复序列分析（multiple-locus VNTR analysis，MLVA），总称为 rep－PCR 指纹分析技术。rep－PCR 技术具有简单、快速、高效、分辨率较高及重复性好的特点，而且花费少、通量高，已经成为医学、流行病学、生物学和质检中比较常用的技术。

一、基本原理与分类

（一）原理

细菌的重复序列是一类在维护细菌基因组 DNA 结构和遗传进化方面起重要作用的高度保守的 DNA 序列，在细菌基因组中广泛分布，约占细菌基因组的 5%。这些重复序列的数量和其在染色体上的分布各具特点，存在菌株和种属水平上的差异。rep‐PCR 的技术原理是基于细菌重复序列设计特定的寡核苷酸引物，长度一般为15～22 bp，以细菌的基因组 DNA 作为模板，用该引物进行 PCR 扩增，有种属差异的序列之间得到不同的图谱，扩增产物经凝胶电泳分离便可以分析其多态性。rep‐PCR技术可用来对细菌进行鉴定和多样性研究。

rep‐PCR 技术是一种长引物随机 PCR 技术（long primer RAPD，LP‐RAPD）。LP‐RAPD 技术与普通 RAPD 技术的不同之处首先在于退火，LP-RAPD 的退火温度高，一般大于 52 ℃；二者所用的引物也不同，普通 RAPD 引物是长度为 8～10 个碱基的单条引物，而 LP‐RAPD 引物是一对长度大于 16 个碱基的引物。

（二）分类

1. 重复基因外回文序列 PCR

REP 是基因外重复回文序列，又称回文序列，是高度保守的重复序列，长 38 bp，含 6 个高度保守位点及 5 bp 构成的位于非常保守的回文臂之间的保守环。在沙门菌中，REP 串联重复单元约占基因组的 1%。在转录终点明确的操纵子中，REP 位于多顺反子的区域内或 3′端的非翻译区。

根据 REP 高度保守的反向重复序列设计引物，以基因组 DNA 为模板进行 PCR，扩增两段 REP 之间的片段，形成了重复基因外回文序列 PCR（REP‐PCR）技术。与其他分型方法不同的是，REP‐PCR 理论上扩增的是完整的基因片段，可获得基因组指纹图谱，在种及菌株水平上反映生物样本的基因型、分类关系及系统发育等。

2. 肠杆菌基因间共有重复序列 PCR

ERIC 因在肠杆菌科菌种中被发现而命名，长约 126 bp，位于基因组非编码区，与编码序列没有特定的关系，存在高度保守的 44 bp 核心序列，具有不完整的反向重复性，可以形成茎环结构。ERIC 在基因组中呈散在分布，且在含有该序列的细菌基因组中，该序列的重复频率差异也很大。除存在于霍乱弧菌外，ERIC 主要存在于肠杆菌基因组中，尚未在细菌噬菌体和质粒上发现 ERIC。

根据 ERIC 中 44 bp 核心序列设计一对反向引物对细菌基因组 DNA 进行 PCR 扩增，由于不同的细菌基因组中的 ERIC 的数目和分布不同，可以得到一系列大小不同的片段（50～3 000 bp）组成的 DNA 指纹图谱，进行电泳图谱分析后即为肠杆菌基因间共有重复序列 PCR（ERIC‐PCR）。该技术具备 RAPD 不要求模板序列已知而直接进行扩增的优点，并且引物序列长，退火温度较高，得到的图谱稳定、重复性高，并能产生多种独特的扩增产物，可根据扩增产物的电泳条带来区分细菌的株（型）。ERIC‐PCR技术灵敏度很高，在混合菌液中，当一种细菌达到总菌量的 0.5% 时即可被检测出来。

3. BOX - PCR

BOX 插入因子大小为 154 bp，由三个亚单位组成（box A，box B 和 box C）。根据高保守性的且具有种属差异的 box A 亚单位设计寡核苷酸引物，选择性扩增重复序列之间的基因组区域可得到不同的 DNA 片段。与 REP - PCR 和 ERIC - PCR 技术相比，BOX - PCR 技术操作更为简单，只需一条引物就可进行扩增。

4. 多位点可变数目串联重复序列分析

多位点可变数目串联重复序列分析（MLVA）主要是以 VNTR 的重复数为依据区分不同的菌株。VNTR 是高度重复出现的单一 DNA 片段，在基因组中分布广，有高度的多态性和个体特异性。VNTR 由中间的核心区和外围的侧翼区两部分组成，核心区的短重复序列碱基对数目不变，但串联重复单元的数目可变，即使是同种属的不同细菌，串联重复单元的数目也不同。对不同的串联重复序列设计引物进行 PCR 扩增，确定扩增产物大小，可以得出每一位点的串联重复单元数目，从而确定串联重复单元的变异情况。该方法分型能力强、技术稳定、数据交流便利，已成功用于多种细菌的分型。

二、基本方法

（一）基本程序

rep - PCR 的基本程序包括模板 DNA 的提取和定量、寡核苷酸引物的设计与合成、基于模板 DNA 的 PCR 扩增、PCR 产物的琼脂糖凝胶电泳及指纹图谱的分析等。rep - PCR 对模板 DNA 的要求不严格，培养的细胞经煮沸法提取的 DNA 均可成为模板的来源。

1. REP-PCR

提取模板 DNA（详见本书第三章），定量后于 -20 ℃ 保存。引物序列：REP 1，5′- IIICGICGICATCIGGC - 3′；REP 2，5′- ICGICTTATCIGGCCTAC - 3′。PCR 扩增后，取 PCR 产物在 1.5% 琼脂糖凝胶中电泳分离。结果分析：于电泳结果凝胶成像分析系统中照相，用 SPSS 软件进行聚类分析建立系统发育树，阐释菌株来源的分层聚类过程并测试样品与所属隔离群的亲缘关系。

2. ERIC - PCR

抽提细菌总 DNA，50~100 ng 的模板 DNA 一般足以进行 PCR，模板于 -20 ℃ 保存。引物序列：5′- ATGTAAGCTCCTGGGGATTCAC - 3′ 和 5′- AAGTAAGTGAC TGGGGTGAGCG - 3′。PCR 扩增后，取产物于 2% 琼脂糖凝胶中电泳分离，拍照。结果分析：采用 Bio Numerics（Applied Maths，Kortrijk，Belgium）软件对图像进行分析，用非加权配对算术平均法（unweighted pair - group method with arithmetic means，UPGMA）进行聚类分析，构建聚类树，判断条带位置差异、优化值及遗传距离等。遗传距离大于 80% 是同一基因型，代表同一克隆株；小于 80% 者是不同基因型。或采用 VersaDoc3000（Bio - Rad）软件与 DNA marker 比较产物中 DNA 条带的碱基数。根据可区分的 DNA 条带确定为不同的指纹模式，某条带存在，则定位编码为 1；某条带不存在，则定位编码为 0。再采用 Phylogeny Inference Package 软件进行聚类分析，比较不同菌株所扩增条带的相似性。

3. MLVA

准备样本 DNA，可用煮沸法或酚－氯仿抽提等方法。选择菌株中分型良好、分辨力高的 VNTR 位点进行引物设计，选择原则包括重复序列片段的长度大于 5 kb、连续两个重复片段的碱基突变率低于 5％等。PCR 扩增产物可选择用测序仪进行毛细管电泳或采用 2％琼脂糖凝胶进行电泳，根据采用的 DNA marker 确定扩增产物大小。结果分析：经测序仪进行毛细管电泳的产物可采用仪器自带的 Genescan 计算检测位点中各 VNTR 的重复次数。采用琼脂糖凝胶电泳判断大小的产物可利用 Bio Numerics 软件计算检测位点中各 VNTR 的重复次数，之后用 UPGMA 或 Neighbor－Joining 进行聚类分析，绘制系统发育树（dendrogram）；相似度小于 100％视为不同亚型，划分至同一基因簇（clusters），相似度 100％（无位点差异），则视为相同亚型。如分析菌株的群体结构可构建最小生成树（minimal spanning tree，MST）。分辨率指数（hunter－gaston index，HGI）计算公式如下：

$$HGI = 1 - \frac{1}{N(N-1)}\sum_{j=1}^{s} n_j(n_j - 1)$$

其中，N 表示菌株总数，n_j 为某一型别的菌株数。HGI 值越大，说明分型方法的分辨力越高。

（二）重要试剂

rep－PCR 的试剂相对简单，均为常用 PCR 试剂，包括 10×PCR 扩增缓冲液、2.5 mmol/L dNTP 混合液、引物、Taq DNA 聚合酶、DNA 模板（10～100 ng 环境总 DNA 或培养物）、琼脂糖凝胶等。

（三）注意事项

1. ERIC－PCR 与 REP－PCR 的区别

ERIC－PCR 得到的产物的带型比 REP－PCR 得到的产物的带型更为简单直观，因此更容易区分出种间的差别。同时，由于基因组指纹图谱的复杂性降低，区分同一菌种不同菌株的难度增大。因此，REP－PCR 则常用于菌株的鉴定，ERIC－PCR 常用于菌种的鉴定。

2. DNA 模板的保存时间

常见方法获得的 DNA 均可用于 rep－PCR。但是，有研究指出，Triton X－100 煮沸裂解法及水煮法提取的 DNA 经 4 ℃保存 1 个月后，已经不能扩增出具有清晰片段的 ERIC－PCR 指纹图谱；而化学裂解酚—氯仿法、玻珠击打法和 Triton X－100 直接裂解法提取的 DNA 用于扩增，依然可以得到清晰的指纹图谱。这说明煮沸过程可能导致 DNA 存放时间的缩短。

3. 假阳性结果

非特异条带的扩增及 DNA 质量太差等均会导致假阳性结果。一般以阴性对照的结果来判断 DNA 是否被污染。为保证结果的可靠性，还应结合一定的确证性实验进行论证。

4. VNTR 位点的选择

不同 VNTR 的选择对 MLVA 的方法学评价有较大影响。不同地区的流行菌株遗传特征不同，对实验室之间的数据进行快速、客观的比较时，对于不同来源的菌株应该筛选适合自己的位点，同时结合 DNA 测序证实 VNTR 扩增产物的重复序列及其拷贝数。而在选择用于国际性监测网络实验室的统一方法时，有必要选择更多的 VNTR 位点，并评价不同地区的分离株。因此，VNTR"位点组合"对在标准方案分型前需进行大量菌株的分型验证，保证位点的稳定性和可重复性。

三、应用

rep - PCR 系列技术分辨力高，费用相对较低，适合标本的大量分析，在确定传染源、追踪传播途径等流行病学调查中有着广泛的应用。在临床上，rep - PCR 技术可用于致病菌株的快速鉴定和分型，也可用于医院感染和细菌多重耐药株的分子分型，还可对环境中微生物的来源进行追踪检测，同时可对新的菌株及已知菌株做进一步的分析，是分子遗传分析中细菌鉴别和细菌分类的有力工具，且被大量用于微生物生态学的研究。

（一）食源性疾病暴发时传染源的同源性追踪和菌株克隆的分类与鉴定

PulseNet 已将 MLVA 列为第二代分子分型方法，且沙门菌中的鼠伤寒沙门菌和肠炎沙门菌已经确立标准化方案。欧洲食源性疾病监测网络也公布了沙门菌的标准方案。与 PFGE 和 AFLP 等方法比较，rep - PCR 技术在操作方法、分型时间及重复性上具有明显优势，且结果容易解释，可以完全自动化分析。高分辨力、高通量及获得结果快速使 rep - PCR 技术成为沙门菌、副溶血性弧菌、志贺菌等食源性细菌的长期动态监测和暴发调查时很好的替代技术。

在临床上可尝试使用 rep - PCR 技术对致病菌基因组 DNA 进行扩增，根据各种不同的特异性谱带，构建致病菌的指纹图谱，建立快速致病菌分子检测平台，达到同时对多种致病菌进行快速检测的目的，有利于食源性疾病的追踪溯源调查和快速诊断。在印度和伊朗等地的霍乱疫情调查和分析中，rep - PCR 技术已显示出良好的应用前景。

（二）医院感染暴发调查、控制与细菌耐药机制的流行病学调查

基因分型的分辨力是分型技术的重要指标，而 rep - PCR 技术的分辨力远高于 RAPD 技术，其尤其适用于同时出现大量病例时散发和暴发克隆菌株的鉴别。在众多细菌同源性分析的方法中，PFGE 技术是研究最多，也是分型分辨力最高的一种方法，被认为是细菌分型方法的"金标准"，但其花费时间较长。对比 PFGE 与 rep - PCR 技术，发现 rep - PCR 在结果的标准化、可重复性及所需时间方面优于 PFGE 技术，可用作实验室的长期流行病学分型方法。rep - PCR 技术有可能成为分型鉴定的首选工具，尤其对短期内暴发流行时大量标本的检测具有明显优势。

利用基于 rep - PCR 技术的细菌同源性分析技术已成功对地震伤员的耐甲氧西林金黄色葡萄球菌、多药耐药鲍曼不动杆菌、铜绿假单胞菌等进行了快速同源性分析，为查找感染细菌的来源以及判断医院感染暴发、确认感染的源头及控制感染提供科学依据。美国疾病预防控制中心也建议将 MLVA 作为结核分枝杆菌分型的首选方法，MLVA 将成为"金标准"IS 6110 的替代方法。

（三）环境中微生物来源的追踪检测

传统的以大肠菌群为污染指标的水体监测方法仅能反映环境受粪便污染的程度，却不能识别粪便污染的确切来源，更不能评价各种污染源的污染贡献率。Raiabi 等用 rep-PCR 技术评价萨旺尼河上的肠炎沙门菌的遗传相似性，建立沙门菌的数据库，为日常监测和可能的暴发事件的来源追踪提供参考依据。顾玲等应用 rep-PCR 方法追踪淮河流域某水库粪便污染的来源，发现该方法能较好地区分水体中大肠埃希菌的不同来源，为查找水体非点源粪便污染来源及污染整改效果评估提供了新技术。用 rep-PCR 技术均可对环境中分离到的钩端螺旋体、乳酸菌、霍乱弧菌和军团菌等进行鉴定，如菌株的指纹图谱相近，可判断其来源环境相似。

（四）环境/机体内菌群多样性的研究

利用 rep-PCR 技术可得到微生物基因组的结构特征图谱，该技术在混合菌群群落结构的分析研究中有广泛应用，基于 rep-PCR 技术的指纹图谱可对微生态环境中的细菌多样性进行研究。在多种细菌组成的微生物群落中，当某种细菌种群数量超过整体数量的 1%～10% 时，其特征性 ERIC-PCR 主条带就会表现在群落结构 DNA 指纹图谱中。在 ERIC-PCR 指纹图谱中，条带的数目反映微生物种群的多少，每一条带的亮度则反映该种群数量的多少，条带越亮表示该种群数量越多。较亮的条带被称为主条带，其代表的菌落为该混合菌群中的优势菌种。应用 REP 和 ERIC 引物对从不同深度的湖水中获得的大肠埃希菌进行 PCR，根据产生的指纹图谱做出系统图（树图），可以对基因组多样性进行分析。随着生物技术的发展，rep-PCR 技术还可用于监测转基因细菌对微环境中种群的影响，这为转基因生物的安全性评价及其对环境的影响提供参考依据。目前，该技术已用于糖尿病患者肠道菌群多样性、糖尿病患者的细菌感染情况，溃疡性结肠炎患者、腹泻患者及健康者肠道菌群结构特征的比较，以及肝移植后患者肠道菌群多样性等研究中。

（五）传染病病原体的流行基因型监测与风险评估

MLVA 不仅可以进行常规的菌株表型鉴定，还可以对同一时期不同地区或同一地区不同时期的流行菌株分型，进行遗传进化树分析，从而追踪某一地区的流行株的来源，评估疾病发生风险。该方法现已应用于炭疽芽胞杆菌、鼠疫耶尔森菌、金黄色葡萄球菌、百日咳鲍特菌（百日咳杆菌）、幽门螺杆菌和布鲁菌等的分型鉴定中。对于不同地区的流行菌株，筛选更多的具有分布多态性的 VNTR 位点可能是解决分辨能力和开展暴发流行分析的主要途径。在 2001 年炭疽恐怖事件中，美国研究人员利用 VNTR 很快就定位到了疫情暴发点。

（六）应用局限性

rep-PCR 技术灵敏度高，可对样品中皮克数量级的细菌基因组 DNA 进行检测，可重复性好，操作简单，可以反映出菌株间基因组的差异，且由于重复序列的高保守性和广泛性，其在细菌分型等研究中应用前景广阔。但是，rep-PCR 技术在应用中仍存在一定问题。首先，rep-PCR 技术的扩增长度受限制，扩增产物的长度局限在 5 kb 之内，因此形成的图谱不能完全反映重复序列在基因组中的分布情况。如果和杂交技术结合则可以解决这个问题。其次，rep-PCR 技术虽然可以反映菌株间基因组中存在的差异，但不一定能反映出细菌间质粒 DNA 上的差异。再者，VNTR 存在非同源相似性（homoplasy），这是其内在缺陷，即一些菌株虽然有相同的 VNTR 基因型，但实际上菌株之间具有较远的遗传距离。这可能是由于在进化过程中形成相同的 VNTR 基因型。科学选择多个 VNTR 位点可很好地降低非同源相似性的影响。MLVA 仅适用于对同一种属的细菌进行分析，且需要基因组测序数据，目前数据库资源有限。此外，实验的引物和 DNA 聚合酶的来源不同也会影响结果，尤其是复杂多带谱的 rep‑PCR；样品处理及 DNA 的质量对 PCR 技术的准确性也有影响。

四、经典案例分析与解析

（一）案例回放

2012 年，江苏连云港的一起皮肤炭疽暴发。炭疽是人畜共患病，是我国传染病防治法中规定的乙类传染病。人感染炭疽有皮肤炭疽、肺炭疽和胃肠炭疽三种，以皮肤炭疽最为常见，主要是由于人接触感染炭疽芽胞杆菌牲畜的毛皮和肉类引起，病死率不超过 3%。以往炭疽主要分布在牧区，在江苏省少见，而在连云港没有发生过。2012 年8 月，江苏连云港市疾病预防控制中心（CDC）接到赣榆县发现疑似皮肤炭疽病例的报告，随即组织人员进行相应调查，并采集疑似病例标本和病牛肉标本在省 CDC 实验室进行检测。

（二）事件调查与分析

1. 流行病学调查

2012 年 8 月 2 日，由 CDC 的流行病学家、实验室人员和兽医专家组成的调查小组赶赴现场进行调查。疑似病例定义为屠宰场员工并接触过病牛的组织，包括所有参与宰杀、去皮、分割肉和/或内脏及售卖牛肉的人员。调查小组通过面对面询问的方式收集了疑似病例的基本信息、发病情况、症状、体征等，并调阅了医疗机构的记录。暴发病例定义为疑似病例出现水疱和/或黑色焦痂等皮肤损害，疑似病例的三项实验室检查（血液涂片检查炭疽芽胞杆菌阳性，血清或水疱、焦痂液体提取 DNA 后 PCR 检测炭疽基因结果阳性，胶体金实验检测炭疽芽胞杆菌结果阳性）有一项阳性即为确诊病例。

2. 病原学分析

对从疑似病例的血液、皮肤水疱、焦痂标本和病牛肉标本中分离的可疑炭疽芽胞杆菌进行细菌培养、real‑time PCR 和胶体金实验鉴定。之后采用 MLVA 方法对菌株进行进一步分型，鉴定该分离菌株是否为此次暴发的 B 型菌株，并与中国大陆及香港地区分离到的菌株进行分析比较。

3. 病原体溯源性调查

调查小组对屠宰场的环境和患者的居住场所进行了调查，查看了牛的检疫证明，采集了病牛肉、患者的血液、皮肤水疱及焦痂标本进行检测。

（三）结果

1. 流行病学调查

此次共收集 17 例疑似病例，其中 7 例为屠夫、5 例为负责清洗肉和内脏的临时工、4 例为病牛肉和/或内脏等的售卖人员，另有 1 例购买了牛皮。在符合暴发病例定义的

8例中，有5例确诊病例和3例疑似病例，均为半路村居民。7月26日3例病例出现症状，27日2例，29日和30日各1例，最后1例出现在8月2日。6例男性，年龄在21~48岁，中位年龄为28岁。5例男性为专业的屠宰工，2例男性和1例女性为临时工。病例1是病例2的父亲，病例8是病例4的母亲。

8例病例有皮肤损害、发热、头晕、头痛、咳嗽、胸疼、疲乏、腋淋巴结肿大或下颌下淋巴结肿大。4例病例发热，体温超过39℃。患者最多出现9处水疱，最大的直径为3.5 cm，最小的直径为0.2 cm。皮损41%（9/22）发生在上肢，27%（6/22）在下肢，23%（5/22）在手上，9.1%（2/22）在面部。

2. 病原学分析

MLVA系统发育树分析发现，患者和病牛肉中的炭疽芽胞杆菌均为B型，MLVA分型为57型，属于优势分支A3.b，包含了几乎所有的中国B型炭疽芽胞杆菌的Sterne和Ames株，且都含有 *pXO1* 和 *pXO2* 质粒，与北京、广西、河北、山东和新疆分离的菌株一致。

3. 病原体溯源性调查

来源于辽宁省的200头牛，均有检疫合格的证明。运达江苏省连云港市赣榆县时发现1头病牛，由于腿部断裂于7月25日被宰杀。3名患者的焦痂提取物PCR实验均阳性。1名患者血标本的胶体金实验阳性，1名患者血培养实验、PCR及胶体金实验均阳性，从病牛肉中分离得到三个B型炭疽芽胞杆菌基因。8月2~18日每天均对屠宰场和疑似病例的住所及环境进行消毒，在调查9天后，环境样品中没有检出炭疽芽胞杆菌。

（四）结论

本次暴发是由人在牧场与感染炭疽芽胞杆菌的病牛组织接触引起的。8月4日，8例病例被送至连云港市传染病医院隔离治疗。8月30日，所有病例均治愈出院。8月7日，销往上海和南京的几百公斤牛肉和牛皮被销毁。8月11日，深埋了43头病牛。

（五）思考题

试比较本章介绍的分型技术，需进行大量样本分析时使用哪种技术较好，若希望构建遗传图谱又该选择哪些技术？

（王　芳）

第六章　核酸分子杂交技术

核酸分子杂交技术（technique of nucleic hybridization）是基于核酸分子碱基互补配对原则，用已知序列的 DNA 或 RNA 核酸探针，在适宜的温度及离子强度等条件下，与待测样品中的 DNA 或 RNA 形成杂合分子，并用放射自显影或免疫显影等技术来检测目标核酸的存在、大小、数量及其位置等的一门分子技术。

核酸分子杂交技术最早始于 1961 年的探索，Hall 等将探针与靶序列在溶液中杂交，通过平衡密度梯度离心来分离杂交体。这实际为液相杂交，过程烦琐，费力且不精确，但开拓了核酸分子杂交技术的研究。1968 年，华盛顿卡内基学院（Cavnegie lnstitute of Washington）的 Britten 及同事发明了核酸分子杂交技术。随着限制性核酸内切酶、印迹技术、核酸自动合成技术、放射性与生物素和地高辛等非放射性标记技术、化学发光技术等的发展和应用，一系列成熟的核酸分子杂交技术才得以建立、完善和广泛应用。

核酸分子杂交技术由于特异性强、灵敏度高、定位准确等优点，目前已被广泛用于分子生物学、传染病学、遗传学、病毒学等领域的研究。尽管核酸分子杂交技术的应用越来越广泛，但其在实际应用中仍存在不少问题，必须提高检测单拷贝基因的敏感性，用非放射性物质代替放射性同位素探针，以及简化实验操作和缩短杂交时间等，核酸分子杂交实验才能做到更简便、快速、低廉、安全和准确。

第一节　核酸探针

核酸探针是以研究和诊断为目的，根据已知 DNA 或 RNA 基因的核苷酸序列设计与之反向互补的一段核苷酸序列。探针用放射性同位素或非放射性核酸标记物（如地高辛、生物素、荧光素）标记后，再与待测的目标核酸分子进行杂交，从而达到鉴定靶核酸的目的。所以，核酸探针技术又称基因诊断技术。核酸探针种类包括 DNA 探针、RNA 探针、cDNA 探针、寡核苷酸探针，常用的标记方法包括随机引物法、切口平移法、末端标记法和转录标记法等。放射性同位素探针由于灵敏度高、特异性好且能放射自显影，被广泛用于核酸分子杂交技术中，但由于其半衰期短且不易保存，需要特定的空间和设备，限制了其广泛应用。近年来发展的一些非放射性探针标记技术具有安全、稳定、保存期长等特点，已在国内外推广应用并取得了较理想的结果。但是，在检测灵敏度上没有一种标记物能完全取代放射性同位素。由于核酸探针技术具有灵敏度高、特异性强、快速、简单、准确等特点，因而可广泛用于重组 DNA 菌落的筛选、基因分析、染色体的基因定位、遗传病和传染病及肿瘤的诊断等。

一、核酸探针的种类

探针根据来源和性质可分为 DNA 探针（包括特异的 PCR 产物、质粒 DNA 等）、cDNA 探针、RNA 探针和寡核苷酸探针等。寡核苷酸探针是人工合成的 50 bp 以内的核苷酸片段，因合成方便及成本低廉，常被用于杂交实验。DNA 探针较寡核苷酸探针长，杂交信号和特异性较好。通过体外转录合成的 RNA 探针，因形成 RNA－RNA 复合物，较 DNA－DNA 复合物的稳定性更强，灵敏度较 DNA 探针提高十倍以上。此外，根据探针分子结构，探针又可以分为单链探针（包括单链 DNA 探针、RNA 探针和 cDNA 探针等）和双链探针（包括双链 DNA 探针及 RNA 探针）。理想的探针要求具有高度的灵敏性、特异性和杂交稳定性，实际运用中可根据实验的具体条件选用合适的探针。

二、核酸探针的标记物

为检测核酸样品中的 DNA 或 RNA，探针制备好后需用放射性同位素或非放射性核酸标记物进行标记。

（一）放射性同位素

目前最常用的探针标记物为放射性同位素，包括^{32}P、^3H 和^{35}S，其中^{32}P 应用最广泛，具有极高的特异性和灵敏度，假阳性率低，可以检测出样品中少于 1000 个分子的核酸，对各种酶促反应无任何影响，也不影响碱基互补配对的特异性、稳定性和杂交性质。此外，同位素标记探针的结果容易检测，可通过放射自显影显示杂交信号。但其主要缺点是有放射性污染，半衰期短（14.3 天）；探针必须随用随标记，不能长期存放；需要特殊的设备和空间。

（二）非放射性核酸标记物

近年来发展的一些非放射性核酸标记物，如地高辛、生物素和荧光素等，具有灵敏度和特异性高，无放射性污染，探针稳定、保存期长等优点，已在国内外推广应用，并取得了较理想的结果，但目前在检测灵敏度上，非放射性核酸标记物无法取代放射性同位素。

1. 地高辛

地高辛（digoxigenin，DIG）是目前应用比较广泛的一种非放射性核酸标记物，具有样品本底干扰小、稳定性强、保存期长、操作相对简单、应用范围广等优点。地高辛通过间臂连接到脱氧尿嘧啶三磷酸核苷酸（dUTP）上形成地高辛－11－dUTP（digoxigenin－11－dUTP），并以此化学修饰物为底物通过酶促反应替代 dTTP 而掺入地高辛标记探针中。地高辛标记的探针可以通过偶联特定的酶（如碱性磷酸酶或辣根过氧化物酶）的抗地高辛单抗来进行检测，杂交信号可用酶偶联化学显色法和化学发光法进行检测。如在碱性磷酸酶作用下，5－溴－4－氯－3－吲哚酚磷酸甲苯铵盐（BCIP）脱去磷酸基团，释放出氢离子使氯化硝基四氮唑蓝（NBT）还原形成紫色化合物。

CSPD 和 CDP - Star 是继 3 - (2′-螺旋金刚烷) - 4 -甲氧基- 4 - (3′-磷氧酰) - 苯基 - 1,2 - 二氧环乙烷（AMPPD）后合成的碱性磷酸酶的化学发光底物，在碱性条件下使 AMPPD 脱去磷酸根基团后迅速发光且发光效率高，并在 X 线胶片上曝光显影，其发光易于检测且检测灵敏度高，不低于同位素标记的探针，具有极强的应用前景。

2. 生物素

生物素（biotin）是最先被用于核酸探针标记的非放射性核酸标记物，目前较常用的是生物素 - 11 - dUTP。生物素可以与链霉亲和素特异性结合，因此可以通过偶联有荧光素或特定酶（如碱性磷酸酶或辣根过氧化物酶）的链霉亲和素进行检测。国内外发展的生物素 - 亲和素标记检测体系虽已广泛用于医学研究和临床诊断，但它存在两个明显的缺点，一是原核和真核生物中都有内源性生物素的干扰，二是链霉亲和素非特异性结合，提高了本底，降低了检测灵敏度，且操作烦琐而严格、重复性较差，同时制备大批量探针时价格昂贵。

3. 荧光素

荧光素包括异硫氰酸荧光素（FITC）和罗丹明等，主要以荧光素 - 11 - dUTP 的形式参与杂交反应。在相应酶的作用下，荧光素可以很方便地掺入探针中，它们可以通过紫外线照射产生荧光来进行检测，主要适用于原位杂交。荧光素对光非常敏感，标记后的探针应该避光保存在-20 ℃。

三、核酸探针的标记方法

核酸探针标记是将标记物掺入探针分子中，常用方法包括化学标记法是和酶促标记法。化学标记法是利用标记物分子上的活性基团与探针分子的基团（如磷酸基团）发生化学反应而将标记物直接连到探针分子上，如寡核苷酸探针标记。酶促标记法是将标记物预先标记到核苷酸分子上，再通过酶促反应将带有标记物的核苷酸掺入探针分子中，该类标记方法常见的有切口平移法、随机引物法、末端标记法、RNA 转录标记法、PCR 掺入法等。其中，除末端标记法属于先合成再标记之外，其他方法一般都是边合成边标记。

（一）切口平移法

切口平移法（nick translation labeling）是最早和最常用于标记 DNA 核酸探针的方法。它利用大肠埃希菌的 DNA 聚合酶Ⅰ同时具有 5′→3′的 DNA 聚合酶活性和 5′→3′的核酸外切酶活性来标记探针。首先采用微量的 DNA 聚合酶Ⅰ在 DNA 双链分子的一条链上随机产生若干切口，切口处 5′端，DNA 聚合酶Ⅰ利用 5′→3′外切酶活性逐个切除 5′端游离的核苷酸，而在切口处 3′端，DNA 聚合酶Ⅰ利用 5′→3′聚合酶活性，以另一条 DNA 链为模板，一种或多种同位素（^{32}P - dCTP）或地高辛标记（DIG - 11 - dUTP）的核苷酸，按照碱基互补原则，将 dNTP 依次连接到切口 3′端的羟基上。切口 3′端链的延伸和 5′端的切除同时导致切口沿 DNA 链运动。所以切口平移法实际上是反应体系中的放射性同位素（^{32}P）或地高辛标记核苷酸，取代原 DNA 链中未标记的同种核苷酸，从而均匀掺入 DNA 双链中，制备同位素或地高辛标记的探针。琼脂糖可影响 DNA 聚合酶Ⅰ活性，用琼脂糖凝胶电泳分离所得的 DNA 片段时，在标记前需通过

DEAE sephacol 柱或 DEA Ecollalose 柱纯化处理。

（二）随机引物法

随机引物法（random priming labeling）是实验室中标记 DNA 探针的常规方法，适用于一般的杂交实验。随机引物大多是人工合成的六核苷酸残基的混合物或随机切割的牛胸腺 DNA，这些分子可能含有 4 种碱基的组合，因此它们可以与模板 DNA 链上任意的核酸序列互补结合。随机引物探针标记的基本过程如下：以变性后的 DNA 单链为模板，加入随机引物，在 Klenow 酶的催化下，以 4 种 dNTP 为底物（其中一种为标记的 dNTP），合成与模板 DNA 互补的且带有标记物的 DNA 探针。由于寡核苷酸引物的序列并不均一，它们会在多个位置上同模板杂交，引导 DNA 延伸，因此模板上的每段核苷酸片段都可以很好地在探针中得到体现。本法标记均一、效率显著高于切口平移法，且结果较为稳定，模板要求起始量低，而且延长反应时间可增加探针量；对 DNA 纯度要求较低，琼脂糖不影响 Klenow 片段的活性，标记后也无需去除未掺入探针的核苷酸。

（三）末端标记法

末端标记法（end‐labeling）是将标记物导入线性 DNA 或 RNA 的 3′端或 5′端的一类标记方法，可分为 3′端、5′端和 T_4 聚合酶替代法。该方法主要用于标记寡核苷酸探针或短 DNA、RNA 探针，但掺入效率相对较低，故携带的探针标记分子较少。

（1）5′端标记法需要 T_4 多核苷酸激酶。该酶能特异性地将 $\gamma-{}^{32}P-dATP$ 中的 ${}^{32}P$ 转移到 DNA 或 RNA 的 5′‐OH，因此被标记的探针必须有一个 5′‐OH 端。而大多数 DNA 或 RNA 的 5′‐OH 端含有磷酸基团，因此标记前要先用碱性磷酸酶去掉磷酸基团。

（2）3′端标记法则通过末端脱氧核糖核苷酸转移酶（terminal deoxynucleotidyl transferase，TdT）的作用，将标记的 dNTP 加到单链或双链 DNA 的 3′端。如通过末端转移酶可使 DIG‐11‐dUTP 在 DNA 片段上加尾，即在探针 3′端加上数个 DIG‐11‐dUTP 分子的尾巴。本法常用于标记合成的寡核苷酸探针，用以检测靶 DNA 点突变，鉴定基因文库克隆序列及原位杂交。

（3）T_4 聚合酶替代法：根据 T_4 DNA 聚合酶具有 5′→3′ 聚合酶活性和 3′→5′ 外切酶活性。在 4 种三磷酸核苷酸存在时，3′→5′ 外切酶活性被抑制，首先在缺乏核苷酸的情况下，利用 T_4 DNA 聚合酶从 3′→5′ 对双链进行水解，产生带凹缺的 3′端分子；然后加入 4 种三磷酸核苷酸，抑制 3′→5′ 外切酶活性；在 5′→3′ 聚合酶活性的作用下，DNA 分子开始修复，带有标记的核苷酸就掺入修复的 3′端。

（四）转录标记法

转录标记法（transcription labeling）是利用 RNA 聚合酶识别 DNA 序列中的启动子，并启动转录合成一种 RNA 探针的标记方法。将目的 DNA 基因片段克隆到带噬菌体启动子载体的下游，可产生噬菌体编码的 DNA 模板。此外，也可用 PCR 扩增含 T_7 启动子序列的 DNA 线性模板，在 SP6 或 T_7 RNA 聚合酶作用下转录合成 RNA 探针。转录标记法制备探针容易、敏感性高，可将地高辛等标记分子掺入探针内部，且可用核糖核酸酶除去非特异性结合的 RNA 探针，不损伤 RNA‐DNA 杂交物，因此特异性较高。

（五）PCR 掺入法

聚合酶链式反应（PCR）在 Taq 酶的作用下，将 DIG - 11 - dUTP 掺入新合成的 DNA 链中。这种技术只需少量 DNA 模板（1～50 ng），标记物的掺入率高达 70%～80%，探针产量高，合成探针时间短。特别适用于大规模检测和非放射性标记。

第二节 核酸分子杂交的类型

核酸分子杂交是 20 世纪 70 年代发展起来的一种崭新的分子生物学技术。1969 年，Buongiorno - Nardelli 和 Amaldi John 利用同位素标记核酸探针进行细胞或组织的基因定位，创造了原位杂交细胞或组织化学技术。1975 年，Edwen Southern 将凝胶电泳中分离的 DNA 片段转移并结合在适当的滤膜上，然后通过标记探针的杂交来检测目的 DNA 片段，发明了 Southern blot 技术。1979 年，Alwine 将此法用于 RNA 的研究，建立了 Northern blot 技术，用以检测某一特定的 RNA（通常是 mRNA）片段的存在及表达量。分子杂交实验可分为液相杂交、固相杂交和原位杂交；固相杂交又可以分为 Southern blot 杂交和 Northern blot 杂交、点/狭缝杂交。原位杂交包括菌落杂交和组织细胞原位杂交；传统液相杂交的探针与杂交分子不易分离且应用较少，本节不做具体介绍。

一、印迹杂交膜及转移方法的选择

硝酸纤维素膜与尼龙膜是目前在实验室中最常用的固相支持物，硝酸纤维素膜在印迹技术发展的早期，因其可和变性的 DNA 或 RNA 牢固结合，成为杂交的首选支持物。但是硝酸纤维素膜不是理想的固相支持物，因为它结合核酸的能力低（80～100 $\mu g/cm^2$），结合能力随 RNA 的大小而变化；核酸通过疏水作用结合到硝酸纤维素膜上，因此在高温杂交和冲洗的过程中，容易从固相支持物上被洗掉；且硝酸纤维素膜在真空 80 ℃ 高温干烤易变脆，不能重复使用。尼龙膜克服了硝酸纤维素膜的各种不足，是目前比较理想的一种固相支持物。尼龙膜结合核酸的容量大、能和核酸不可逆结合，因此结合比较牢固。而且尼龙膜韧性好，具有较好的机械强度，可用于多轮杂交。尼龙膜与核酸的结合条件也没有硝酸纤维素膜那样严格，在酸性、碱性、中性、高离子强度或低离子强度条件下均可。

将核酸分子转移到固相支持物上是印迹杂交关键的一步，目前有以下三种方法。①毛细管虹吸转移法：利用转移缓冲液的虹吸作用将凝胶中的核酸分子转移到固相支持物上。此法操作简单，重复性好，而且不需要特殊设备，是实验室中最常采用的转移方法之一。传统的毛细管虹吸转移法采用的是液体流向上的方法。在这种方法中，吸水纸及其上面重物的重量压紧凝胶而降低核酸转移的效率。因而近年来发展了一种液体流向下的毛细管虹吸转移方法，可以克服这种问题，极大地提高了核酸转移的效率。②电转移法：它是近年发展起来的一种简单、迅速、高效的核酸分子转移法，在电场的作用下，凝胶中的 DNA 片段沿与凝胶平面垂直的方向泳动，从凝胶中移出，结合到膜上形成印迹。电转移法尤其适用于用毛细管虹吸转移法转移不理想的大片段核酸分子和聚丙烯酰胺凝胶中核酸分子的转移。但采用电转移法转移不要选用硝酸纤维素膜作为固相支持物，因为硝酸纤维素膜结合 DNA 需要较高的离子强度，这时缓冲液传导电流的效率极高，将导致转移系统的温度急剧升高而破坏转移液的缓冲体系，影响核酸的转移效率以及最后的杂交结果。为减轻转移缓冲液的热效应，最好采用循环冷却水装置。③真空转移法：其原理是利用真空作用将转移缓冲液从上层容器中通过凝胶抽到下层真空室中，同时带动核酸片段转移到置于凝胶下面的杂交膜上。其最大优点是迅速、高效，整个过程只需 30 分钟至 1 小时。目前已有商品化的真空转移装置。真空转移法较毛细管虹吸转移法更为有效，而且极为快捷。

二、Southern blot 杂交

（一）基本原理

Southern blot 杂交是将凝胶电泳中分离的 DNA 片段转移到合适的固相支持物上，再通过特异性探针杂交来检测被转移的 DNA 片段的一种技术。该技术使用限制性核酸内切酶消化基因组 DNA，通过琼脂糖凝胶电泳按分子量大小分离 DNA，将凝胶中变性的 DNA 转移到固相支持物（硝酸纤维素膜或尼龙膜）上，然后采用特异性探针与固着于支持物上的 DNA 杂交，通过放射自显影或免疫化学发光等技术确定探针与互补目的基因的位置，杂交信号反映待检样品的基因信息。Southern blot 杂交过程如图 6-1所示。

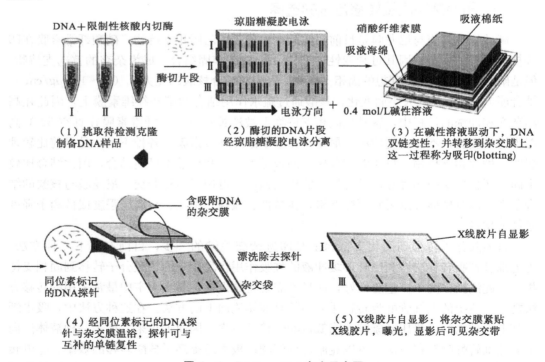

图 6-1 Southern blot 杂交示意图

（二）操作步骤

1. DNA 样品的酶切

从组织或细胞样品中提取基因组 DNA，然后选用一种或多种限制性核酸内切酶消化大分子 DNA，将其切割成大小不一的片段。对于 PCR 产物，酶消化时间为 1~2 小时；对于基因组 DNA，酶消化要过夜。注意所加酶的体积应不超过反应体系的 1/10，否则酶中高浓度的甘油会抑制酶切反应。若 DNA 片段弥散于各泳道，加样孔下方仍有亮度较强的条带出现（重复序列例外），表明 DNA 尚未酶切完全，需继续延长酶切时间。若 DNA 消化不完全，会导致杂交结果模糊。如果需要，DNA 样品消化后用乙醇沉淀，浓缩 DNA 片段以便上样。

2. DNA 酶切样品的电泳和变性

实验主要采用琼脂糖凝胶电泳对酶切消化后的基因组 DNA 片段按照分子量大小进行分离。分离大片段 DNA 所需凝胶的浓度低，小片段 DNA 所需凝胶的浓度较高。一般配制 0.7%~2% 的琼脂糖凝胶，可分辨 0.1~60 kb 的 DNA 片段。为了便于测定待测 DNA 相对分子量的大小，同时加入 DNA marker 作为参照物进行电泳，并用放射性同位素标记，这样杂交后能够显影标准分子量条带。在恒定电场（5 V/cm）中进行电泳，待指示剂电泳至凝胶前沿时终止。凝胶用溴乙锭（EB）或 SYBR Gold 染色后照相，观察电泳效果，并切去凝胶的一角以便定位。

为提高 DNA 的转移效率，电泳结束后需对凝胶 DNA 进行碱变性和脱嘌呤处理。在琼脂糖凝胶中电泳的 DNA 保持双链结构，需经过碱变性形成较短的单链，才能进行杂交。另外，超过 10 kb 的 DNA 片段转移效率不理想，必须将 DNA 片段控制在 2 kb 以下，因此在转移前可用稀盐酸（0.2 mol/L HCl 溶液）对凝胶中的 DNA 进行脱嘌呤处理 10 分钟后，再转移至碱性溶液中浸泡，使 DNA 变性并断裂形成较短的单链 DNA 片段，再用 pH 值为中性的缓冲液中和凝胶中的缓冲液。这样 DNA 片段经过碱变性作用，可保持单链状态且易于与探针分子进行杂交。但应注意的是，不可使 DNA 片段过小，否则导致其与杂交膜的结合能力下降，而且小片段 DNA 会扩散而使杂交带模糊。

3. DNA 的转膜

DNA 的转膜即将凝胶中的单链 DNA 片段转移至固相支持物上，此过程最重要的是保持各 DNA 片段的相对位置不变。DNA 片段是沿与凝胶垂直的方向移出并转移至膜上的，因此凝胶中的 DNA 片段虽然经碱变性断裂成单链，转移后各个 DNA 片段在膜上的相对位置与其在凝胶中的相对位置仍然一致，故而称为印迹。一般根据实验条件选用合适的转移方法，常用的转膜方法有毛细管虹吸转移法（向上和向下）、电转移法、真空转移法。下面介绍经典的向上毛细管虹吸转移法的具体操作步骤，电转移法见 Northern blot，其余的见参考文献。

将一玻璃平台放在盛有足量 20×SSC 转移缓冲液的托盘内，剪一张比较大的 Whatman 3MM 滤纸和 1 张边缘比凝胶宽 1 mm 的杂交膜（硝酸纤维素膜或尼龙膜），在缓冲液中浸润后滤纸铺在玻璃平台上作为盐桥，再将 20×SSC 浸泡后的凝胶以加样孔面朝下的方向平放在滤纸上。然后用镊子将杂交膜轻铺在凝胶上，再剪两张 Whatman 3MM 滤纸（与杂交膜一样大小），在转移缓冲液中浸湿后，依次铺于杂交膜上，用玻璃棒轻轻来回滚动排除两者之间的气泡，再于滤纸上压 20 层吸水纸。最后在吸水纸上面放一个平板，上压一重物（约 500 g），于室温下转移 8～12 小时后，撤除转移装置取出杂交膜。

4. DNA 的固定

为了满足后续杂交实验的要求，必须将转移后的 DNA 固定到杂交膜上。有以下 3 种方法可将 DNA 样品固定于膜上，即干烤、紫外交联和真空烘烤。其中，干烤法中，将晾干的硝酸纤维素膜或尼龙膜放在两张 Whatman 3MM 滤纸中间，于 80 ℃干烤 2 小时，可以将 DNA 固定在尼龙膜或硝酸纤维素膜上。紫外交联法简单、快速，成为大多实验室的首选方法。用紫外交联仪（波长为 254 nm 的紫外线）照射尼龙膜上结合有核酸的一面，使 DNA 的一小部分胸腺嘧啶残基与膜表面带正电荷的氨基基团形成交联。干燥的尼龙膜的冲击韧性约为 0.12 J/cm^2。进行紫外交联时，要避免膜被过量照射，建议进行预实验以大致确定杂交信号最强时的照射剂量。

5. DNA 膜的杂交

在杂交之前，要事先标记好探针。探针可以是纯化的 DNA 片段或寡核苷酸片段，可以用放射性同位素标记或地高辛标记。

（1）预杂交：因为结合 DNA 片段的膜同样能够结合探针 DNA，所以预杂交的目的是封闭杂交膜上的非特异性 DNA 结合位点，减少其对探针的非特异性吸附作用，降低杂交结果的本底。预杂交液（又称封闭液）主要含有鲑鱼精 DNA（与哺乳动物 DNA 的同源性极低，不会与探针 DNA 杂交）、牛血清等，这些大分子可以封闭膜上所有非特异性吸附位点。将固定后的杂交膜于 2×SSC 中浸湿后，放入含适量预杂交液的杂交筒或杂交袋内，置于杂交仪内滚动。不同的杂交液的杂交温度不同，含 50% 甲酰胺的杂交液的杂交温度为 42 ℃，磷酸－SDS 和水性溶剂杂交液的杂交温度为 68 ℃，预杂交时间为 1～2 小时。

（2）正式杂交：将杂交筒或杂交袋内的预杂交液弃去，在杂交液中加入合适的杂交探针（同位素或非同位素标记），再在同样的温度中进行杂交过夜（16 小时以上）。如果标记探针为双链，则杂交探针在加入杂交液前，需先于 100 ℃加热 5 分钟使其彻底变性，然后迅速用冰水浴将探针冷却。单链探针无需变性。杂交完成后，必须将滤膜上未与 DNA 杂交的以及非特异性杂交的探针分子洗去。由于非特异性杂交体稳定性较低，在一定的温度和离子强度下，非特异性杂交体易发生解链而被洗掉，而特异性杂交体则保留在滤膜上。杂交反应结束后，将杂交液倒入一个便于废弃的容器内，然后在杂交筒或杂交袋内加入大量的 1×SSC 和 0.1% SDS 溶液，于室温洗膜 20 分钟。随后用含 1% SDS 的 0.2×SSC 洗膜液于 68 ℃洗膜 3 次，每次 20 分钟。

6. 杂交信号的检测

（1）放射性同位素标记探针的检测：洗膜结束后，取出杂交膜，用剪刀剪去膜右上角，做好标记，以利于杂交结果的定位。将滤膜用保鲜膜包好，置暗盒中，将（磷酸）钨酸钙增感屏置于滤膜下，在暗室将两张 X 线胶片压在杂交膜上再压上增感屏，并用透明胶带固定，合上暗盒，置 －70 ℃低温冰箱，过夜曝光后再进行显影和定影。

（2）非放射性标记物标记探针的检测：对于地高辛或生物素标记探针的检测，则在杂交结束后加入偶联有辣根过氧化物酶或碱性磷酸酶的抗地高辛单克隆抗体或链霉亲和素，它可以与地高辛或生物素标记的探针特异性结合；其后再加入酶的作用底物，通过化学发光自显影或免疫酶显色进行检测。化学发光自显影技术灵敏度高，是目前检测杂交信号的常用技术。

（三）重要试剂

碱性转移缓冲液（0.4 mol/L NaOH，1 mol/L HCl）、变性溶液（1.5 mol/L NaCl，0.5 mol/L NaOH，0.2 mol/L HCl）、0.5×TBE 配制的琼脂糖凝胶（0.7％）、尼龙膜或硝酸纤维素膜、20×SSC（3.0 mol/L NaCl，0.3 mol/L 柠檬酸钠）、甲酰胺缓冲液杂交液（6×SSC，5×Denhardt 试剂，0.5％SDS，1 μg/ml 鲑鱼精 DNA，50％甲酰胺）、10％SDS、洗液Ⅰ的配制（2×SSC，0.1％SDS）、洗液Ⅱ的配制（0.1×SSC，0.1％SDS）。

（四）注意事项

（1）电泳结束后，应该确定 DNA 消化是否完全、DNA 样品有无降解、DNA 带型是否清晰、有无拖尾现象和边缘是否模糊等。

（2）印迹用的杂交膜一定不能用手去触摸，只能用干净的平头镊子进行取放操作，同时应注意不要擦伤杂交膜的表面，膜的任何粗糙处理都可能引起较高的背景。

（3）适量的紫外线照射可使 DNA 有效交联在尼龙膜上，若过度照射则会使过多的碱基同尼龙膜结合而导致杂交信号减弱。膜固定后在室温下可以保存几个月，如置于 4 ℃或室温下的干燥器中，则可保存更长的时间。

（4）采用毛细管虹吸转移法进行核酸转移时，用膜围绕凝胶周边而不是覆盖，可阻止液流直接流至凝胶上方的滤纸层中。应注意滤纸要堆放整齐，否则液流易从凝胶的边缘流过并与平台接触，造成液流的短路并导致凝胶中核酸转移效率降低。

（5）转膜必须充分，要保证 DNA 已转到膜上。

（6）在杂交过程中，应保证杂交液能充分覆盖杂交膜，若有多张膜同时杂交，建议不断摇动以防滤膜相互黏附。

（7）如果没有杂交信号或信号很弱，可能有以下原因：①探针标记效率低或探针浓度太低；②电泳中加入的 DNA 量太低或者发生降解；③探针的检测系统出了问题。

（8）杂交膜上出现斑点：可能是预杂交液中封闭剂的浓度过低或封闭缓冲液配制时间过长，不能封闭杂交膜上的非特异性位点。此外，使用非放射性标记物标记的探针进行杂交时，有许多原因可引起斑点，例如，检测抗体与杂交膜的非特异性结合时，在胶片曝光时使用了脏的托盘，外源性碱性磷酸酶或其他污染物引起底物 AMPPD 自动降解。

（9）泳道背景高：印迹的其余部分相当清楚，只是泳道的背景较高，这种情况是由探针的非特异性所致，建议采用更为严格的洗膜条件。

三、Northern blot 杂交

（一）基本原理

Northern blot 杂交与 Southern blot 杂交相对应，其基本过程与 Southern blot 杂交

相似。首先，通过琼脂糖凝胶电泳或聚丙烯酰胺凝胶电泳将完全变性的 RNA 按分子量大小分离，然后通过印迹技术将 RNA 分子转移到固相支持物上，固定后采用同位素或地高辛等标记过的特异性核酸探针进行杂交，检测的结果可以反映所测核酸的种类和数量、分子量大小及表达丰度。

（二）操作步骤

1. 探针的制备

Northern blot 杂交可使用 DNA 或 RNA 探针，也可以使用寡核苷酸探针或体外转录合成的探针，可用同位素或地高辛等标记。RNA 探针检测的灵敏度较 DNA 探针高 10 倍以上，因此在 Northern blot 杂交中最好使用 RNA 探针。下面主要介绍寡核苷酸探针及体外转录探针的制备。

（1）寡核苷酸 RNA 探针合成：根据目标核酸分子的 RNA 序列设计与之反向互补的含 18~50 个核苷酸的探针，送去公司人工合成寡核苷酸 RNA 探针，并在 3' 端用地高辛（DIG）进行化学修饰。

（2）体外转录合成探针：以目的 RNA 反转录的 DNA 为模板，在 RNA 聚合酶的作用下，边合成边掺入 DIG 标记分子，最终合成含地高辛标记的探针。先用 PCR 扩增 RNA 反转录的 DNA 线性模板并纯化回收，20 μl 体外转录体系含 DEPC（焦碳酸二乙酯）水 10.5 μl、线性模板 DNA 1.5 μl（0.2 μg）、DIG RNA Labeling MIX（10×）2 μl、5×转录缓冲液 4 μl、T_7 RNA 聚合酶 2 μl。用 10% dPAGE 胶检查探针质量，取 1~2 μl 探针加 2~4 μl RNA 上样缓冲液，于 95 ℃加热 3 分钟，电泳结束后用 SYBR 荧光染料染色 30 ~40 分钟，观察结果。

2. RNA 的提取

一般可用热酚法（酸性酚－异硫氰酸胍－氯仿法）和 poly（A）的寡聚 dT 纤维素亲合法从组织细胞中分别提取细胞总 RNA（包括 rRNA、mRNA 及 tRNA）和 mRNA。总 RNA 为 Northern blot 的常用模板，但对于表达量少的核酸分子，若以 mRNA 为模板可提高检测的灵敏度。RNA 非常不稳定，极易受到核糖核酸酶的污染而降解。因此，在整个操作过程中要防止核糖核酸酶的污染，如戴一次性手套，所有的溶液用 0.1%DEPC 处理，普通玻璃器皿使用前于 180 ℃干烤 8 小时，塑料制品用氯仿冲洗。RNA 提取后用 DEPC 处理过的水溶解，并用紫外分光光度计检测 RNA 的浓度和纯度，若 OD_{260}/ OD_{280} 为 1.8~2.0，说明 RNA 纯度达到要求，但这种方法并不能真正反映 RNA 的质量。

3. 琼脂糖电泳检测 RNA 的质量

RNA 不稳定易降解，因此检查 RNA 的质量是衡量 Northern blot 实验是否成功的重要环节。配制甲醛变性胶进行琼脂糖电泳并用 EB 染色观察，是检查 RNA 质量的传统方法，但配制甲醛变性胶费时又有毒，且 EB 有强致癌性。因此，邓仲良等构建了一种检测 RNA 质量的简单、安全的方法，即在样品中加 50% 去离子甲酰胺以维护 RNA 的稳定，使用 SYBR 胶体金核酸荧光染料代替 EB 观察结果。

4. 变性聚丙烯酰胺凝胶电泳（dPAGE）

变性聚丙烯酰胺凝胶（以下简称变性胶）含有高浓度的尿素（8 mol/L），可使双链

RNA 解链变性为单链。变性胶浓度根据转录本大小来选择，若 mRNA 的大小在 60～150 bp，可选择 10%的变性胶。变性胶的配方见表 6-1。

表 6-1 不同浓度变性胶的配制方案

试剂	5%	10%	15%	20%
10×TBE（ml）	1	1	1	1
尿素（超纯）（g）	4.8	4.8	4.8	4.8
40%丙烯酰胺液（ml）	1.25	2.5	3.75	5
DEPC 水（ml）	4	2.7	1.45	0.2
25% APS（μl）	21	21	21	21
TEMED（μl）	3.5	3.5	3.5	3.5
总体积（ml）	10	10	10	10

先将电泳缓冲液预热到 55 ℃，促使尿素溶解。在 200 V 电压下预电泳 30 分钟，维持胶的温度在 55 ℃左右。取 5 μg RNA 样品，加等体积的上样缓冲液，于 95 ℃加热 3 分钟后迅速置于冰上防止 RNA 复性。先用低电压 30 V 电泳，使样品均匀进入胶中，然后保持 200 V 电压继续电泳 30～40 分钟，直至溴酚蓝到达胶底部，停止电泳。

5. RNA 的转膜

地高辛标记的探针一般选用带正电或中性的尼龙膜，用毛细管虹吸转移法或电转移法将 RNA 固定到膜上。因电转移法转移效率更高，因此这里介绍电转移法转移 RNA 的方法。根据胶的大小准备好 6 张 Whatman 3MM 滤纸及 1 张带正电的尼龙膜，并用 1×TBE 电泳缓冲液浸湿。将胶置于 3 层滤纸上并放在阴极侧，在尼龙膜右上角切一小角做标记，浸湿后覆盖在凝胶上，用玻璃滴管滚动挤走气泡。将最后 3 张浸湿的滤纸依次置于膜上，并赶走气泡。将电泳装置置于冰上或 4 ℃冰箱，使用半干式转移装置 50 mA 电转移 45 分钟（8 cm×4 cm）。小心剥胶后，将胶浸在 1：10 000 稀释的 SYBR 工作液中，染色 10～40 分钟，在紫外灯下观察凝胶转膜情况。

6. RNA 的固定

用 2×SSC 洗膜 2 遍，将膜放到一张湿润的滤纸上，置于紫外交联仪内用 0.12 J/cm² 能量交联，再进行下一步的杂交。

7. 杂交

将 ULTRAhyb（Ambion 公司）杂交液预热到 65 ℃。将膜置于热密封的杂交袋或杂交筒中，加杂交液（1 ml/10 cm² 膜）。对于 RNA 探针，对于 DNA 探针，杂交温度由探针的 T_m 值决定，一般从 42 ℃开始摸索，直至找到最合适的杂交温度。预杂交时间为 1～2 小时。正式杂交探针的终浓度为 10～20 ng/ml。杂交液必须完全覆盖膜，不能有气泡，并温和振荡，于 42～65 ℃杂交过夜（12～18 小时）。

8. 免疫化学发光显影

取出杂交过夜的膜先用低严谨洗膜液（2×SSC，0.1% SDS）室温洗膜 2 次，以去除多余的杂交液和未结合的探针。再用 65 ℃预热的高严谨洗膜液（0.1×SSC，0.1%

SDS）洗膜 2 次去除与靶基因同源序列结合的探针或错配探针，避免非特异性交叉反应。

杂交膜经高、低严谨洗膜液洗涤后，再加洗涤缓冲液洗 1~5 分钟，最后加预杂交缓冲液孵育 30 分钟，将膜取出后置于偶联抗地高辛抗体的碱性磷酸酶溶液中孵育 20 分钟。洗膜后加酶的作用底物 CDP – Star 均匀覆盖膜，孵育 5 分钟。用单层保鲜膜包裹，放入暗盒中。在暗室中压片 1~5 分钟，取出胶片在显影液中显影 20 秒~1 分钟，蒸馏水洗膜 5~8 次，定影液中定影 1 分钟，观察结果并扫描图片。

（三）重要试剂

20×SSC（3.0 mol/L NaCl，0.3 mol/L 柠檬酸钠）、低严谨洗膜液（2×SSC，0.1% SDS）、高严谨洗膜液（0.1×SSC，0.1%SDS）、10×TBE、抗 – DIG – AP 抗体（Roche 公司）、SYBR© Gold Nucleic Acid Gel Stain（Invitrogen）、DIG RNA Labeling Kit（SP6/T7）（Roche 公司）、DIG Easy Hyb 杂交液（Roche 公司）、DIG Wash and Block Buffer Set（Roche 公司）、CDP – Star，ready – to – use（Roche 公司）。

（四）注意事项

（1）影响 Northern blot 杂交结果的因素很多，但 RNA 和探针质量是决定实验是否成功的关键因素。RNA 通过紫外分光光度计测定浓度和纯度后，最后需进行琼脂糖电泳检查 RNA 质量。RNA 不稳定，易降解，因此在整个操作过程中，要避免核糖核酸酶的污染，DEPC 可与胺类化合物迅速发生化学反应，因此不能处理含 Tris 一类的缓冲液。DEPC 是高度易燃品，也是一种致癌物，必须在通风柜内小心操作。

（2）影响 Northern blot 杂交特异性的有许多因素，如探针质量、杂交温度和高、低严谨洗膜液等。提高杂交温度，可减少探针与非靶 mRNA 碱基的错配。寡核苷酸 RNA 探针杂交温度范围很宽，在 42~65 ℃杂交特异性均可，在 65 ℃最佳；而对于 DNA 探针，杂交温度则需摸索。此外，增加高严谨洗膜液洗涤次数并延长时间，可去除与靶基因同源序列结合的探针或错配探针，避免非特异性交叉反应。

（3）对于低表达的 RNA 分子，想提高检测灵敏度，可考虑以下方法：①可提高 RNA 总量（5~30 μg）；②提高探针浓度（10~100 ng/ml）；③选择商业化的杂交液如 ULTRAhyb（Ambion）；④提高曝光时间，可由 20 秒延长到 15 分钟；⑤使用 RNA 探针代替 DNA 探针。

（4）影响杂交的特异性的因素：①探针浓度太高。②杂交温度不适：若 DNA 探针温度低于 42 ℃，RNA 探针低于 65 ℃，可能会出现非特异性条带。③探针特异性不好：RNA 样品跟探针有多个同源序列，重新设计探针时要尽量避免高同源序列区域，优化杂交温度和洗脱条件、减少探针浓度，使用双链探针能区分相似序列。④探针模板不纯，引物延伸和体外转录模板应在转录起始位点的下游，PCR 产生的探针应含有最少的内含子或非同源序列。

四、斑点杂交

斑点杂交（dot blott）是在 Southern blot 杂交的基础上发展起来的一种快速检测特异核酸（DNA 或 RNA）分子的核酸分子杂交技术。该方法是先将被检标本加到多管吸印仪（manifold）的样品孔中，并通过抽真空的方式将加在多孔过滤进样器上的核酸样品直接转移到适当的杂交滤膜上，通过干烤或紫外线照射将标本固定在杂交膜上，再采用特定的探针进行杂交。斑点杂交的优点是简单、迅速，可以在一张膜上同时进行多个样品的检测，对于核酸粗提样品的检测效果较好，缺点是只能测一种基因。对于检测某些基因座位可能含有十几至几十个等位基因（如 HLA – DRB 位点或珠蛋白生成障碍性贫血突变基因等）的标本，用这种斑点杂交方法就会很繁杂，甚至可能使实验失败。

反向斑点杂交（reverse dot blot，RDB）是 Saiki 等提出的一种斑点杂交技术，正好解决了以上难题。RDB 是先将多条探针分别点到硝酸纤维素膜或尼龙膜上，再将待测的 DNA 样本（一般是生物素标记的特定 PCR 扩增产物）与之杂交。这样待检样本就会与具有同源序列的探针结合，经洗涤去除未结合的 DNA 样本，再经相应的显色反应就能显出杂交信号。这样一次就可以判断某一基因座位的大部分或全部等位基因。由于 RDB 较正向斑点杂交和印迹杂交技术具有灵敏性高、特异性高和准确性好的特点，目前该项技术已被用于病原体、肿瘤基因检测，病毒基因分型，基因突变以及多态性研究等多个领域。

五、原位杂交

核酸原位杂交（nucleic acid hybridization in situ）是在杂交过程中不需改变核酸所在的位置，以特异性探针与细菌、细胞或组织切片中的核酸进行杂交，并对其进行检测的一种方法。该方法应用放射性同位素标记物（^{3}H、^{35}S、^{32}P）和非放射性标记物（生物素、地高辛、荧光素）标记过的 DNA 或 RNA 片段作为核酸探针，与组织切片或细胞内待测核酸（RNA 或 DNA）片段进行杂交，用放射自显影或免疫酶、荧光等方法予以显示，在光镜或电镜下探测目的 mRNA 或 DNA 在细胞内的存在与定位。核酸原位杂交有很高的敏感性和特异性，可进一步从分子水平探讨细胞的功能表达及调节机制，已成为当今细胞生物学、分子生物学研究的重要手段。其应用主要包括菌落原位杂交、组织细胞的原位杂交以及染色体上的原位杂交等。

（一）菌落原位杂交

1975 年，Grunstein 和 Hogness 介绍了一种在硝酸纤维素膜上原位裂解细菌菌落并将释放出来的 DNA 非共价结合于滤膜上的方法。菌落原位杂交即将在琼脂平板上生长的噬菌斑或菌落原位影印到硝酸纤维素膜上，然后用碱在膜上原位裂解释放噬菌体或菌落的核酸，核酸经变性固定后，再用特异性的放射性标记探针进行杂交，根据放射自显影结果筛选出含有目的 DNA 的细菌噬菌斑或菌落。菌落的原位杂交技术主要用于基因克隆以及基因文库的筛选，以期从大量的细菌克隆中分离出含有目的基因片段的阳性克隆。

（二）组织细胞的原位杂交

组织细胞的原位杂交的基本步骤包括：①杂交前准备，包括取材，固定，玻片和组织的处理，如何增强核酸探针的穿透性、减低背景染色等；②杂交；③杂交后处理；④显示，包括放射自显影和非放射性标记的组织化学或免疫组织化学显色。

1. 固定

原位杂交固定的目的是保持细胞的形态结构，最大限度地保存细胞内的 DNA 或 RNA，使探针易于进入细胞或组织。DNA 比较稳定，而 mRNA 相对不稳定，易被核糖核酸酶降解。如果要使 RNA 的降解减少到最低，取材后应尽快予以冷冻或固定。

目前有多聚甲醛、酒精/醋酸混合液、Bouin's 液等多种固定剂可供选择。多聚甲醛因其不会与蛋白质产生广泛的交联，不会影响探针穿透细胞或组织，是最常用的固定剂。mRNA 的定位是将组织固定于 4% 多聚甲醛磷酸缓冲液中 1~2 小时，在冷冻前浸入 15% 蔗糖溶液中，置 4 ℃冰箱过夜，次日切片，或保存在液氮中，用恒冷箱切片机或振荡切片机切片；组织也可在取材后直接置入液氮冷冻，切片后才将其浸入 4% 多聚甲醛约 10 分钟，经空气干燥后保存在−70 ℃。其他各种固定剂均有各自的优缺点，如沉淀性固定剂：酒精/醋酸混合液、Bouin's 液、Carnoy's 液等，能为增加核酸探针的穿透性提供最佳条件，但它们不能最大限度地保存 RNA，而且对组织结构有损伤。戊二醛能较好地保存 RNA 和组织形态结构，但由于其和蛋白质产生广泛的交联，从而大大地影响了核酸探针的穿透性。

2. 玻片和组织切片的处理

（1）玻片的处理：盖玻片和载玻片经彻底清洗后经高温烘烤可去除任何核糖核酸酶，盖玻片最好硅化处理后用锡箔纸包裹无尘存放。由于杂交实验周期长，实验程序繁杂，因此要将黏附剂预先涂抹在玻片上，以保证在整个实验过程中切片上的组织不致脱落。常用的黏附剂有铬矾−明胶液，其优点是价廉、易得，但黏附效果较差。多聚赖氨酸具有较好的黏附效果，但价格昂贵。一种新的黏附剂 3−氨丙基−3−甲氧基硅烷（APES）黏附效果好，价格较多聚赖氨酸便宜，制片后可长期保存应用。

（2）增强组织的通透性和核酸探针的穿透性：此步骤根据固定剂和组织的种类、切片的厚度和核酸探针的长度而定。增强组织通透性常用的试剂包括稀释的酸、去垢剂（或称清洗剂）Triton X−100、乙醇（酒精）或某些消化酶（如蛋白酶 K、胃蛋白酶、胰蛋白酶、胶原蛋白酶和淀粉酶等）。这种广泛的去蛋白作用无疑可增强组织的通透性和核酸探针的穿透性，提高杂交信号，但同时也会减低 RNA 的保存量，影响组织结构的形态，因此在用量及孵育时间上应谨慎。

（3）减低背景染色：杂交后的酶处理和洗涤均有助于减低背景染色。多聚甲醛固定后浸入乙酸酐和三乙醇胺溶液中减低静电效应，减少探针对组织的非特异性染色。预杂交是减低背景染色的一种有效手段。预杂交液和杂交液的区别在于前者不含探针和硫酸葡聚糖。将组织切片浸入预杂交液中可达到封闭非特异性杂交的目的，从而减低背景染色。在杂交后的洗涤中采用低浓度的核糖核酸酶溶液（20 μg/ml）洗涤一次，以减低残留的内源性核糖核酸酶，减低背景染色。

（4）防止核糖核酸酶的污染：由于手指皮肤、汗液、唾液及玻璃皿上均可能有核糖核酸酶，在整个杂交前处理过程中都需戴无菌手套。所有实验用玻璃器皿及镊子置高温（160 ℃以上）烘烤，以消除核糖核酸酶。

3. 杂交

杂交是将杂交液滴于切片组织上，加硅化的盖玻片或采用无菌的蜡膜代替硅化的盖玻片。此操作的目的是防止孵育过程中杂交液的蒸发。在盖玻片周围加液状石蜡（石蜡油）或橡皮泥封固。非放射性标记物（如生物素或地高辛）标记探针浓度为 $0.5\sim5.0\ \mu g/ml$（即 $0.5\sim5.0\ ng/\mu l$）；放射性同位素标记的 DNA 或 cRNA 探针浓度为 $2\sim5\ \mu g/ml$。长度为 $50\sim100$ 个碱基的短探针易进入细胞，杂交时间短且杂交率高。根据探针的种类不同，杂交温度不同。RNA 探针一般在 $37\sim42\ ℃$，而 DNA 探针则必须在 $80\sim95\ ℃$加热变性 $5\sim15$ 分钟，然后置于冰上迅速冷却以防止复性，再置入盛有 $2\times SSC$ 的温盒内，在 $37\sim42\ ℃$孵育杂交过夜。

4. 杂交后处理

因大多数的原位杂交实验是在低严谨度条件下进行的，非特异性探针片段黏附在组织切片上，从而增强了背景染色。杂交后处理包括用不同浓度、不同温度的盐溶液进行漂洗。RNA 探针杂交时产生的背景染色特别高，但能通过杂交后的洗涤有效地减低背景染色，获得较好的反差效果。杂交液中的核糖核酸酶能将组织切片中未参与碱基配对的 RNA 除去。盐溶液漂洗一般遵循的原则是盐浓度由高到低，而温度则由低到高。必须注意的是，漂洗的过程中，切勿使切片干燥，干燥的切片即使用大量的溶液漂洗也很难减少非特异性结合，从而增强背景染色。

5. 显示

根据核酸探针标记物的种类分别进行放射自显影或利用酶检测系统进行不同显色处理。细胞或组织的原位杂交切片在显示后均可进行半定量测定，如放射自显影可利用人工或计算机辅助的图像分析检测仪（computer assisted image analysis）检测银粒的数量和分布的差异。非放射性核酸探针杂交的细胞或组织可利用酶检测系统显色，然后利用显微分光光度计或图像分析检测仪对不同类型、数量的核酸显色强度进行检测。

6. 对照实验和结果的判断

对照实验的设置须根据核酸探针和靶核苷酸的种类及现有的可能条件去设置。常用的对照实验有下列几种：①将 cDNA 或 cRNA 探针进行预杂交（吸收实验）；②将非特异性（载体）序列和不相关探针杂交（置换实验）；③将切片应用核糖核酸酶或 DNA 酶进行预处理后杂交；④应用同义 RNA 探针进行杂交；⑤以不加核酸探针的杂交液进行杂交（空白实验）；⑥用已知确定为阳性或阴性结果的组织进行杂交对照；⑦应用未标记的探针做杂交进行对照。

作为一种在细胞内进行的 DNA 或 RNA 定位的特异性方法，原位杂交技术具有以下优点：①分子杂交的特异性强、灵敏度高，同时有组织细胞化学染色的可见性；②既可用新鲜组织，又可用石蜡包埋组织做回顾性研究；③所需样本量少，样本可用活组织细针穿刺和细胞涂片获得；④应用范围广泛，可对特定基因（如癌基因、病毒基因）的 DNA、mRNA 的表达进行定位、定性和定量，以及用于组织细胞分布和杂交电镜的亚细胞定位研究。随着方法的不断完善、检测灵敏性与特异性的提高，核酸原位杂交技术必将对医学及生物学研究产生更大的推动作用。

第三节 核酸分子杂交技术的应用

核酸分子杂交技术不仅是研究核酸结构和功能的重要手段，还可广泛应用于传染病的诊断、流行病的调查、食品卫生检查、肿瘤和遗传病的早期诊断等各个领域的研究，同时，核酸分子杂交技术也是法医学鉴定研究中的重要技术。

一、遗传病诊断

DNA 分子中某个碱基的替换或核苷酸的插入、缺失以及重排都有可能引起遗传性疾病，可应用核酸分子杂交技术进行分析。核酸探针主要通过检测遗传性疾病基因的以下三个特征来确定某一遗传性疾病存在与否：①某一遗传性疾病基因的缺失或碱基对突变情况；②某一遗传性疾病基因与另一个突变之间非随机关系；③某一未知遗传性疾病基因与限制性核酸内切酶位点突变的连锁关系。所以核酸探针检测的对象一般是基因的结构改变和某些特定位点发生改变的染色体异常，如某一部位的缺失或断裂等。另一方面，遗传病的诊断也包括鉴定一个家族中的异常基因及追踪它在这个家族中的具体遗传，这种检测不需要知道某一特异性基因，只要通过与遗传表型相关基因的紧密连锁关系作为标记即可。

遗传病核酸探针检测技术包括直接分析法如 Southern blot 杂交和 RFLP 间接法。直接分析法是当基因发生缺失或突变，经限制性核酸内切酶消化后，所产生的 DNA 片段长度和正常 DNA 片段的长度不同，用 Southern blot 固相核酸分子杂交技术，X 线放射自显影显示杂交带，可判断被测 DNA 酶解片段长度上的差异，利用此法可诊断 α 珠蛋白生成障碍性贫血等遗传性疾病。RFLP 间接法即 DNA 限制性片段长度多态性分析（详见第五章第四节）。由于缺失、重排或碱基置换，使 DNA 分子中原有的某种限制性核酸内切酶的识别位点改变、消失或增加，所以酶切后生成的 DNA 片段的长度也随之改变。这种改变往往同某种遗传性疾病有连锁关系，因此可作为遗传性疾病的诊断指标。

核酸分子杂交技术结合其他 DNA 重组技术等，可准确确定基因的核苷酸序列和基因突变的位置，可应用于产前诊断。如果能够制作一系列遗传性疾病基因的探针，就可以在胎儿出生前检测其是否患有某种遗传性疾病，减少患病婴儿的出生率。目前应用 DNA 探针可进行产前诊断的遗传性疾病有镰刀红细胞型贫血、α-1 抗胰蛋白酶缺陷、苯丙酮尿症、甲状旁腺功能减退症、珠蛋白生成障碍性贫血、胎儿水肿综合征等。

（二）胎儿性别鉴定

为了对性别连锁的遗传性疾病做产前诊断，首先需要确定胎儿的性别。这些与性别连锁的遗传病有 Ducheme 肌营养不良症、血友病及次黄嘌呤磷酸核糖基转移酶（HPRT）缺乏症等。把 Y 染色体上决定性别的特异序列做成探针对产前胎儿进行性别检测，将有助于性连锁遗传性疾病的产前诊断。在人的 Y 染色体上有一段重复序列是 Y 染色体特有的，可作为基因诊断的靶序列来检测性别。Alu 族重复序列能与男性和女性的 DNA 杂交，无性别特异性，可作为性别检测的对照斑。在进行斑点杂交时，要同时点等量 DNA 于两张硝酸纤维素膜上，分别与 Alu 探针和男性特异性探针杂交，在 Y 探针杂交膜上与 Alu 斑点强度相同的未知斑点为男性；大大低于 Alu 斑点强度的未知斑点为女性。为了避免 Y 染色体转位及 Y 染色体变种导致诊断上的错误，在做胎儿 DNA 性别检测的同时，有时要求检测其双亲 DNA。以核酸探针做产前胎儿性别鉴定，存在伦理道德的问题，需要特别谨慎。

（三）微生物感染诊断

在微生物感染性疾病的诊断上，分离培养和免疫学诊断方法有许多不足之处。分离培养需要的时间较长，操作烦琐，不能快速做出临床诊断。免疫学诊断在持续性和潜伏性感染的状况下，可能因没有产生抗体或不易检出抗体而导致误诊。核酸分子杂交技术作为一种简便、快捷的检测手段，不仅能检测正在增殖感染的微生物，还可检测到整合到宿主染色体、潜伏感染病原体的特定核酸，在短时间内得出结论。核酸 DNA 探针十分稳定，可长期保存。通过核酸分子杂交，可以直接确定感染组织标本中是否存在病原微生物。因此，核酸杂交技术不仅能够应用于急性传染病，也能应用于慢性传染病的早期诊断。如 1981 年，Gowans 等采用原位杂交技术（ISH）首次报道在肝组织中检出乙型肝炎病毒（HBV）的核酸。1985 年，Hadchouel 等应用分子杂交技术检测 17 名 HBV 患者，在其中 3 名患者的精子中检测到 HBV 的 DNA，之后利用 ISH 方法在人体肝组织中又检测到 HCV - RNA。目前已建立了 HAV、腺病毒、EB 病毒、HPV、HIV 等 50 多种病毒的核酸探针及致病性大肠埃希菌、军团菌、结核分枝杆菌等细菌的核酸探针，可快速应用于传染病的早期临床诊断。因此，核酸分子杂交技术在传染病、分子生物学、药学及环境微生物、农作物遗传等方面将会发挥越来越重要的作用。

（四）基因表达水平的检测

Sourthern blot 杂交是基因分离和鉴定必不可少的手段之一，能用于转基因的鉴定。以外源目的基因作为探针，从转基因植株中提取 DNA 作为模板进行杂交，能够产生杂交印迹或杂交带的转化植株为转基因成功植株，相反则为非转基因植株。大多数真核和原核生物的非编码小 RNA 是通过高通量方法如生物芯片、RNA - seq 等发现，再用 Northern blot 杂交或 RT - PCR 验证的。尽管灵敏度较 RT - PCR 低，但 Northern blot 杂交仍是目前验证非编码 RNA 的标准方法。其杂交原理与 Sourthern blot 杂交相似，用固定在基质上的 RNA 与放射性标记物标记的单链 DNA 或 RNA 探针杂交，可比较 mRNA 表达的丰度，验证转录本的大小、选择性剪切产物的存在，还可分析 RNA 是否降解、RNA 半衰期以及基因调控或基因缺失。不论是 Sourthern blot 杂交还是 Northern blot 杂交都具有可以检测出核酸序列大小，确定目的基因是否存在或在转录水平表达与否，以及检测时间短的优点。

（五）在生物合成代谢研究中的应用

在体外以 mRNA 为模板，在反转录酶作用下合成互补 DNA（cDNA），用 cDNA 作为探针可以检测组织细胞中的 mRNA，它的敏感性比直接测定蛋白质要高 100 倍。以 cDNA 作为探针的原位杂交技术结合蛋白测定技术，可以了解单个细胞内 mRNA 的翻译水平（即蛋白质合成能力），从而了解组织器官的代谢和功能状态，以及器官组织内不同细胞群的功能差异，并能同时进行形态学观察。这方面的研究在鼠和人的肝细胞中进行得较多。目前已合成了检测胶原蛋白、白蛋白、甲胎蛋白、载脂蛋白、金属硫蛋白等蛋白质的 mRNA 探针。

　　核酸分子杂交技术应用前景十分广阔，它的应用很快从分子生物学和分子遗传学渗透到病原微生物学、肿瘤学、组织病理学，内分泌学、免疫学和血液学、法医学等诸多领域。核酸分子杂交不仅是实验室进行基础研究的理想工具，而且已成为临床诊断的重要手段。若将核酸分子杂交技术与免疫组化和形态学方法联合利用，就可从DNA—mRNA—蛋白质—组织细胞形态学等多个层次研究疾病的基因、代谢、功能和形态改变，这对揭示疾病本质十分有益。随着该技术应用范围的不断扩大，将会对生物学、传染病学和遗传学产生深远的影响。

（邓仲良）

第七章　基因芯片技术

　　20 世纪 80 年代初，人们根据计算机半导体芯片制作技术将晶体管集成在芯片上的思路，提出将寡核苷酸分子也集成在芯片上的设想。俄罗斯科学院恩格尔哈得（Engelhard）分子生物学研究所和美国阿贡国家实验室（Argonne National Laboratory，ANL）的科学家们，最早在文献中提出用杂交法测定核酸序列（sequence by hybridization method，SBH）的新技术，当时用的是多聚寡核苷酸探针。英国牛津大学生化系的 Sourthern 等也在此时取得了在载体上固定寡核苷酸探针及杂交法测序的国际专利。1994 年，在美国能源部防御研究计划署、俄罗斯科学院和俄罗斯人类基因组计划（human genome project，HGP）1 000 多万美元的资助下，一种生物芯片被研制出来，并用于检测珠蛋白生成障碍性贫血患者血样的基因突变，筛选出了一百多个与珠蛋白生成障碍性贫血有关的突变基因。基因芯片技术是融微电子学、生物学、物理学、化学、计算机科学等为一体的新技术。该技术具有多种不同的应用价值，如基因表达谱测定、突变检测、多态性分析、基因组文库作图及杂交测序等，为基因功能研究及现代医学的发展提供了强有力的工具，被广泛应用于新基因的发现、基因诊断、药物筛选、给药个性化等方面。

　　根据芯片所使用的标记物不同，相应的信号检测方法有放射性核素法、生物素法和荧光染料法，在以玻片为载体的芯片上，目前普遍采用荧光染料法，相应荧光检测装置有激光共聚焦显微镜、电荷耦合器（charge coup led devices，CCD）、激光扫描荧光显微镜和激光共聚焦扫描仪等，其中的激光共聚焦扫描仪已发展为基因芯片的配套检测系统。经过芯片扫描提取杂交信号之后，在数据分析之前，首先要扣除背景信号，进行数据检查、标化和校正，消除不同实验系统的误差。对于简单的检测或科学实验，因所需分析的基因数量少，故直接观察即可得出结论。若涉及大量基因，尤其是进行表达谱分析时，就需要借助专门的分析软件，运用统计学和生物信息学知识进行深入、系统的分析，如主成分分析、分层聚类分析、判别分析和调控网络分析等。

　　基因芯片具有显著的特点：①高度并行性，有利于基因芯片所示图谱的快速对照和阅读，效率大为提高；②多样性，提供了样品的多指标测定；③微型化，对样品的需要量非常少，而且还能节省试剂用量，降低成本；④自动化，减少人力投入，并保证了质量。

　　基因芯片的优点：①采用平面微细加工技术，可实现大批量生产，通过提高集成度，降低单个芯片的成本；②结合微机械技术，可以把生物样品的预处理、基因物质的提取、扩增，以及杂交后的信号检测集成为芯片实验室，制备成微型、自动化、无污染、可用于微量试样检测的高度集成的智能化基因芯片。

作为一种新型技术，基因芯片检测方法也存在一定的问题，如DNA芯片上原位合成探针中难免有错误的核苷酸掺入及混入杂质，这将增强杂交背景，降低特异性；芯片中复杂的寡核苷酸存在的高级结构和自身配对会影响其与靶DNA的杂交或形成不稳定的杂交二聚体；由于各实验室设备和处理方法等因素的不同，众多数据间常常缺乏可比性，不利于芯片数据的共享；芯片价格昂贵，实验成本高等。但随着芯片制作及杂交条件的不断升级换代，这些问题最终将会得到很好的解决。

第一节　基因芯片技术的基本原理

基因芯片（gene chip）是生物芯片（bio‐chip）的一种，它有许多同义词，如DNA芯片（DNA chip）、DNA微阵列（DNA microarray）、DNA阵列（DNA array）、DNA微芯片（DNA micro‐chip）、寡核苷酸阵列（oligonucleotide array）等。由于基因芯片这一专有名词已经被业界的领头羊Affymetrix公司注册专利，因而其他厂家的同类产品通常称为DNA微阵列。

一、基因芯片的组成

基因芯片技术采用寡核苷酸阵列原位合成（in situ synthesis）或显微打印手段，将数以万计的DNA探针片段有序地固化于支持物上，产生二维DNA探针阵列，然后与标记的样品进行杂交，通过检测杂交信号实现对生物样品快速、并行、高效的检测或诊断。由于常用硅芯片作为固相支持物，且在制备过程中运用了计算机芯片的制备技术，故称为基因芯片技术。

基因芯片是由固定于不同种类支持介质（如玻璃片、硅片、聚丙烯膜、硝酸纤维素膜、尼龙膜等）上的高密度的寡核苷酸分子或基因片段的微阵列组成的，其中每个分子的位置及序列为已知，当荧光标记的靶分子与芯片上的探针分子结合后，可通过激光共聚焦荧光扫描或电荷耦联摄影相机对荧光信号的强度进行检测，从而对杂交结果进行定量化分析。

基因芯片技术的基本原理是反向斑点杂交，即在固相支持物上固定已知序列的核苷酸（探针），和待检测标记样品进行杂交，根据检测信号的有无和强弱，确定样品中该已知序列片段的有无及含量。该技术在发展过程中，经过较大规模的斑点杂交（又称大型阵列，macro‐array），发展成目前通量更高的芯片。在此基础上，该技术又进一步发展出测序、突变检测等特殊的应用，即通过某一样品与一组已知序列的寡核苷酸探针杂交，进而进行核苷酸序列测定。

二、信号的检测

信号的检测是基因芯片技术的重要组成部分。既往研究中已形成多种检测分子杂交信号的方法，如荧光显微镜、光散射表面共振、电化传感器、化学发光等，但并非每种方法都适用于基因芯片的检测。由于基因芯片本身的结构及性质，需要确定杂交信号在芯片上的位置，尤其是大规模 DNA 芯片，由于其面积小、密度大、点样量很少，因而杂交信号较弱，需要使用光电倍增管或冷却的 CCD 相机等弱光信号探测装置。此外，大多数 DNA 芯片杂交信号谱型除了分布位点以外，还需要确定每一点上的信号强度，因而检测方法的灵敏度及线性响应也非常重要。由于所使用的标记物不同，相应的检测方法也各具特色。大多数研究者使用荧光标记物，也可使用生物素标记物，联合生物素结合物检测 DNA 化学发光。通过检测标记信号可确定 DNA 芯片杂交谱型。目前常用激光扫描荧光显微镜、激光扫描共聚焦显微镜、CCD 相机荧光显微镜和光纤传感器等方法检测荧光标记杂交信号。

待测样品与芯片上的探针阵列杂交后，携带荧光标记的样品结合在芯片的特定位置，在激光的激发下，含荧光标记的 DNA 片段发射荧光，样品与探针严格配对的杂交分子，其热力学稳定性高，所产生的荧光信号最强。不完全杂交（含 1 个或 2 个错配碱基）的双链分子的热力学稳定性低，荧光信号弱（不及前者的 1/35～1/5）。不能杂交则检测不到荧光信号或只检测到芯片上原有的荧光信号，而且荧光强度与样品中靶分子的含量有一定关系。芯片上这些不同位点的荧光信号被激光共聚焦显微镜、激光共聚焦扫描仪或激光扫描荧光显微镜等检测到，由计算机记录下来，然后通过特制的软件对每个荧光信号的强度进行定量分析、处理，并与探针阵列的位点比较，就可得到待测样品的遗传信息。

三、荧光标记杂交信号的检测方法

使用荧光标记物的研究者最多，因而相应的检测方法也就发展得最多、最成熟。由于荧光显微镜可以选择性地激发和探测样品中的混合荧光标记物，并具有很好的空间分辨率和热分辨率，因而常用于基因芯片荧光信号检测。特别是当荧光显微镜中使用了共聚焦激光扫描时，其分辨能力大大提高，这便为 DNA 芯片进一步微型化提供了重要的检测手段上的保证。基因芯片技术大多数荧光检测器都是在入射照明式荧光显微镜（epifluorescence microscope）的基础上发展起来的，包括激光扫描荧光显微镜、激光扫描共聚焦显微镜、采用了 CCD 相机的荧光显微镜以及将 DNA 芯片直接制作在光纤维束切面上并结合荧光显微镜的光纤传感器微阵列。

（一）激光扫描荧光显微镜

激光扫描荧光显微镜的探测装置比较典型。方法是将杂交后的芯片经处理后固定在计算机控制的二维传动平台上，并将一物镜置于其上方，由氩离子激光器产生激发光，经滤波片滤波后通过物镜聚焦到芯片表面，激发荧光标记物产生荧光。光斑半径为 5～10 μm。同时，同一物镜收集荧光信号经另一滤波片滤波后，由冷却的光电倍增管探测，经模数转换板转换为数字信号。通过计算机控制传动平台在 $X-Y$ 方向上步进平移，DNA 芯片被逐点照射，所采集的荧光信号构成杂交信号谱型，送计算机分析处理。这种方法分辨率高、图像质量较好，适用于各种主要类型的 DNA 芯片及大规模 DNA 芯片杂交信号检测，广泛应用于基因表达、基因诊断等方面的研究。

（二）激光扫描共聚焦显微镜

激光扫描共聚焦显微镜与激光扫描荧光显微镜结构非常相似，但是由于采用了共聚焦技术因而更具优越性。这种方法可以在荧光标记分子与 DNA 芯片杂交的同时进行杂交信号的探测，且无须清洗掉未杂交分子，从而简化了操作步骤，大大提高了工作效率。Affymetrix 公司的 Forder 等设计的 DNA 芯片即利用此方法。其是将靶 DNA 分子溶液放在样品池中，芯片上合成寡核苷酸阵列的一面向下，与样品池溶液直接接触，并与 DNA 样品杂交。当用激光照射使荧光标记物产生荧光时，既有芯片上杂交的 DNA 样品发出的荧光，也有样品池中 DNA 发出的荧光，如何将两者分离开是一个非常重要的问题。共聚焦显微镜具有非常好的纵向分辨率，可以在接收芯片表面荧光信号的同时，避开样品池中荧光信号的影响。一般采用氩离子激光器（488 nm）作为激发光源，经物镜聚焦，从芯片背面入射，聚集于芯片与靶 DNA 分子溶液的接触面。杂交分子所发的荧光再经同一物镜收集，并经滤波片滤波，被冷却的光电倍增管在光子计数的模式下接收，经模数转换为数字信号送计算机处理，进行成像分析。在光电倍增管前放置一共焦小孔，用于阻挡大部分激发光聚焦平面以外的来自样品池的未杂交分子的荧光信号，避免其对探测结果的影响。激光器前也放置一个小孔光阑以尽量缩小聚焦点处光斑半径，使之能够只照射在单个探针上。通过计算机控制激光束或样品池的移动，便可实现对芯片的二维扫描，移动步长与芯片上寡核苷酸探针的间距匹配，在几分钟至几十分钟内即可获得荧光标记杂交信号图谱。激光扫描共聚焦显微镜的特点是灵敏度和分辨率较高，扫描时间长，比较适合研究用。

（三）采用 CCD 相机的荧光显微镜

这种探测装置与以上的扫描方法都是基于荧光显微镜，但是以 CCD 相机作为信号接收器而不是光电倍增管，因而无须扫描传动平台。由于不是逐点激发探测，因而激发光照射光场为整个芯片区域，再由 CCD 相机获得整个 DNA 芯片的杂交谱型。这种方法一般不采用激光器作为激发光源，由于激光束光强的高斯分布，会使得光场光强度分布不均。而荧光信号的强度与激发光的强度密切相关，因而不利于信号采集的线性响应。为保证激发光匀场照射，有的学者使用高压汞灯经滤波片滤波，通过传统的光学物镜将激发光投射到芯片上，照明面积可通过更换物镜来调整；也有的研究者使用大功率弧形探照灯作为光源，使用光纤维束与透镜结合传输激发光，并与芯片表面呈 50°角入射。由于采用了 CCD 相机，因而大大提高了获取荧光图像的速度，曝光时间可缩短至零点几至零点十几秒。采用 CCD 相机的荧光显微镜的特点是扫描时间短，灵敏度和分辨率较低，比较适合临床诊断用。

（四）光纤传感器

有的研究者将 DNA 芯片直接做在光纤维束的切面上（远端），光纤维束的另一端（近端）经特制的耦合装置耦合到荧光显微镜中。光纤维束由 7 根单模光纤组成。每根光纤的直径为 200 μm，两端均经化学方法抛光清洁。化学方法合成的寡核苷酸探针共价结合于每根光纤的远端组成寡核苷酸阵列。将光纤远端浸入荧光标记的靶分子溶液中与靶分子杂交，通过光纤维束传导来自荧光显微镜的激光（490 μm），激发荧光标记物产生荧光，仍用光纤维束传导荧光信号返回荧光显微镜，由 CCD 相机接收。每根光纤单独作用互不干扰，而溶液中的荧光信号基本不会传播到光纤中，杂交到光纤远端的靶DNA分子可在90％的甲酰胺（formamide）和TE缓冲液中浸泡10秒去除，进而反复使用。这种方法快速、便捷，可实时检测DNA微阵列杂交情况而且具有较高的灵敏度。但是，由于光纤维束所含光纤数目有限，因而不便于制备大规模DNA芯片，有一定的应用局限性。

第二节　基因芯片技术的分类

基因芯片技术分类方法较多，按生物芯片功能分类，有基因测序芯片、表达谱芯片、疾病诊断芯片、药物筛选芯片、样品制备芯片、生化反应芯片、结果检测芯片等；按工作方式分类，有被动式芯片和主动式芯片；根据芯片结构和工作原理分类，则可分为微阵列芯片和微流体芯片等。常见的基因芯片技术分类如下。

一、按照载体材料分类

制作基因芯片的载体材料很多，大致可分为四类：无机材料、天然有机聚合物、人工合成的有机高分子聚合物和各种高分子聚合薄膜。目前已研制出上百种载体材料，但常用的只有少数几种，即玻璃片、金属片、各种有机高分子薄膜等。其中，应用最多的是玻璃片，除了其来源方便外，玻璃片还有许多优点：①样品可共价结合在预处理玻璃片的表面，如羟基可以用N，N-二乙氧基氨丙基三乙氧基硅烷做表面处理，然后偶联核酸、酶、抗体（抗原）、蛋白质、多肽等各种生物分子，也可用巯基标记的生物分子直接和玻璃片表面作用；②大多数生物芯片采用发光检测的方法，不管投射光还是反射光对玻璃片都适合，并且其荧光信号本底低，背景干扰较小；③玻璃片性质较稳定，可耐高温及高离子强度；④可以用光刻的方法在玻璃芯片上刻出微流路或者将其与刻好微流路的硅胶压紧联合使用，通过微量注射泵在载体上进行生物分子连接、DNA杂交、清洗和检测等；⑤玻璃片是非孔性材料，加样时不会扩散，可使加样体积减至最小。

载体要经过预处理即载体的活化过程才能用于制作芯片。载体的活化是指通过化学反应，用不同的活化试剂在载体表面键合各种活性基团，以便与配基共价结合，稳定地固定不同活性的生物分子（如核酸、蛋白质、多肽、抗原、抗体等）。目前，没有任何一种活化方法能够适合所有载体的活化和配基的偶联，所以应根据具体情况而定。

固定在聚合物基片（尼龙膜、硝酸纤维素膜等）表面上的核酸探针或cDNA片段，通常用同位素标记的靶基因与其杂交，通过放射显影技术进行检测。这种方法的优点是所需检测设备与目前分子生物学所用的放射显影技术相一致，相对比较成熟。但芯片上探针密度不高，样品和试剂的需求量大，定量检测存在较多问题。

用点样法固定在玻璃片上的DNA探针阵列，通过与荧光标记的靶基因杂交进行检测。这种方法点阵密度可有较大的提高，各个探针在表面上的结合量也比较一致，但在标准化和批量化生产方面仍有不易克服的困难。

在玻璃片等硬质表面上直接合成的寡核苷酸探针阵列，与荧光标记的靶基因杂交进行检测。该方法把微电子光刻技术与 DNA 化学合成技术相结合,可以使基因芯片的探针密度大大提高,减少试剂的用量,实现标准化和批量化生产,有着十分重要的发展潜力。

二、按照探针合成方式分类

(一)原位合成法

原位合成有两种途径,分别是光引导原位合成法和压电打印法。

原位合成法主要利用光引导聚合技术(light-directed synthesis),不仅可用于寡聚核苷酸的合成,也可用于寡肽分子的合成。光引导聚合技术是照相平版印刷技术与传统的核酸、多肽固相合成技术相结合的产物。半导体工艺中曾使用照相平版印刷技术法在半导体硅片上制作微型电子线路。固相合成技术为当前多肽、核酸人工合成中普遍使用的方法。二者的结合为合成高密度核酸探针及短肽阵列提供了一条捷径。

以合成寡核苷酸探针为例,该技术的主要步骤包括:首先使支持物羟基化,并用光敏保护基团将其保护起来。每次选择适当的蔽光膜(mask)使需要聚合的部位透光,其他部位不透光。光通过蔽光膜照射到支持物上,受光照射部位的羟基解保护。由于合成所用的单体分子一端按传统固相合成方法活化,另一端受光敏保护基团的保护,所以发生偶联的部位反应后仍带有光敏保护基团。因此,每次通过控制蔽光膜的图案(透光与不透光)决定哪些区域应被活化,以及所用单体的种类和反应次序,就可以实现在特定位点合成大量预定序列寡聚核苷酸。

该方法的优点是可以用较少的步骤合成大量的探针阵列。例如,合成 4^8(65 536)个探针的 8 聚体寡核苷酸序列仅需 32(4×8)步操作。而如果用传统方法合成后点样,工作量将十分巨大,并且,用该方法合成的探针阵列密度可高达 $10^6/cm^2$。虽然该方法看来比较简单,但实际并非如此,主要原因是合成反应每步产率比较低,不到 95%,而通常固相合成反应每步的产率在 99% 以上。因此,探针的长度受到了限制。同时,由于每步去保护不很彻底,致使杂交信号比较模糊,信噪比降低。为此,有研究者将光引导合成技术与半导体工业所用的光敏抗蚀技术相结合,以酸作为去保护剂,当照度达到特定阈值时保护剂就会解离,使每步产率增加到 98%。该方法同时也解决了由于蔽光膜透光孔间距离缩小而引起的光衍射问题,有效地提高了聚合点阵的密度。

此外,一些公司使用压电打印法(piezoelectric printing)进行原位合成。其装置与普通的彩色喷墨打印机相仿,所用技术也是常规的固相合成方法。将墨盒中的墨汁分别用四种碱基合成试剂所替代,支持物经过包被后,根据芯片上不同位点探针的序列将特定的碱基所代表的试剂喷洒到预定的区域上。冲洗、去保护、偶联等步骤和方法与一般的固相原位合成技术相同。如此类推,每步产率也较前述方法有所提高,可达到 99% 以上,能够合成出长度为 40~50 个碱基的探针。

(二)点样法

点样法是将预先通过液相化学合成好的探针、PCR 技术扩增的 cDNA 或基因组 DNA 经纯化、定量分析后,通过由阵列复制器(arraying and replicating device,ARD)或阵列点样机及电脑控制的机器人,准确、快速地将不同探针样品定量点样于带正电荷的尼龙膜或硅片等的相应位置（支持物应事先进行特定处理，如包被带正电荷的氨基硅烷），再由紫外线交联固定后即得到 DNA 微阵列或芯片。

点样的方式分两种，其一为接触式点样，又称打印法，即点样针直接与固相支持物表面接触，将 DNA 样品留在固相支持物上；其二为非接触式点样，即喷点，它以压电原理将 DNA 样品通过毛细管直接喷至固相支持物表面。打印法的优点是探针密度高，通常 1 平方厘米可打印 2 500 个探针；缺点是定量准确性及重现性不好，打印针易堵塞且使用寿命有限。喷印法的优点是定量准确，重现性好，使用寿命长；缺点是喷印的斑点大，因此探针密度低，通常 1 平方厘米只有 400 个点。点样机器人有一套计算机控制的三维移动装置、多个打印（喷印）头、一个减震底座，上面可放内盛探针的多孔板和多个芯片，根据需要还可以有温度和湿度控制装置、针洗涤装置。打印或喷印针将探针从多孔板取出直接打印或喷印于芯片上。检验点样仪优劣的指标包括点样精度、点样速度、一次点样的芯片容量、样点的均一性、样品是否有交叉污染及设备操作的灵活性、简便性等。目前，已有比较成熟的点样装置出售。

三、按照 DNA 种类分类

按照载体上所点的 DNA 的种类不同，基因芯片可分为寡核苷酸芯片和 cDNA 芯片两种。

（一）寡核苷酸芯片

寡核苷酸芯片一般以原位合成方式固定到载体上，具有密集程度高、可合成任意序列的寡核苷酸等优点。但其缺点是合成的寡核苷酸长度有限，因而特异性差，而且随长度的增加，合成错误率随之增高。寡核苷酸芯片也可通过直接点样制备，但固定率不如 cDNA 芯片高。寡核苷酸芯片主要用于点突变和测序等研究，也可以用于表达谱研究。

（二）cDNA 芯片

cDNA 芯片是将微量 cDNA 片段在玻璃片等载体上按矩阵密集排列并固化，基因点样密度虽不及原位合成寡核苷酸芯片高，但比用传统载体，如混合纤维素滤膜或尼龙膜的点样密度要高得多，可达到每张载玻片 60000 个基因。cDNA 芯片最大的优点是靶基因检测特异性非常好，目前许多国家实验室和大型制药公司都用此类芯片。cDNA 芯片主要用于表达谱的研究。

四、按照用途分类

按基因芯片的用途，其可分为表达谱芯片、诊断芯片、指纹图谱芯片、测序芯片和毒理芯片等。

第三节 基因芯片技术的技术路线

一、基因芯片的设计与制备

基因芯片的设计主要包括探针的设计和探针在芯片上的布局。前者主要是指如何选择芯片上的探针，后者主要是指如何将探针排布在芯片上。

（一）确定芯片所要检测的目标对象

芯片的设计需要确定芯片所需检测的目标对象，其步骤主要包括：①查询生物分子数据库，取得相应DNA序列数据；②序列对比分析，找出特征序列，作为芯片设计的参照序列；③数据库搜索，得到关于序列突变的信息及其他信息。

（二）芯片的制备

选择硅片、玻璃片、瓷片或聚丙烯膜、尼龙膜等支持物，并做相应处理，然后采用光导化学合成和照相平版印刷技术在硅片等表面合成寡核苷酸探针，或通过液相化学合成寡核苷酸探针。也可用PCR技术扩增基因序列，再纯化、定量分析。由阵列复制器或阵列点样机及电脑控制的机器人能准确、快速地将不同探针样品定量点样于带正电荷的尼龙膜或硅片等的相应位置，再由紫外线交联固定后即得到DNA微阵列或芯片。

二、靶基因的制备与标记

从血液或活组织中获取的DNA或mRNA样品在标记之前，必须进行扩增以提高阅读灵敏度。在PCR扩增过程中，必须同时进行样品标记，标记方法有荧光标记法、生物素标记法、同位素标记法等。

三、杂交

样品DNA与探针DNA的互补杂交要根据探针的类型、长度以及芯片的应用来选择、优化杂交条件。如用于基因表达监测，杂交的严格性较低，低温、时间长、盐浓度高；若用于突变检测，则杂交条件相反。基因芯片杂交的特点是探针固化，样品荧光标记，一次可以对大量生物样品进行检测分析，杂交过程只要30分钟。美国Nangon公司采用控制电场的方式，使分子杂交速度缩到1分钟，甚至几秒钟。

四、杂交信号检测与结果分析

用激光激发芯片上的样品发射荧光，严格配对的杂交分子，其热力学稳定性较高，荧光信号强；不完全杂交的双键分子，其热力学稳定性低，荧光信号弱（不到前者的1/35~1/5）；不杂交的无荧光。不同位点信号被激光扫描共聚焦显微镜或荧光显微镜等检测到，由计算机软件分析处理，得到有关的基因图谱。目前，质谱法、化学发光法、光导纤维法等因具备更灵敏、快速的特点，有取代荧光法的趋势。

第四节　基因芯片技术的应用

1998年底，美国科学促进会将基因芯片技术列为年度自然科学领域的十大进展之一，由此足见基因芯片在科学史上的意义。目前，基因芯片这一时代的宠儿已被应用到生物科学等众多的领域。它以其可同时、快速、准确地分析数以千计基因组信息的本领而显示出巨大的威力。基因芯片技术已被广泛用于基因表达检测、突变检测、基因组多态性分析和基因文库作图、杂交测序、临床诊断和治疗、药物筛选等方面。

一、基因芯片的应用

（一）基因表达与分析

采用基因芯片技术检测基因表达谱能够节省大量的人力、物力和财力。在基因芯片技术被发明之前，科学家不得不重复大量的实验来观察多个基因的改变情况，采用传统的方法研究细胞中的上千个基因的改变几乎是不可想象的，因为必须首先提取细胞的核酸，而且要足够多以满足 Northern 杂交的需要，然后标记每一种探针，再分别进行杂交检测。而采用基因芯片技术则可以使工作量成千上万倍地减少。现在利用基因芯片技术已同时检测了酵母中 6 000 个基因的功能。斯坦福大学 Patrick Brown 领导的科研小组则用基因芯片成功地检测了人成纤维细胞中 8 690 个基因的表达改变。基因芯片可用于基因测序，目前美国"人类基因组计划"正在大力发展这一技术，以争取替代目前的自动测序。同现有的手工测序和自动测序相比，基因芯片测序能节省大量的试剂并减少仪器耗损。在基因表达检测的研究上，人们已较成功地对多种生物包括拟南芥、酵母及人类的基因组表达情况进行了研究。将生物传感器与芯片技术结合，通过改变探针阵列区域的电场强度可以检测到基因的单碱基突变；通过确定重叠克隆的次序从而对酵母基因组进行作图。杂交测序是基因芯片技术的另一重要应用。杂交测序技术理论上不失为一种高效可行的测序方法，但需通过大量重叠序列探针与目的分子的杂交方可推导出目的核酸分子的序列，所以需要制作大量的探针。基因芯片技术可以比较容易地合成并固定大量核酸分子，所以它的问世无疑为杂交测序提供了实践的可能性。

（二）基因诊断

在优生方面，目前已知有 600 多种遗传性疾病与基因有关。妇女在妊娠早期用 DNA 芯片做基因诊断，可以避免许多患遗传性疾病胎儿的出生。

在疾病诊断方面，由于大部分疾病的发生与基因有关，而且往往与多基因有关，因而利用 DNA 芯片可以寻找基因与疾病的相关性，从而研制出相应的药物和提出新的治疗方法。DNA 芯片的高密度信息量和并行处理器的优点，不仅使多基因分析成为可能，而且保证了诊断的高效、廉价、快速和简便。

基因芯片技术还可应用于器官移植、组织移植、细胞移植方面的基因配型，如 HLA 分型。

在环境对人体的影响方面，已知花粉过敏等人体对环境的反应都与基因有关。若对与环境污染相关的 200 多个基因进行全面监测，将对生态环境控制及人类健康有重要意义。

在法医学方面，DNA 芯片比早先的 DNA 指纹鉴定更进一步，它不仅可做基因鉴定，而且可以通过 DNA 中包含的生命信息描绘生命体的脸型、长相、外貌特征。这种检验常用于灾难后鉴定尸体身份以及鉴定父母和子女之间的血缘关系。由此可见，利用 DNA 芯片可以快速、高效地获取空前规模的生命信息，这一特征将使 DNA 芯片技术成为今后科学探索和医学诊断等诸多方面的革命性的新方法、新工具。

（三）病原体诊断

由于基因芯片技术的诸多优点，该技术已被广泛用于细菌、病毒的鉴定和病原体耐药基因鉴定等。Hayward 以 3 648 个插入片段建立猎枪微阵列（shotgun microarray），通过差异杂交和 DNA 测序找到了疟原虫无性和有性生殖阶段基因的差异化表达，为抗疟药物的设计提供了线索。可以预测不久的将来，人们可以在一张 DNA 芯片上检测几乎所有的病原微生物基因，实现真正意义上的"组合检测"（profile tests）。目前，肝炎病毒检测诊断芯片、结核分枝杆菌耐药性检测芯片、多种恶性肿瘤相关病毒基因芯片等一系列诊断芯片已逐步进入市场。

（四）药物筛选

药厂和生物技术公司使用基因芯片发现和筛选新药。采用基因芯片技术，可以大大加快人类基因组计划的工作进度。例如，用于基因测序、基因表达检测和新的遗传标志，如单核苷酸多态性（SNP）定位等，这对寻找新的功能基因、新的药物作用靶点和开发新的基因药物具有重要意义。采用基因芯片技术可以进行超乎以前想象的工作，如检测不同物种、不同组织、不同病种、不同处理条件下的基因表达改变，从而指导开发具有不同用途的诊断试剂盒。新药在实验阶段必须通过人体安全性实验，必须观察药物对人类基因表达的影响，由于并不知道药物对哪一种基因起作用，就必须对已知所有或一定范围内的基因表达都进行检测，采用基因芯片技术可以迅速而准确地完成这一任务。美国 Tularick 公司曾开发出一种新药，该药物能够显著地降低低密度脂蛋白，随后 Tularick 公司的科研人员采用 Syn‐tini 公司的基因芯片研究了这种新药对人体细胞基因表达的影响，发现它能显著地改变细胞的基因表达图谱且具有毒性反应，因而 Tularick 公司只好终止了这种药物的研发，由此为公司节省了大量的成本。

如何分离和鉴定药物的有效成分是目前中药产业和传统的西药开发遇到的重大障碍，基因芯片技术是去除这一障碍的有效手段，它能够大规模地筛选，通用性强，能够从基因水平解释药物的作用机制，即可以利用基因芯片分析用药前后机体不同组织、器官基因表达的差异。如果再用 cDNA 表达文库得到的肽库制作肽芯片，则可以从众多的药物成分中筛选出起作用的部分物质。此外，利用 RNA 和单链 DNA 具有较好的柔性、能形成复杂的空间结构、易于与靶分子相结合等特性，可将核酸库中的 RNA 或单链 DNA 固定在芯片上，然后与靶蛋白孵育，形成蛋白质‐RNA 或蛋白质‐DNA 复合物，筛选特异的药物蛋白或核酸。因此基因芯片技术和 RNA 库的结合在药物筛选中将得到广泛应用。在寻找治疗 HIV 的药物中，Jellis 等用组合化学合成及 DNA 芯片技术筛选了 654 536 种硫代磷酸八聚核苷酸，并从中确定了具有 XXG4XX 样结构的抑制物。实验表明，这种筛选物对 HIV 感染细胞有明显阻断作用。基因芯片技术使药物筛选、靶基因鉴别和新药测试的速度大为提高，成本大大降低。

（五）个体优化治疗

在药物疗效与不良反应方面，患者的反应差异很大，这主要是由于患者遗传学上存在差异，导致其对药物产生的反应不同。例如，细胞色素 P_{450} 酶与大约 25％广泛使用的药物的代谢有关，如果患者体内编码该酶的基因发生突变，就会对降压药异喹胍产生明显的不良反应。5％～10％的白种人缺乏该酶基因的活性。现已清楚这类基因存在广泛变异，这些变异除了使人对药物产生不同的反应外，还与人的各种疾病如肿瘤、自身免疫性疾病和帕金森病等的易感性有关。如果利用基因芯片技术先对患者进行诊断，再开处方，就可对患者实施个体优化治疗。此外，治疗过程中很多同种疾病的具体病因因人而异，用药也应因人而异。例如，引起乙型病毒性肝炎的病毒有较多亚型，HBV 基因的多个位点如 S、P 及 C 基因区易发生变异。若用 HBV 基因多态性检测芯片每隔一段时间就检测一次，对指导用药、防止 HBV 耐药性很有意义。又如，目前用于治疗艾滋病的药物主要是病毒反转录酶和蛋白酶的抑制剂，但在用药 3~12 个月后常出现耐药，其原因是 rt、pro 基因产生一个或多个点突变。rt 基因四个常见突变位点是 Asp67→Asn、Lys70→Arg、Thr215→Phe、Tyr 和 Lys219→Glu，较单一位点突变，四个位点均突变后病毒对药物的耐受能力成百倍增加。如将这些基因突变部位的全部序列构建为 DNA 芯片，则可快速地检测患者是哪一个或哪几个基因发生突变，从而对症下药，可显著提高疗效、改善预后。

二、开放性实验设计

本节开放性实验设计的主要内容是综合运用基因芯片技术解决医学实际问题。

（一）目的和意义

在设计开放性实验方案时，可参考以下实验目的，选择其中具体的一种设计方案，要求目的明确，有一定的科学价值和应用意义。

1. 利用基因芯片技术，寻找可能致病的基因或疾病相关基因

用 cDNA 微阵列技术通过比较组织细胞基因的表达谱差异，可以发现可能致病的基因或疾病相关基因，实现对疾病快速、简便、高效的诊断。基因诊断是基因芯片技术最具商业价值的应用，Affymetrix 公司把 $p53$ 基因（一个重要的肿瘤抑制基因，很多肿瘤都是由该基因突变引起的）的全长序列和已知突变的探针集成在芯片上，利用它来实现对癌症的早期诊断。

2. 应用基因芯片技术进行 DNA 测序、基因表达及基因突变性检测

以 DNA、cDNA 或寡核苷酸为探针制备的 DNA 芯片，可直接平行检测大量 mRNA 的丰度，从而应用于基因表达的研究。基因芯片应用于基因水平检测的最大优越性是可以自动、快速检测目的材料中成千上万个基因的表达情况，这是常见的基因表达水平检测法不可比的。目前，基因芯片技术已在部分植物、细菌、真菌的整个基因组范围内对基因表达水平进行了快速检测；该技术还可用于检测各种生理、病理条件下人类所有基因表达的状况。

3. 设计一个优生优育筛查实验

目前已知有 600 多种遗传性疾病与基因有关，妇女在妊娠早期用 DNA 芯片做基因诊断，可以避免许多患遗传性疾病胎儿的出生。

（二）样品来源

从环境、临床患者、健康人中采集到的体液、血液中分离到的菌株及采集的其他标本。

（三）方案设计要求

方案的目的明确，研究方法在基因芯片实验所开展的工作范围内，研究内容和步骤符合基因芯片实验的一般要求等。

（四）方案设计要素

实验方案包括国内外研究背景、研究现状、目的和意义、研究内容、技术路线、预期目标、技术难点等。

（五）方案设计的评价

从方案设计的目的是否明确，研究工作是否具有一定现实意义，研究内容是否完整，技术路线是否合理可行，是否有一定的质控措施和方法等方面对方案设计进行评价。

（王德全）

第八章　流式荧光技术

　　流式荧光技术是涵盖了液相芯片、流式细胞术等多种技术于一体的多指标分析技术。液相芯片又称 xMAP（flexible multiple-analyte profiling）、悬浮阵列，其以荧光编码微球为核心，集流式细胞术原理、激光分析、高速数字信号处理等多种技术于一体。流式细胞术（flow cytometry，FCM）是一种在功能水平上对单细胞或其他生物粒子进行定量分析或分选的检测手段。它可高速分析上万个细胞，并能同时从一个细胞中测得多个参数，与传统荧光显微镜检查相比，具有速度快、精度高、准确性好等优点，成为当代最先进的细胞定量分析技术。流式细胞术的发展可追溯到 20 世纪初，1930 年，Caspersson 和 Thorell 开始致力于细胞计数的研究。Moldaven 于 1934 年提出细胞检测自动化的设想，并试图用光电仪记录流过一根毛细管的细胞。1949 年，Coulter 在悬液中计数粒子的方法获得专利。1953 年，Taylor 应用分层鞘流原理，成功设计出红细胞光学自动计数器。同年，Parker 和 Horst 描述出一种全血细胞计数装置，成为流式细胞仪的雏形。1959 年，B 型 Coulter 细胞计数器问世。1967 年，Kamentsky 和 Melamed 在 Moldaven 方法的基础上提出细胞分选的方法。1973 年，世界上第一台商用流式细胞仪问世。1975 年，Kochler 和 Milstein 发明了单克隆抗体技术，为细胞的定性、定量研究奠定了基础。从此，大量厂家不断研制生产出各具特色的流式细胞仪。进入 20 世纪 90 年代，随着计算能力的提高和硬件上的不断更新，流式细胞仪的功能越来越强大。在分析方法上，流式细胞术的发展趋势可归纳为：从相对细胞计数到绝对细胞计数，从相对定量分析到绝对定量分析，从单色荧光分析到多色荧光分析，从细胞膜成分分析到细胞内成分分析，从细胞分析到可溶性成分分析。流式细胞术作为一门生物检测技术，已经成为分析细胞学检验领域中无可替代的重要工具。

第一节　流式细胞术的基本原理

　　流式细胞术是一种基于流式细胞仪（flow cytometer，FCM）的对单细胞或其他生物粒子进行定量分析和分选的技术，可同时从一个细胞中测得多种参数（如 DNA、RNA、蛋白质、细胞体积等），进行多参数分析。流式细胞仪能够根据每个细胞的光散射和荧光特征，将待测细胞染色后制成单细胞悬液，用一定压力将待测样品压入流动室，在高压下鞘液从鞘液管喷出，由于鞘液管入口方向与待测样品流成一定角度，因而鞘液就能够包绕着样品高速流动，组成一个圆形的流束，待测样品在鞘液的包被下单行排列，依次通过检测区域，产生一组光学和电子信号。这些信号有着重要的生物学性质，并可借此进行定量分析；也可以根据预选的参量范围把指定的细胞亚群从样本群中分选出来。下面从流式细胞仪组成及其工作原理的角度说明流式细胞术的基本原理。

一、流式细胞仪的基本组成及原理

流式细胞仪主要由五部分构成：①流动室及液流驱动系统；②激光光源及光束形成系统；③光学系统；④信号检测与存储、显示、分析系统；⑤细胞分选系统。

（一）流动室及液流驱动系统

流动室（flow cell or flow chamber）是流式细胞仪的核心部件。单细胞悬液在细胞流动室里被鞘液包绕，在鞘液的约束下，细胞呈单行排列依次通过流动室内有一定孔径的孔，激光检测区在该孔的中心，细胞流在此与激光垂直相交（图 8 - 1）。流动室里的鞘液流呈一种稳定流动状态，控制鞘液流的装置由一系列的压力系统、压力感受器组成。只要调整好鞘液压力和样本管压力，鞘液流就可包绕样品流并使样品流保持在液流的轴线方向，能够保证每个细胞通过激光照射区的时间相等，激光激发的荧光信息即准确无误。流动室孔径有 60 μm、70 μm、85 μm、100 μm、150 μm、250 μm 等多种可供选择，小型仪器一般装置了固定孔径的流动室。

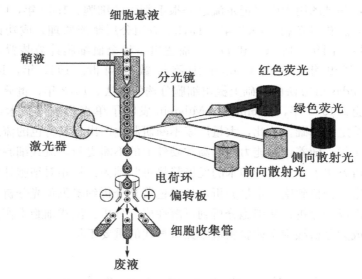

图 8 - 1　流式细胞仪结构示意图

（二）激光光源及光束形成系统

流式细胞仪的主要检测信号——荧光是由激发光激发的，荧光信号的强弱与激发光的强度和照射时间有关。流式细胞仪对光源的要求较高，光源须具备单波长、高强度、高稳定性，而激光是一种相干光源（频率相同，且振动方向相同的光称为相干光），是能达到这一要求的理想光源。流式细胞仪可配备一根或多根激光管，一些配有超高速流式分选系统的大型流式细胞仪甚至使用 7 激光 24 参数同时检测，可选激光波长包括：355 nm、405 nm、488 nm、532 nm、561 nm、592 nm、642 nm。

（三）光学系统

流式细胞仪的光学系统由若干组透镜、小孔、滤光片组成。滤光片主要有三类：长通滤片（LP），只允许特定波长以上的光线通过；短通滤片（SP），只允许特定波长以下的光线通过；带通滤片（BP），只允许特定波长范围的光线通过。

（四）信号检测与存储、显示、分析系统

1. 散射光信号

当待测样品在鞘液约束下细胞成单行排列依次通过激光检测区时，产生散射光和荧光信号，散射光分为前向角散射（forward scatter，FSC）和侧向角散射（side scatter，SSC）。散射光是细胞的物理参数，与细胞样本的制备（如染色）无关。

前向角散射（FSC）反映被测细胞的大小，在同种细胞群体中随着细胞截面积的增大而增大。对于球形活细胞，实验表明，在小立体角范围内，前向角散射基本上和截面积大小呈线性关系，对于形状复杂的具有取向性的细胞可能差异很大。

侧向角散射（SSC）又称90°散射，反映被测细胞内部精细结构和颗粒性质等有关的信息。侧向散射光虽然也与细胞的形状和大小有关，但它对细胞膜、细胞质、核膜的折射率和细胞内颗粒的性状更敏感，见图8-2。散点图中R1门圈为淋巴细胞。

2. 荧光信号

荧光信号也有两种，即自发荧光和特征荧光。自发荧光一般很微弱，在培养细胞中死细胞与活细胞的比值越高，自发荧光就越强。另外，细胞成分中能够产生自发荧光的分子（如核黄素、细胞色素等）含量越高，自发荧光也越强。特征荧光是由于细胞经染色结合上荧光染料，经过激光激发而发出的荧光，荧光信号较强，它是实验要测定的荧光。

由于两种荧光信号同时存在，在测定时需要设定阴性对照，以便从测出的荧光信号中减去细胞自发荧光和抗体非特异结合产生的荧光。此外，还可以通过以下三种措施减少自发荧光的干扰，提高信噪比：①尽可能选用较亮的荧光染料，不同荧光素光谱的重叠尽量少；②选用合适的激光和滤片光学系统；③采用电子补偿电路，将自发荧光的本底予以补偿。

流式细胞术常用的荧光染料有多种，其分子结构不同，激发光谱和发射光谱也各异。选择荧光染料时必须依据流式细胞仪所配备的激光光源的发射光波长。例如，氩离子气体激光管的发射光波长为488 nm，氦氖离子气体激光管的发射光波长为633 nm。488 nm激光光源常用的荧光染料有FITC（异硫氰酸荧光素）、PE（藻红蛋白）、PI（碘化丙啶）、Cy5（花青素）、preCP（多甲藻叶绿素蛋白）、ECD（藻红蛋白-得克萨斯红）等。它们的激发光和发射光波长见表8-1。高端流式细胞仪则配备更多的激光光源以适应多种需求（表8-2）。

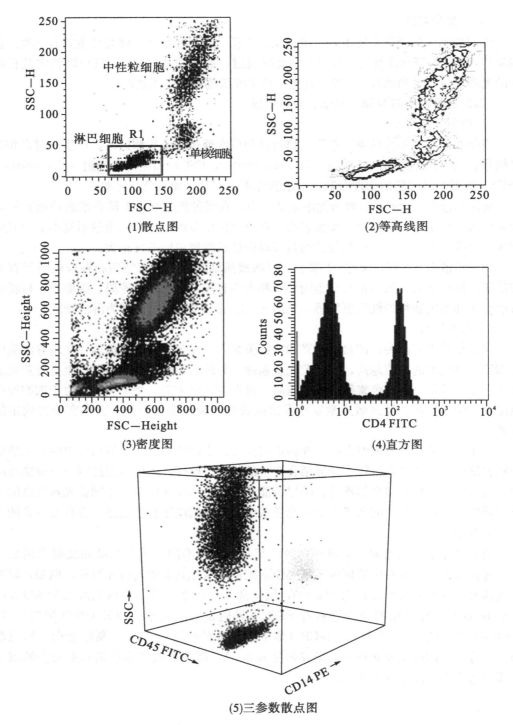

(1)散点图

(2)等高线图

(3)密度图

(4)直方图

(5)三参数散点图

图 8-2　散点图、等高线图、密度图、直方图、三参数散点图

表 8－1　流式细胞仪常用荧光染料

荧光染料	激发光波长（nm）	发射光峰值（nm）
FITC	488	525（绿）
PE	488	575（橙）
PI	488	630（橙红）
ECD	488	610（红）
Cy5	488	675（深红）
preCP	488	675（深红）
APC	633	670（深红）

表 8－2　常用激光器及对应的荧光素

488 nm	640 nm	405 nm	355 nm	561 nm
FITC		Horizon V450		
PE		Horizon V500		
Alexa Fluro488	APC	Qdot655	DAPI	PE
perCP	APC－Cy7	Qdot705	Hoechst33342	PE－TexasRed
PI	APC－H7	VPD450	Hoechst33258	PE－Cy5
PE－TexasRed	Cy5	AmCyan	Indo－1	PE－Cy5.5
PE－Cy5	Rhodamine800	Pacific Blue	Alexa Fluro350	PE－Cy7
perCP－Cy5.5	Alexa Fluro647	BV421	Y66F	mCherry
PE－Cy7	Alexa Fluro700	BV510	Y66H	RFP
EGFP		BV605		
GFP		BV711		

3. 荧光补偿

在流式细胞仪上进行多色免疫荧光分析时，使用不同荧光素的发射光谱有重叠现象（图 8－3）。如果不对这种现象做适当的调整，就会导致某一荧光素发出的荧光被其他通道的检测器检测到。这种由于补偿问题导致的错误，会得到假阳性的错误结果。通过使用恰当的单荧光染色或双荧光染色的样本，对补偿加以调整，去除光谱重叠部分的影响信号，就可以准确地在流式细胞仪上进行细胞多色分析了。例如，单克隆抗体偶联上荧光素 FITC、PE 以及 Cy5，就可以用来检测某一细胞群的多种抗原特性。在做这样的多色分析时，使用同一波长的激发光（488 nm）激发，FITC 的发射光为绿色荧光（峰值为 525 nm），信号被 FL1 检测器检测到；PE 的发射光为橙色荧光（峰值为 575 nm），信号被 FL2 检测器检测到；Cy5 的发射光为深红色荧光（峰值为 675 nm），信号可被 FL3 检测器检测到（注意：对于不同型号的仪器，激发光对应的检测通道可能不同）。但是，FITC 的发射光谱有橙红色光，而 PE 的发射光谱也有绿色光等，依次类推。这些光谱的交叉重叠，会导致荧光信号被相应检测器以外的错误的检测器检测到。因此，要使用补偿的办法校正这种信号重叠导致的错误。通过电子补偿的办法去除重叠信号的影响，使检测到的单染色细胞的另外两种荧光信号与未染色细胞的信号水平相同。

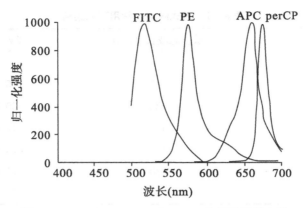

图 8 − 3   FITC、PE、perCP、APC 染料的发射光谱

补偿不足或补偿过度都会导致假阳性结果或人为造成直方图的偏移。例如，在三色荧光分析时，为了防止由于补偿造成的错误，应该使用单染色细胞调整补偿（另外两种荧光为阴性对照），即用每一个荧光抗体单染细胞，然后调整每两种颜色之间的补偿，使荧光重叠现象得以纠正。

4. 数据显示

数据的显示一般采用一维直方图、二维散点图、等高线图、密度图、三维图等（图 8 − 2）。细胞的每一个单参数测量数据用直方图显示，横坐标表示散射光或荧光信号相对强度值，其单位是道数，可以是线性的，也可以是对数的；纵坐标表示细胞数（Count）。散点图能够同时表示两个通道的信息。等高线图与散点图相似，用封闭的环线表示细胞的密集程度。参数 FSC 反映颗粒的大小，SSC 反映颗粒内部结构的复杂程度，FL 反映颗粒被染上的荧光数量的多少。

5. 数据分析

设门技术（Gate 设置）是指在某一张选定参数的流式分析图上，根据该图的细胞群分布选定其中想要分析的特定细胞群，并要求该样本所有其他参数组合的分析图只体现这群细胞的分布情况（如图 8 − 2 圈出的矩形门 R1）。根据门的形状又分为了线性门、矩形门、圆形门、多边形门、任意形状门和十字门。区阈（region，R）与门（gate，G）是两个相关的概念，区阈可与门对应，但是也可以包含于门。如进行十字门分析时，就可以由四个区域构成。

在下面的实例中，将详尽阐述细胞亚群百分含量的分析方法。我们可以通过单参数直方图、二维散点图来分析结果。单参数直方图可定位边界，二维散点图可设置象限标志。如果需要，还可以建立数据统计表以输出结果。直方图可直观得到单个参数的细胞数量。阴性对照用于决定直方图中单参数的左、右边界，图 8 − 4 左图中 M1 为阴性对照峰，图 8 − 4 右图中 M2 为 CD3 − FITC 阳性峰。图 8 − 5 直方图统计结果表明，整个事件共记录了 6 000 个细胞，门内淋巴细胞 2 891 个。其中 M1（阴性）细胞 619 个，M2（CD3 阳性）细胞 2 272 个。淋巴细胞亚群 CD3 阳性细胞百分含量的统计结果为 M2：2 272/2 891＝78.59％。

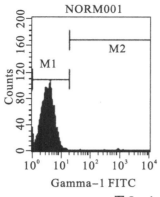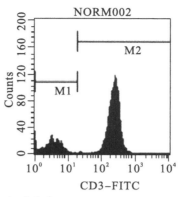

图 8－4　淋巴细胞直方图

M1：阴性对照峰；M2：CD3－FITC 阳性峰。

Histogram Statistics									
File：NORM002									
Tube：CD3/CD19				Gate：G1					
Gated Events：2 891				Total Events：6 000					
X Parameter：FL1－H CD3（Log）									
Marker	Left,Right	Events	Gated(%)	total(%)	Mean	GeoMean	CV	Median	PeakCh
All	1,9 647	2 891	100.00	48.18	176.92	86.78	62.94	191.10	220
M1	1,18	619	21.41	10.32	0.75	3.26	51.00	3.40	1
M2	18,9 647	2 272	78.59	37.78	224.10	212.20	32.71	220.67	220

图 8－5　直方图统计结果

　　二维散点图以双参数显示结果，每个点表示一个或多个细胞。图 8－6 中的阴性对照图，用于设定阴性对照边界。全图以十字门划分为四个象限，以区分阴性细胞、单阳性细胞以及双阳性细胞。左下象限（LL）为双阴性细胞，左上象限（UL）为 Y 轴阳性细胞（CD19$^+$－PE），右下象限（LR）为 X 轴阳性细胞（CD3$^+$－FITC），右上象限（UR）无双阳性细胞。

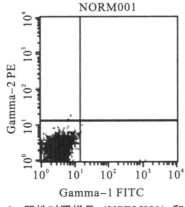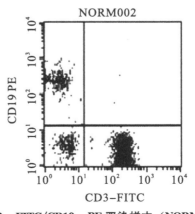

图 8－6　阴性对照样品（NORM001）和 CD3－FITC/CD19－PE 双染样本（NORM002）

（五）细胞分选系统

对活细胞进行分选是流式细胞术的一个应用趋势。流动室上的超声压电晶体发生高频震动，使细胞流动室喷嘴喷出的液流束断成一连串均匀的液滴，每秒钟形成液滴上万个，每个液滴包含一个样品细胞。液滴中的细胞在形成液滴前已被测量，如符合预定要求则可被充电，在通过偏转板的高压静电场时向左或向右偏转被收集在指定容器中；不含细胞液滴或细胞不符合预定要求的液滴则不被充电，亦不发生偏转，进入中间的废液收集器中，从而实现了分选。使用不同孔径的喷孔及改变液流速度，可能会改变分选效果（表 8-3）。

不仅限于表面抗原，流式细胞仪还可以根据任何能检测到的发光度（如细胞体积）或荧光（如 DNA、RNA 或蛋白质含量、酶活性、特异性抗原）散射度差异来分离细胞。如果能保证流式细胞仪的无菌状态，那么分选后的细胞还可以进行培养或其他分析。

表 8-3 流式细胞分选喷嘴的适用范围

喷嘴	满足各种细胞检测要求
50 μm	染色体/精子/细胞器（如线粒体）/细菌/大病毒颗粒/藻类细胞/小动物细胞
70～90 μm	实验动物细胞/人淋巴细胞/神经细胞
100～120 μm	肿瘤细胞
150 μm	大肿瘤细胞/巨噬细胞等真核生物细胞
200 μm	尸体组织样本，植物/花粉/大藻类细胞，微包埋技术的含微菌落微球

二、流式细胞术基本方法

（一）细胞悬液制备及样品染色

流式细胞术进行各种参数分析必须在单细胞的基础上。根据各种组织成分的特点，可选择不同的分散细胞方法，以期达到单细胞产量高、损伤少的目的。尽管标本制备已形成了标准化的程序，但实际操作中总会出现各种问题。在实体组织分散为单个细胞的过程中，解离的方法可能瞬间或持久地影响细胞的性质、形态、结构和功能等。所以，在对各种不同组织进行分散时，应选择适当的方法，尽量减少对细胞的上述影响。培养细胞系、外周血单核细胞、胸腺细胞、脾细胞等单细胞悬液的制备均可用本法，操作程序如下。

（1）用 10%FCS RPMI1640（加了 10%胎牛血清的 1640 培养液）调整细胞浓度为 $5×10^6～1×10^7/ml$。

（2）取 40 μl 细胞悬液加入预先加有特异性单克隆抗体（McAb，5～50 μl）的小玻璃管或塑料离心管，再加 50 μl 1∶20（用 DPBS 稀释）灭活正常兔血清，于 4 ℃ 30 分钟，用洗涤液洗涤 2 次。每次加洗涤液 2 ml 左右，以 1 000 r/min 离心 5 分钟。

（3）弃上清液，加入 50 μl 工作浓度的羊抗鼠（或兔抗鼠）荧光标记物，充分振摇，于 4 ℃ 30 分钟，用洗涤液洗涤 2 次。每次加液 2 ml 左右，以 1 000 r/min 离心 5 分钟。

（4）加适量固定液（如为 FCM 制备样本，一般加入 1 ml 固定液；如制片后在荧光显微镜下观察，视细胞浓度加入 100～500 μl 固定液）。

（5）经流式细胞仪检测或制片后在荧光显微镜下观察（样本在试管中可保存 5～7 天）。

注意事项：①整个操作在 4 ℃条件下进行，洗涤液中加有比常规防腐剂剂量高 10 倍的叠氮化钠（NaN_3），此实验条件是防止一抗结合细胞膜抗原后发生交联、脱落；②洗涤要充分，以免游离抗体封闭二抗与细胞膜上的一抗结合，出现假阴性；③加适量正常兔血清可封闭某些细胞表面免疫球蛋白 Fc 受体，降低和防止非特异性染色；④细胞活性要好，否则易发生非特异性荧光染色。

（二）阴性对照的设置

设置阴性对照是流式细胞术中必不可少的步骤，因为细胞表面不结合荧光素时也会产生非特异性荧光信号，所以每次流式细胞分析实验都要设阴性对照管。最简单、最常用的阴性对照是准备一份细胞样品，不标记任何荧光素偶联抗体。

同型对照（isotype control）是使用与一抗相同种属来源、相同亚型、相同剂量和相同的免疫球蛋白及亚型的免疫球蛋白，用于消除由于抗体非特异性与细胞结合而产生的背景染色。同型对照是真正意义上的阴性对照，它不但可以用来设定流式细胞仪的电压，还可以省去昂贵与烦琐的重组细胞因子竞争封闭步骤。建立在同型对照基础上的流式细胞实验结果才是最可靠的。

同型对照应选择与一抗的成分完全相同种属来源、相同亚型和亚链、相同荧光标记的抗体，比如抗人的 CD56 APC 标记的抗体，成分是 Mouse IgG1，κ 链。那么它的同型对照应该是 APC 标记的 Mouse IgG1，κ 链。注意同型对照的成分跟它的名称是相同的，如果抗体的组合形式是纯化的一抗加荧光标记的二抗，那么应该选择一抗的同型对照。比如 CD25 的纯化抗体，成分是 Mouse IgG1，κ 链，它的同型对照是纯化的 Mouse IgG1，κ 链，它的二抗是 PE 标记的抗小鼠 IgG1。

（三）补偿微球

流式细胞仪的荧光补偿如果没有调节好，会导致细胞分群不明显或者流式细胞检测得到的结果图不理想，而且还会导致检测结果不真实。对于一些不常见的标志检测，需要经验非常丰富的流式操作者根据多年的经验判断调节补偿，才可以得到比较好的数据和图片。荧光补偿微球本身不携带任何荧光，与特异性荧光抗体孵育结合来调节补偿，更适用于多色分析和复合荧光素。

（四）选择荧光素的注意事项

1. 每个通道只能选择一种荧光素

FL1 通道选择了 FITC 就不能选择 AlexaFluro488，或者选择了 Alexa Fluro488 就不能选 FITC。FL3 通道尽管能检测 PE－TexasRed、PE－Cy5、perCP、perCP－Cy5.5、PE－Cy7 五个荧光素，但是搭配的时候只能选择其中一个。

2. 各个通道之间的荧光素可以随意搭配

以流式细胞仪能做四个通道为例，每个通道随便选出一个荧光素就可以组合成四个颜色。可以选择的搭配是 FITC（FL1）＋PE（FL2）＋perCP（FL3）＋APC（FL4），也可以更改成 AlexaFluro（FL1）＋PE（FL2）＋perCP（FL3）＋APC（FL4），或者 FITC（FL1）＋PE（FL2）＋perCP（FL3）＋AlexaFluro（FL4），或者 FITC（FL1）

＋PE（FL2）＋PE－Cy5（FL3）＋APC（FL4）等。另外，APC 和 PE－Cy5 一起使用时，容易导致补偿过度。而 AlexaFluro488 和 AlexaFluro647 的荧光非常明亮，对激光非常稳定，适合流式细胞仪的光谱性质，对 pH 值不敏感，具有水溶性，联合使用时发射光谱存在巨大差异，无需补偿。

第二节　流式细胞术液相芯片技术

　　流式细胞术液相芯片技术（liquid chip）是流式细胞术与生物芯片技术的有机结合，把不同的生物探针（核酸和蛋白质等）标记在各种有荧光的微球上，以荧光标记微球作为反应载体在液相系统中完成生物学反应。它构成了"荧光微球体－探针－目的分子－报告分子"的反应模式，可以在同一液相中同时检测多个目的分子。利用固体芯片可以通过一个实验对多个基因的表达情况进行分析。在国外，固体芯片是基础研究和新药开发的必要工具，因为它的信息量特别大（高通量），可以同时对上万个基因进行分析。但由于其信息质量的稳定性和可重复性比较差，固体芯片的临床应用受到很大的限制。

　　多功能悬浮点阵（multi-analyte suspension array，MASA）技术平台是既能保证信息质量，又能提供相对高通量的新一代分子诊断技术平台，是在流式细胞术、ELISA 技术和生物芯片技术的基础上开发的新一代多功能液相芯片反应分析系统。其有机整合了免疫微球、激光检测、流体动力学、数字信号处理和计算机运算等功能。流式液相多重蛋白定量技术（cytometric bead array，CBA）利用流式细胞仪可对荧光信号进行级数放大的特性，只需使受检的可溶性因子附着于一些具有近似细胞直径的微粒上，即可对受检样品中的各种可溶性因子进行检测，可测量多种可溶性细胞内蛋白质。它还可将捕获微球、PE 标记的信号抗体、标准品或待测样品共同孵育，三者形成双抗夹心复合物，根据每一种复合物上 PE 的荧光强度计算这种检测因子的浓度。

一、液相芯片技术原理

　　液相蛋白质芯片由球形基质、探针分子、被检测物以及报告分子 4 个主要部分组成。反应主要包括 3 个步骤：即探针分子的固定、标记探针的球形基质与样品反应、反应结果检测。检测的原理是使单个的球形基质通过检测通道，并使用双色激光同时对球形基质上的红色分类荧光和报告分子上的绿色报告荧光进行检测。红色激光激发的是球形基质上的红色分类荧光，根据球形基质的不同色彩编号，可以将球形基质分类，从而将各个不同的分析反应区分开来。绿色激光激发的是绿色报告荧光分子，目的是确定球形基质上结合的报告荧光分子的数量，从而确定球形基质上结合的目的分子的数量。因此，通过红绿双色激光的同时检测，可以确定被结合的检测物的种类和数量。

　　液相芯片技术的核心是把微小的乳胶颗粒分别染成上百种不同的荧光色（固体芯片是用探针在芯片上的位置给基因的特异性编码，而 xMAP 则是用颜色来编码），然后把针对不同检测物的核酸（互补链）或蛋白质（如包被抗体）分别以共价方式吸附到不同颜色的颗粒上。应用时，先把针对不同检测物的不同颜色的乳胶颗粒混合，再加入被检测物（被检测物既可以是血清中的抗原、抗体、酶等，也可以是 PCR 产物）。在悬液中，乳胶颗粒与被测物先特异性结合（杂交仅需 10 分钟），之后再加上荧光标记。检测时乳胶颗粒被微量液体传送系统排成单列通过两束激光，一束判定颗粒的颜色，从而决定被测物的特异性（定性）；另一束测定颗粒上的荧光标记强度，从而给被测物定量。荧光信号可以在瞬间经系统接收、判定后由电脑以数据信息的形式记录下来，所得到的数据经电脑处理后可以直接用来判断结果。因为分子杂交是在悬浮溶液中进行的，检测速度极快，所以又有"流式荧光"之称。

在液相芯片系统中，为了区分不同的探针，每一种用于标记探针的球形基质都带有一个独特的色彩编号。在球形基质的制造过程中，掺入两种不同的红色分类荧光，根据这两种红色分类荧光的比例不同，可以把球形基质分成 100 种。利用这 100 种球形基质，可以标记 100 种不同的探针分子，同时对一个样本中的 100 种不同的目的分子进行检测。为了便于探针分子的固定，可在球形基质的表面进行一系列的修饰，以适合各种蛋白质、肽以及核酸等生物分子的固定。

流式液相多重蛋白质定量技术可利用流式细胞术测量多种可溶性细胞内蛋白质，专用于多元分析，使用单一样本获取更多数据。当样本量非常少时，多元分析变得格外有用，它可以实现蛋白质种类分析的最大化，仅需要 $25\sim50$ μl 的样本量，就可以分析多达 30 种蛋白质，涵盖了多种可溶性细胞内蛋白质的测量方法，包括细胞因子、趋化因子、生长因子、磷酸化的细胞信号蛋白等，甚至可以在浓度低至 0.274 pg/ml 时进行多元分析。而 ELISA 和免疫印迹方法，对于相同的样本量，只能分析一种蛋白质（图 8-7）。阵列中每一个微球都具有独特的荧光强度，并包被了专用于一种分析的捕获抗体。应用分析软件对每一种单独的微球群体进行圈门，确定阵列中每一种分析物的平均荧光强度，生成标准曲线，并将样品的浓度和标准曲线进行插值对比，最终生成一个表格形式的分析结果报告。

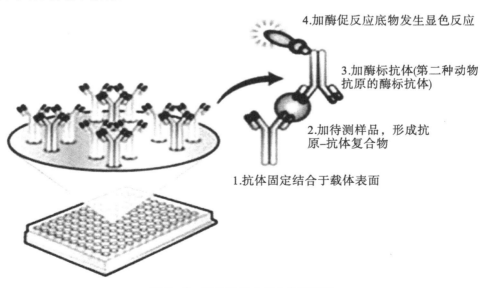

4.加酶促反应底物发生显色反应

3.加酶标抗体(第二种动物抗原的酶标抗体)

2.加待测样品，形成抗原–抗体复合物

1.抗体固定结合于载体表面

图 8-7 双抗体夹心复合物示意图

二、液相芯片的特点

液相芯片的独特设计使它拥有常规蛋白质检测方法所不具备的特点：①通量大，可对同一样本中的多种不同的目的分子同时进行分析；②灵活性好，可适用于各种蛋白质分析，可以接受实验室已有的实验方案，使用者可以自行设计分析方案，也可使用成套试剂盒；③液相环境更有利于保持蛋白质的天然构象，也更有利于探针和被检测物的反应；④灵敏度高，只需要微量的样品即可进行检测；⑤操作简便，耗时短。

三、液相芯片技术的应用

液相芯片系统是一个高度灵活的多元分析平台，可以适用于蛋白质组学研究、临床研究和药物研究中的各种蛋白质分析，包括免疫分析、核酸研究、酶分析、受体－配基分析、蛋白质－蛋白质相互作用分析、蛋白质－核酸相互作用分析。由于液相芯片技术具有灵活性好、操作简单、通量大等特点，目前已经被用在细胞因子的检测、激酶的检测、抗原决定簇的筛选、HLA 配型、自身免疫性疾病检测、过敏原检测、基因突变检测、肿瘤标志物检测、HPV 分型等众多领域。液相芯片出众的高通量检测性能正好契合临床肿瘤标志物检测的需求，在不同荧光编码的微球上进行抗原－抗体反应，通过两束激光分别检测荧光信号和微球编码，可实现对多种肿瘤标志物的联合检测。

液相蛋白诊断芯片在临床诊断方面应用前景广阔，但是受制于高质量的诊断抗原、单克隆抗体、商品化试剂盒的匮乏。另外，目前液相芯片仪价格昂贵，影响了这一技术的广泛应用。

第三节 流式细胞术的应用

随着新的荧光染料、新的荧光探针、新的染色方法不断推出，新的细胞参数的分析也日益增多，流式细胞术的应用越来越广，并突出表现在以下几方面。

一、流式细胞术在细胞生物学方面的应用

流式细胞术可定量分析细胞周期并分选不同细胞周期的细胞，分析生物大分子如DNA、RNA、抗原、癌基因表达产物等物质与细胞增殖周期的关系，进行染色体核型分析，并可纯化 X 或 Y 染色体。

细胞周期包括两个主要阶段，其一是间期，即两次有丝分裂之间的阶段；另一个是有丝分裂期，此时母细胞分裂成基因完全相同的两个子细胞。间期包含 3 个显著且连续的阶段，第一阶段叫作 G_1 期，细胞"监测"所处的环境，一旦接收到必要的信号，就立即开始合成 RNA 和蛋白质以诱导生长；当条件合适时，就进入 S 期，"提交"DNA合成并复制其染色体；最后，在 G_2 期，细胞继续生长，并准备进行有丝分裂。

细胞在受到多种刺激时都会发生增殖，如受到细胞因子的刺激或其他各种刺激因子。细胞增殖过程中，不仅 DNA 会增多，一些特定的蛋白质在细胞内的水平也会相应

升高。当细胞发生损伤或不再需要增殖时，会发生凋亡或进入程序性细胞死亡。这是在胚胎发育和维持组织动态平衡过程中正常的生理过程。细胞凋亡是一个有组织的过程，细胞中的信号通路可以破坏细胞自我更新或者控制异常细胞的增殖。细胞凋亡可以调控受损细胞有序死亡，相比之下，组织损伤引起的细胞坏死却常常造成坏死细胞和周边正常细胞的损失。

细胞凋亡过程具有某些形态学特征。这些特征包括细胞膜的变化，如细胞膜的对称性和附着能力的损失；细胞质和细胞核聚缩；蛋白质断裂和 DNA 裂解。在这一过程的最后阶段，死亡细胞破碎成为"凋亡小体"被吞噬细胞消除，而对周边正常细胞则不会产生明显的炎症损伤。但是，某些类型的细胞并不表现出凋亡的常规特点。在这种情况下，需要对凋亡细胞进行多方面的分析，才能确认细胞死亡的机制。

（1）细胞散射光的变化：在细胞凋亡的过程中，细胞收缩，从而 FSC 下降、SSC 上升或是没有明显变化。

（2）荧光吸收的改变：细胞膜对于 DNA 染料的通透性与细胞的活性、细胞的死亡和细胞凋亡相关，像 PI、EB、Hoechst 33342 等可以用于区分活细胞、死细胞和凋亡细胞。

（3）caspases 的改变：caspases（cysteinyl aspartate specific proteinase，含半胱氨酸的天冬氨酸蛋白水解酶）是一组存在于细胞质中具有类似结构的蛋白酶，与真核细胞凋亡密切相关。当细胞凋亡被激活后，caspases 会一并剪切多种蛋白质底物，使细胞结构和功能随之丧失，最终导致细胞的死亡。caspases－8、caspases－9、caspases－3 在细胞凋亡中的作用已被揭示：caspases－9 作用于线粒体通路；caspases－8 作用于 Fas/CD95 通路，而 caspases－3 作用于更下游，为多种通路所激活。通过抗体和活化的 caspases－3 片段相结合来检测。使用特异性的 caspases－3 荧光底物，以及新的抗原决定基 CK18。

（4）线粒体功能的变化：三偏磷酸酶（thiamine monophosphatase，TMP）会在细胞凋亡过程中产生，可以通过一些标记用流式细胞仪检测。有膜穿透性的亲脂性阳离子荧光染料，如 Rh123、DiOC6、JC－1、CMXRos 等，可作为流式检测的探针。

（5）钙离子流和 pH 值变化：细胞浆内 Ca^{2+} 水平上升和由于细胞内环境酸化造成的选择性 pH 值的调节降低，是伴随着细胞凋亡产生的后果之一。使用 Ca^{2+} 选择性荧光探针，如 Quin－2、Fluo－3、Indo－1，通过流式细胞仪进行检测，是测定细胞内 Ca^{2+} 浓度的最佳方案。酸化的检测同样可以用于对 pH 值敏感的荧光探针（如 DCH、BCECF、BCECF－AM、SNARFs 等）进行检测。

（6）DNA 链的断裂：细胞凋亡晚期，限制性核酸内切酶（某些 caspases 的底物）在核小体之间剪切核 DNA，产生大量长度在 180～200 bp 的 DNA 片段。断裂的末端可以通过末端脱氧核苷酸转移酶（TdT）连接上 dUTP。

（7）细胞 DNA 含量的改变：在凋亡细胞中，用 PI 染色，通过流式细胞仪检测 DNA 含量，可以发现某一亚群的细胞荧光强度下降。这是由于随着凋亡的进行，限制性核酸内切酶活化，随后一部分 DNA 被泄露出去，引起细胞内 DNA 含量下降。

二、流式细胞术在肿瘤学方面的应用

DNA 倍体含量测定是鉴别良、恶性肿瘤的特异指标。近年来已应用流式细胞术 DNA 倍体测定技术，对白血病、淋巴瘤、肺癌、膀胱癌、前列腺癌等多种实体肿瘤细胞进行探测。用单克隆抗体技术清除血液中的肿瘤细胞。

三、流式细胞术在免疫学方面的应用

在免疫学方面可采用流式细胞术研究细胞周期或 DNA 倍体与细胞表面受体及抗原表达的关系，进行免疫活性细胞的分型与纯化，分析淋巴细胞亚群与疾病的关系，进行免疫缺陷病如艾滋病的诊断，器官移植后的免疫学监测等。

四、流式细胞术在血液学方面的应用

流式细胞术可用于血液细胞的分类、分型；造血细胞分化的研究；血细胞中各种酶，如过氧化物酶、非特异性酯酶等的定量分析；用 NBT 及 DNA 双染色法可研究白血病细胞分化成熟与细胞增殖周期变化的关系，检测母体血液中 Rh（＋）或抗 D 抗原阳性细胞，以了解胎儿是否可能因 Rh 血型不合而发生严重溶血；检测血液中循环免疫复合物可以诊断自身免疫性疾病，如系统性红斑狼疮等。

五、流式细胞术在药物学方面的应用

流式细胞术可检测药物在细胞中的分布，研究药物的作用机制，亦可用于筛选新药。如通过检测 DNA 凋亡峰或 Bcl‐2 凋亡蛋白研究化疗药物对肿瘤的凋亡机制。

六、流式细胞术监测 HIV 应用实例

淋巴细胞是行使机体免疫应答功能的重要细胞，流式细胞分析仪根据淋巴细胞表面标志的不同来检测各淋巴细胞亚群。淋巴细胞主要包括 T 淋巴细胞（$CD3^+$）、B 淋巴细胞（$CD19^+$）、NK 细胞（$CD16^+CD56^+$）。T 淋巴细胞在分化成熟的过程中，在不同的发育阶段，不同亚类的淋巴细胞可表达不同的分化抗原，这是区分淋巴细胞的重要标志。医学上用 CD 系列来统一命名白细胞分化抗原，包括淋巴细胞和其他白细胞。成熟的 T 淋巴细胞表面均可表达 CD3 分子，但不能同时表达 CD4、CD8 分子，故可将成熟的 T 淋巴细胞分为 $CD4^+$ T 细胞和 $CD8^+$ T 细胞两个亚群。

艾滋病，即获得性免疫缺陷综合征（acquired immune deficiency syndrome，AIDS），是由人类免疫缺陷病毒（human immunodeficiency virus，HIV）引起的一种严重传染病。HIV 主要侵犯人的 $CD4^+$ 淋巴细胞，引起其数量减少和功能上的缺陷，使机体免疫功能低下，最终引起各种机会性感染和肿瘤。因此，$CD4^+$ 淋巴细胞的检测在评价 HIV 感染者和 AIDS 患者的免疫状况及预后判断等方面都具有重要的作用。用流式细胞仪对 HIV 感染者和 AIDS 患者的外周血进行 $CD4^+$ 淋巴细胞计数，并结合临床情况对其免疫状况进行评价，节省了样品处理时间和资源（图 8‐8）。

结果分析：在单管测试中同时标记六色荧光，用前向散射角（FSC）及侧向散射角

（SSC）散点图确定淋巴细胞群，再分别以 CD45$^+$、CD19$^+$、CD3$^+$ 细胞设门。结果显示，CD3$^+$ 细胞占 66.76%，其中 CD3$^+$CD8$^+$ 细胞占 14.41%，CD3$^+$CD4$^+$ 细胞占 52.51%，CD3$^+$CD4$^+$CD8$^+$ 细胞占 0.63%，CD16$^+$CD56$^+$ 细胞占 16.80%，CD19$^+$ 细胞占 15.84%，CD4/CD8 为 3.64。

临床意义：

（1）CD3 降低：见于自身免疫性疾病，如系统性红斑狼疮、类风湿关节炎等。

（2）CD4 降低：见于恶性肿瘤、遗传性免疫缺陷症、艾滋病、应用免疫抑制剂者。

（3）CD8 降低：见于自身免疫性疾病或变态反应性疾病。

（4）CD4/CD8 增高：见于恶性肿瘤、自身免疫性疾病、病毒性感染、变态反应等。

（5）CD4/CD8 降低：见于艾滋病（常<0.5）。

（6）监测器官移植排斥反应时 CD4/CD8 增高，预示可能发生排斥反应。

（7）CD3、CD4、CD8 较高且有 CD1、CD2、CD5、CD7 增高，则可能为 T 细胞型急性淋巴细胞白血病。

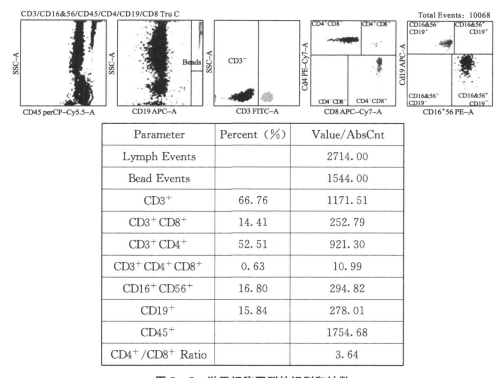

Parameter	Percent（%）	Value/AbsCnt
Lymph Events		2714.00
Bead Events		1544.00
CD3$^+$	66.76	1171.51
CD3$^+$CD8$^+$	14.41	252.79
CD3$^+$CD4$^+$	52.51	921.30
CD3$^+$CD4$^+$CD8$^+$	0.63	10.99
CD16$^+$CD56$^+$	16.80	294.82
CD19$^+$	15.84	278.01
CD45$^+$		1754.68
CD4$^+$/CD8$^+$ Ratio		3.64

图 8-8 淋巴细胞亚群的识别和计数

七、应用评价

流式细胞术作为一门生物监测技术已得到广泛应用，涉及细胞生物学、分子生物学、肿瘤学、血液学、免疫学、遗传学等领域，具有检测速度快、测量指标多、采集数据量大、分析全面、精度高、方法灵活等特点。

与显微镜技术相比，显微镜观察静止的细胞样本，可以获得细胞内部的结构信息；

而流式细胞仪被看作一种特殊的显微镜，它观察的是流动的细胞，揭示的是细胞群体的特征量分布。

与 Western blot 技术相比，流式细胞术的抗体和 Western blot 的抗体是不同的（有部分可以通用），多抗一般是以大的变性蛋白质为抗原制备的，Western blot 中被检测的蛋白质是变性状态，所以很吻合，而流式细胞术中一般蛋白质还是保持了天然构象，所以产生的多抗可能不太好，需要用很小的特定决定簇为抗原制备单克隆抗体。

流式细胞仪本身是精密、复杂的仪器，需训练有素的专业人员操作，并且价格昂贵，一般实验室配置有限。流式细胞仪的另一个缺点就是标准性欠佳，因机器型号、抗体和操作者等因素会影响检测结果，对操作人员有一定要求。

八、开放性实验设计

通过掌握流式细胞术的原理及技术，综合解决疾病诊断、治疗和预后判断方面的实际科学问题。在设计开放性实验方案时，可参考以下实验目的，选择其中具体的一种设计方案，要求目的明确，有一定的科学价值和应用意义。

（一）目的和意义

（1）利用流式细胞术对细胞的 DNA 含量进行分析，将不易区分的群体细胞分成三个亚群（G_1 期，S 期和 G_2 期）。DNA 含量直接代表细胞的倍体状态。非倍体细胞与肿瘤恶性程度有关。人体正常的体细胞均具有比较稳定的 DNA 二倍体含量。当人体细胞发生癌变或具有恶性潜能的癌前病变时，在其发生、发展过程中可伴随细胞 DNA 含量的异常改变。采用流式细胞仪可精确定量 DNA 含量的改变，因而可作为诊断癌前病变或癌变细胞的一个有价值的标志，对癌前病变的性质及发展趋势做出评估，有助于癌变的早期诊断。

（2）流式细胞术不仅可对恶性肿瘤细胞的 DNA 含量进行分析，还可根据化疗过程中肿瘤细胞的 DNA 分布直方图的变化评估疗效，了解细胞动力学变化，对肿瘤化疗具有重要的意义。临床医师可以根据细胞周期各时相的分布情况，依据化疗药物对细胞动力学的干扰理论，设计最佳的治疗方案。从流式细胞仪 DNA 分布直方图直接看到化疗药物对肿瘤细胞的杀伤变化，可及时选用有效的药物，对肿瘤细胞达到最大的杀伤效果。

（3）流式细胞术通过对外周血细胞或骨髓细胞表面抗原和 DNA 的检测分析，对各种血液病的诊断、预后判断和治疗起着举足轻重的作用。采用流式细胞仪可检测各种抗血细胞表面分化抗原（CD）的单克隆抗体，免疫表型参数对各种急性白血病的诊断和鉴别诊断有决定性作用。例如，干细胞表达 CD34，髓系表达 CD13、CD14，B 淋巴细胞系表达 CD10、CD19、CD20 等，T 淋巴细胞系表达 CD2、CD3、CD5、CD7，利用流式细胞仪可以测定出血细胞表达各种抗原的水平，协助临床确诊。

（4）流式细胞术测定 DNA 倍体和进行细胞周期分析对指导白血病化疗有一定作用。不同的白血病患者或同一名患者在不同病期，白血病细胞的增殖状况不同，定期了解细胞增殖情况并采取相应药物治疗可以提高疗效。

（5）在临床上，外周血淋巴细胞亚群分析已被广泛用于许多疾病的辅助诊断。例如，对 HIV 感染、移植免疫检测、原发或获得性免疫缺陷病、自身免疫性疾病、恶性肿瘤、造血系统疾病、变态反应性疾病、呼吸及消化系统疾病等，用于分析其发病机制，观察治疗疗效及监测预后有着重要的临床意义。

（6）流式细胞术融合基因检测对白血病诊断、治疗、预后判断和微小残留病变监测的意义：①运用流式细胞术融合基因检测，评价白血病的急性程度、克隆特性及分型，使白血病的诊断分型更加科学化和规范化，在白血病的早期诊断方面有着其他方法无可比拟的特异性和敏感性。②细胞遗传学分型与疾病的预后关系密切，融合基因的检测，初治时可指导科学合理选择长期治疗方案，避免治疗不足或过度治疗。③白血病患者体内融合基因转录拷贝数随病情进展逐渐升高，随病情好转逐渐下降，且其出现早于细胞遗传学的染色体核型分析。融合基因检测可以早期准确地诊断微小残留病变，防治白血病复发，这也是指导临床治疗、评价治疗效果和预测复发的实验室指标。

（二）样品来源

从健康人群样本或各类患者样本中分离得到的细胞。样品应保持新鲜并尽快提取处理。

（三）方案设计要求

研究内容的设计应符合流式细胞术的应用范围。要求设置空白对照、阴性对照、阳性对照。样品数量符合统计学分析的要求，预期目标明确，有质控手段。

（四）方案设计要素

实验方案包括研究背景、研究现状、目的和意义、研究内容、技术路线、预期目标、技术难点等。

（五）方案设计评价

根据方案设计的目的和意义是否清楚，研究内容是否完整，技术路线是否合理可行，预期结果能否正确回答提出的科学问题等方面，对方案设计进行评价。

（任淑萍）

第九章 微生物群落结构分析技术

微生物群落（microbial community）是指特定生境中各种相互影响的微生物的总和。其中生境（habitat）一词由美国的 Grinnell（1917 年）首先提出，是指生物出现的环境空间范围，一般是指生物居住的地方，或是生物生活的生态地理环境。换言之，生境是生物个体、种群或群落生活地域的环境，包括必需的生存条件和其他对生物起作用的生态因素。由于群落结构决定了生态功能的特性和强弱，群落结构的高稳定性是实现生态功能的重要因素，群落结构变化是标记环境变化的重要方面，因此，通过对目标环境微生物群落的种群结构和多样性进行解析并研究其动态变化，可以为优化群落结构、调节群落功能和发现新的重要微生物类群提供可靠的依据。

研究早期，分析微生物群落结构是通过微生物分离、纯培养、显微观察以及生理生化特性研究而实现的。但环境中微生物群落结构非常复杂，物种多样性极高，纯种分离的方法费时、费力，而且在方法学上存在缺陷。比如，许多微生物的不可培养性以及培养方法的高度选择性，使培养得到的微生物在种类、数量和功能上都无法反映自然状态下微生物群落的真实情况。自 Pace 等于 1986 年利用核酸序列分析技术研究微生物的生态和进化以来，微生物群落结构分析取得了长足进步。其涉及的分子生物学方法包括：聚合酶链式反应（polymerase chain reaction，PCR）、基因克隆文库（gene cloning library，GCL）、荧光原位杂交（fluorescence in situ hybridization，FISH）、限制性酶切片段长度多态性（restriction fragment length polymorphism，RFLP）、末端限制性酶切片段长度多态性（terminal restriction fragment length polymorphism，T-RFLP）、变性梯度凝胶电泳（denaturing gradient gel electrophoresis，DGGE）和温度梯度凝胶电泳（thermal gradient gel electrophoresis or temperature gradient gel electrophoresis，TGGE）、核糖体 DNA 扩增片段限制性核酸内切酶分析（amplified ribosomal DNA restriction analysis，ARDRA）、核糖体间隔基因分析（ribosomal intergenic spacer analysis，RISA）、定量 PCR（quantitative PCR，qPCR）、基因测序技术等，并发展出"分子微生物生态学"这门新兴的学科。这些新兴方法为准确地认识自然界中微生物群落的结构、功能、进化和演替等提供崭新的视野和强有力的手段。本章将重点介绍目前经常应用的几种方法。

第一节 FISH 技术

FISH 技术是原位杂交（in situ hybridization，ISH）技术之一。原位杂交是集分子生物学、组织化学和细胞学于一体的一门新兴技术，是将特定标记的已知序列核酸作为探针与细胞或组织中的核酸进行杂交，从而对特定核酸序列进行精确定量、定位的过程。

1969 年，Gall 利用放射性同位素标记的 DNA 探针检测细胞制片上非洲爪蟾细胞核内的 rDNA 获得成功之后，Pardue 等同年又以小鼠卫星 DNA 为模板，利用体外合成的 ^{3}H 标记的 RNA 探针成功地与中期染色体标本进行了原位杂交，从而开创了 RNA-DNA 的同位素原位杂交技术。1974 年，Evans 第一次将染色体显带技术和原位杂交技术结合起来，提高了基因定位的准确性。尽管当时原位杂交技术已经具有较高的特异性和灵敏度，但鉴于放射性同位素自身的特性，如安全性、空间分辨率低、不稳定性等问题，限制了原位杂交技术的临床应用。1981 年，Langer 等首次采用生物素标记的核苷酸探针（bio-dUTP）成功地进行了染色体原位杂交，建立了非放射性原位杂交（nonisotopic in situ hybridization）技术。1985 年，这项技术被引进植物研究。1986 年，科研工作者开始利用异硫氰酸盐荧光素标记探针，并在荧光显微镜下进行观察分析，建立了荧光原位杂交技术（FISH）。同年，Cremer 等分别证实了荧光原位杂交技术应用于检测染色体非整倍体的可行性，从而开辟了间期细胞遗传学研究。1989 年，Delong 首次使用荧光标记寡核苷酸探针检测单个微生物细胞。由于 FISH 技术具有敏感度高、信号强、背景低、检测快速等优点，已在环境微生物的检测中得到了广泛的应用。随着科技的迅速发展，FISH 探针标记物不断增多，检测方法也从单一荧光检测发展到多色荧光检测，不仅可用于分裂象细胞检测，而且也可用于间期细胞检测，为 FISH 技术的临床应用打下了坚实的基础。

除 FISH 技术外，原位杂交技术常见的还有基因组原位杂交技术、多彩色荧光原位杂交技术及原位 PCR。

一、基本原理与分类

（一）原理

FISH 技术是以荧光标记核酸片段为探针而形成的一种原位杂交技术，基本原理是荧光标记的核酸探针在变性后与已变性的 DNA 或 RNA 等靶核酸在退火温度下复性，经荧光检测体系在荧光显微镜下对待测核酸进行定性、定量或相对定位分析。

该技术结合了分子生物学的精确性、显微镜的可视性以及荧光的灵敏性。与原有的放射性同位素原位杂交技术相比，FISH 技术具有以下特点：①安全、快速，特异性及灵敏度高；②探针保存时间长；③多色标记，简单直观，检测信号强；④可应用于新鲜、冷冻或石蜡包埋标本，以及穿刺物和脱落细胞等多种物质的检测。FISH 技术除了已应用于医学上的染色体鉴定、基因定位和异常染色体检测等外，也广泛用于自然的微生境中监测和鉴定不同的微生物个体，同时对微生物群落进行评价。

针对微生物而言，FISH 检测中最常使用的靶序列是 16S rRNA。其原理是通过对已有数据库中微生物特定序列的比对分析，设计一小段（通常为 15~30 个碱基）用荧光物质标记过的 DNA 或 RNA 序列作为探针，然后将其与预先处理好的环境样品进行杂交，利用其与样品中同源性微生物细胞内核酸分子的碱基互补配对特性，在荧光显微镜或激光扫描共聚焦显微镜下，直接观察和探测目标微生物的空间分布与数量。

（二）分类

根据荧光素是否直接标记在探针上，将其分为直接 FISH 和间接 FISH；根据检测的分子类型，将其分为 DNA - FISH 和 RNA - FISH；根据标记的颜色数量，将其分为单色 FISH、双色 FISH 和多色 FISH；根据检测标本的类型，将其分为间期染色体 FISH、中期染色体 FISH、染色体纤维 FISH 等。

二、基本方法

（一）操作程序

FISH 技术主要包括以下几个步骤：样品的制备、探针的制备、探针的标记、杂交、杂交信号检测以及结果分析等。

1. 样品的制备

由于 FISH 技术的应用范围较广，因而不同标本的样品制备方法有所不同。样品可以是组织、细胞、切片以及不同微生物所赖以生存的环境标本。细胞的标本可以是新鲜（大于 10^6）或固定（10％中性甲醛、4％多聚甲醛）的细胞样本，既可以是分裂期细胞，也可以是间期细胞。可以是细胞爬片、涂片，也可以是细胞滴片或印片。组织标本可以是来自于不同部位的新鲜或固定（10％中性甲醛、4％多聚甲醛）组织；切片可以是石蜡切片、冰冻切片等。不同的标本涉及的前期处理方法不尽相同，在此仅以环境中微生物标本的检测为主线介绍 FISH 技术的操作程序（图 9－1）。

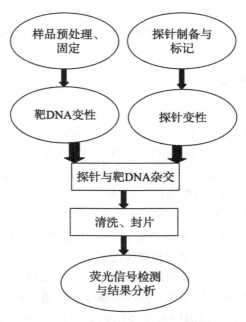

图 9 - 1　FISH 技术操作流程

（1）标本处理：

①纯培养物的处理：取纯培养物与 pH 值为 7.2 的磷酸盐缓冲液（PBS）混匀，高速冷冻离心，收集菌体。

②环境样品（以窖泥为例）的处理：取窖泥置于装有玻璃珠的离心管中，加入PBS，涡旋振荡分散混匀，随后加入浓度为 0.1 mol/L 的硫酸铝溶液，混匀后低速冷冻离心（800 r/min），收集上清液。在离心管中加入 PBS，重复 1 次，合并上清液，高速冷冻离心（10 000 r/min），弃上清液，重复洗涤，收集菌体。

（2）样品固定：在样品中加入 3 倍体积的 4% 多聚甲醛（paraformaldehyde），置于 4 ℃冰箱固定 3 小时以上或者过夜。以 10 000 r/min 离心，弃去多聚甲醛。加入相同体积的 PBS，离心，弃去 PBS。加入相同体积的乙醇和 PBS 混合液（体积比为 1∶1）。固定后的样品置于 −20 ℃冰箱保存。

（3）载玻片的处理：将载玻片置于盐酸乙醇溶液（含有 1% HCl 的 70% 乙醇溶液）中清洗，晾干后放入 0.01% 多聚赖氨酸溶液中浸泡，取出后于 60 ℃烘干或者放在室温过夜晾干。

（4）制备载片：将明胶与处理过的载玻片进行灭菌处理，然后将载玻片在明胶中反复浸泡 3 次，风干备用。滴加固定后的样本（$10^7 \sim 10^8$ CFU/ml）在处理过的载玻片上，自然干燥或于 46 ℃烘干。依次浸入不同浓度乙醇溶液中脱水，经空气晾干。

2. 杂交

本杂交法以窖泥中微生物群落分析为例。

将已经固定好样品的载玻片取出，加溶菌酶，于 37 ℃处理后，用无菌水洗涤，经不同浓度乙醇溶液脱水，空气干燥。加入杂交缓冲液后（尽量让样品全被覆盖），加标记好的探针和 4′,6 - 联脒 - 2 - 苯基吲哚二盐酸盐（DAPI），混匀后置于湿盒，在 42 ℃杂交炉中杂交（暗处）。杂交后，快速将载玻片放入预热的 48 ℃洗涤缓冲液中，放置约 30 分钟。然后用超纯水润洗载玻片，于空气中晾干，抗荧光猝灭剂封片。

3. 杂交信号检测

将处理好的样品置于荧光显微镜下，选择分散较好的区域观察。三色（或者更多）荧光激发下，观察不同颜色的荧光图像。通常选用 20× 物镜来扫描样品杂交区域，40× 或 100× 物镜下观察样品，从一定的方向进行计数，并对计数情况进行分析。

（二）重要试剂

（1）4% 多聚甲醛：用 0.1 mol/L 的 PBS（pH 值 7.4）配制，100 ml PBS 加 4 g 多聚甲醛，磁力搅拌器加热搅拌，温度控制在 60 ℃以下。最好用细粉末的多聚甲醛。如仍不溶，则滴加 NaOH 溶液（1 mol/L 或 0.1 mol/L），最后调 pH 值至 7.4 左右。

（2）0.01% 多聚赖氨酸：推荐用硼酸缓冲液配制，首先配制硼酸缓冲液（pH 值 8.4），称取 1.907 g 硼砂溶于 100 ml 三蒸水为 A 液；称取 1.237 g 硼酸溶于 100 ml 三蒸水为 B 液，取 4.5 ml A 液和 5.5 ml B 液混合即为硼酸缓冲液（pH 值 8.4）。称取 5 mg 多聚赖氨酸溶于 50 ml 硼酸缓冲液，配成浓度为 100 μg/ml 的多聚赖氨酸溶液，过滤除菌，于 −20 ℃避光保存。使用时 4 倍稀释。

（3）杂交缓冲液：包含 0.9 mol/L NaCl，20 mmol/L Tris - HCl（pH 值 7.2），5 mmol/L EDTA，0.01% SDS，20% 甲酰胺。

（4）洗涤缓冲液：包含 20 mmol/L Tris - HCl（pH 值 7.2），10 mmol/L EDTA，0.01% SDS，308 mmol/L NaCl。

（5）抗荧光猝灭封片液。

（6）荧光探针。

（三）注意事项

1. 载玻片的处理

载玻片的处理一定要充分。标本制作前载玻片清洗不干净，会造成背景过强或者样品黏片不牢固，导致实验失败。

2. 样本变性

真核细胞样本杂交前需要进行 DNA 变性，且要充分，否则会导致无信号或信号微弱。

3. 杂交条件的选择

在 FISH 技术中，最重要的因素是温度、光照、湿度和各种试剂的 pH 值。温度和湿度直接影响探针和目标 DNA 的杂交效率，温度在 37~45 ℃均可进行，选择 42 ℃是因为 37 ℃时杂交灵敏度高，但存在太多非特异性杂交，45 ℃杂交特异性高，但灵敏度降低。光照影响荧光染料的强度。各种试剂的 pH 值是否符合要求直接关系到 FISH 的稳定性。

4. 洗涤

洗涤一定要掌握好尺度。洗涤不充分会出现假阳性，过分洗涤则会造成假阴性，都会影响实验结果。

三、应用

（一）在环境微生物监测中的应用

FISH 技术由于不需要对微生物进行培养便可检测，更能反映环境中微生物的整体情况，精确性好，因而可更好地用于监测环境微生物群落结构与群落动态分析。比如，用于检测活性污泥微生物群落的种群组成和数量水平。同时，可以对特异菌群进行空间定位和原位生理学分析，研究海水中细菌和有害藻类种群之间的相互作用以及溪流中和水中生物膜上的微生物群落等。《科学》（*Science*）杂志 1999 年报道了利用 FISH 技术检测巨大的纳米比硫酸盐细菌，菌体直径 0.5 mm，是原核生物的 100 倍。

另外，根据 16S rRNA 目标区域可设计寡核苷酸探针，进行种属特异性鉴定。

（二）在临床医学实验诊断中的应用

1. 在肿瘤诊断中的应用

FISH 技术已经被应用于膀胱癌、胆道恶性肿瘤、Barrett 食管及食管腺癌、宫颈癌等多种肿瘤的初期诊断中，并且效果显著。研究结果表明，FISH 技术对各级及各期膀胱上皮癌检测的敏感性均较传统细胞学方法有明显提高，FISH 技术可以比原有检测方法更早发现肿瘤细胞。

2. 在产前检查中的应用

FISH 技术用于产前检查是由 Klinger 在 1992 年提出的。应用 FISH 技术可以检测染色体非整倍体的特点，对未培养的羊水间期细胞进行检测，可确定其是否为非整倍体，对胎儿染色体异常疾病进行诊断，缩短产前诊断时间。使用该方法进行产前诊断对一些重大染色体异常引起的疾病的确诊率已经达到 99%。

3. 在白血病方面的应用

应用较为广泛的是慢性粒细胞白血病 bcr/abl 易位 DNA 探针，采用地高辛标记位于 22 号染色体上的 *bcr* 基因，用生物素标记位于 9 号染色体上的 *abl* 基因，然后用红绿两种不同颜色的荧光素检测，慢性粒细胞白血病常有染色体易位 t（9；22）（q34；q11）而引起 *bcr* 和 *abl* 基因的融合，这时不需要检测分裂中期细胞，在间期细胞中就可以见到两种颜色信号的混合，从而可以确定是 Ph 阳性细胞。

（三）在其他方面的应用

1. 在基因图谱绘制中的应用

采用 FISH 技术，不仅可以直接确定某一 DNA 链在染色体上的位置，而且可用不同颜色的荧光素标记两个不同的 DNA 链。当它们在染色体上的距离大于 1 Mb 时，可以依据不同探针信号的排列关系分辨其在染色体上的排列顺序。

2. 在遗传育种中的应用

在遗传育种中，FISH 技术主要用于基因定位和基因图谱的构建，以及转基因的检测和性别鉴定等方面。例如农业上，FISH 技术在棉花、麦类和树木等的遗传育种方面取得了显著的成就。

（四）应用局限性

1. 假阴性问题

细胞壁结构影响探针的渗透力，可能导致杂交信号强度降低。因此，革兰阳性菌必须进行特殊的固定和杂交前处理，以提高探针的渗透力。

有时由于 RNA 形成二级结构，存在发夹、茎环结构和 RNA－蛋白质的复合体，使寡核苷酸探针无法接近靶序列，阻碍了杂交。探针设计不合理形成的自身退火或发夹结构也能导致杂交信号降低。

细菌细胞中 rRNA 含量对杂交也有较大的影响。不同种属 rRNA 的含量变化较大，即使是同一菌株的不同生理状态其含量也不同。休眠的细胞或代谢不活跃的细胞可能导致信号强度降低或假阴性。

2. 假阳性问题

FISH 技术在应用中最显著的问题是微生物的自身荧光，许多霉菌、酵母和古细菌中存在这样的荧光特性。微生物的自身荧光有时会掩盖特异的荧光信号，应用传统的表面荧光显微镜很难检测到信号，改用激光扫描共聚焦显微镜才能获得较好的效果。

3. 探针特异性问题

FISH 检测的精确性和可靠性主要依赖于寡核苷酸探针的特异性，因此探针的设计和评价十分重要。在每次 FISH 检测中都应设置阳性对照，同时把与靶序列相似的具有几个错配碱基的探针作为阴性对照。另外，探针的特异性和灵敏性也取决于杂交条件，如杂交和洗脱温度、变性剂的浓度等。

第二节 变性凝胶电泳技术

变性凝胶电泳技术（denaturing gel electrophoresis，DGE）即在一般的聚丙烯酰胺凝胶电泳的基础上，加入变性剂（尿素和甲酰胺），从而能够把同样长度但序列不同的DNA片段区分开。常见的变性凝胶电泳技术有变性梯度凝胶电泳（DGGE）和温度梯度凝胶电泳（TGGE）。DGGE技术是由Fischer和Lerman于1979年最先提出的，起初主要用来检测DNA片段中的点突变。Myers等（1985年）首次在DGGE中使用"GC夹板"和异源双链技术，使该技术日臻完善。Muyzer等在1993年首次将DGGE技术应用于微生物群落结构研究。后来又发展出其衍生技术——TGGE，目前，该技术已经成为研究微生物群落结构的主要分子生物学方法之一。

一、DGGE 技术

DGGE技术是一种DNA指纹技术，主要是根据长度相同但核苷酸序列不同的片段在变性凝胶中的解链行为不同而导致迁移速率有所差异，序列不同的片段滞留在凝胶的不同位置，经过显色反应后，得出DGGE指纹图谱。从理论上讲，该指纹图谱上的一个条带就代表一个微生物类群，一般能鉴别到属，有时候甚至到种，而指纹图谱上的条带数量的多寡以及条带的亮度则代表着该种微生物的多寡。因此，指纹图谱不仅直观地反映了微生物种群结构的多样性，还可判断出优势菌或功能菌。

作为一种突变检测技术，DGGE技术具有如下特点：①突变检出率高，在99%以上；②检测片段长度可达1 kb，尤其适用于100~500 bp的片段；③不需同位素掺入，可避免同位素污染及对人体造成伤害；④操作简便、快速，一般在24小时内即可获得结果；⑤重复性好。

（一）基本原理与分类

1. 原理

DGGE技术是在普通的聚丙烯酰胺凝胶电泳的基础上，加入变性剂（尿素和甲酰胺）浓度梯度，根据其迁移行为取决于其分子大小和电荷的原理，能够把同样长度但序列不同的DNA片段区分开。

一个特定的DNA片段由其特有的序列组成，其序列组成决定了其解链区域（melting domain）和解链行为（melting behavior）。不同的双链DNA片段因为序列组成不一样，解链区域及其所处区域的变性剂浓度也不尽相同。当它们进行DGGE时，刚开始时变性剂浓度比较小，不能使双链DNA片段最低的解链区域解链，此时DNA片段的迁移行为如同在一般凝胶中，当DNA片段迁移到变性剂浓度刚好能使双链DNA片段最低的解链区域解链的位置时，该区域会立即发生解链，从而导致部分解链的DNA片段在凝胶中的迁移速率急剧降低。因此，长度相同但序列不同的DNA片段会在凝胶中不同位置被分开。

为了防止DNA片段在DGGE胶中完全解链，可在DNA片段的一端加入一段富含

GC 的 DNA 片段（称为 GC 夹板，一般 30~50 bp）。含有 GC 夹子的 DNA 片段最高的解链区域在 GC 夹子序列处，进而保证了 DNA 片段中基本上每个解链区域的序列差异都能被区分开（图 9-2）。

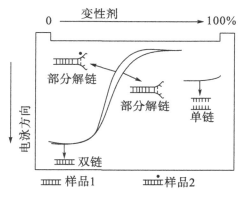

图 9-2 垂直 DGGE 技术原理

2. 分类

DGGE 分为垂直和水平两种电泳形式。垂直电泳是指变性剂梯度方向与电泳方向垂直的电泳，主要用于确定 DNA 片段分离的最佳变性剂浓度梯度范围；水平电泳的变性剂浓度梯度方向与电泳方向平行，其根据垂直电泳确定的范围可进行多个样品的同时分析。

（二）基本方法

1. 操作程序

当用 DGGE 技术研究微生物群落结构时，要结合 PCR 扩增技术。通常根据 16S rRNA基因中比较保守的碱基序列设计通用引物，其中一个引物的 5′ 端含有一段 GC 夹子，用来扩增微生物群落基因组总 DNA，扩增产物用于 DGGE 分析。该技术主要操作过程如下：①样品预处理；②样品 DNA（或 RNA）提取及纯化；③16S rRNA 或基因片段的 PCR（或 RT-PCR）扩增；④预实验（DGGE 条件优化）；⑤制胶；⑥样品的 DGGE 分析；⑦图谱分析；⑧条带序列分析。

（1）核酸提取：微生物总 DNA 的提取是整个分子生物学技术的基础，是否能获得具有代表性的总 DNA 样品将决定后续分析的可行性。具体方法参见本书第三章。

（2）16S rRNA 基因序列的 PCR 扩增：可根据 16S rRNA 基因 V3 区和 V6~V8 区设计细菌特异性引物进行 PCR 扩增。有时为了更加准确地获得微生物多样性的信息，可先用细菌 16S rRNA 序列全长通用引物进行 PCR 扩增，再对 V3 或 V6~V8 区进行扩增。与普通 PCR 不同之处是引物上要加一个 GC 夹板（GC Clamp），GC 夹板的序列为：5′- CGCCCGCCGCGCGCGGCGGGGCGGGGGCGGGGGC-5′。常用的细菌 16S rRNA 通用引物 341f GC/518r 的序列如下：341f GC：5′- CGCCCGCCGCGCGC GGCGGGCGGGGCGGGGGCACGGGGGGCCTACGGGAGGCAGCAG-3′；518r：5′- ATT ACCGCGGCTGC TGG-3′。PCR 反应体系及反应条件具体参见本书第四章。

（3）凝胶制作：准备四种不同浓度的凝胶。目前有多种制胶装置适用于 DGGE，按照操作说明进行即可。一般顶层胶的变性剂浓度为 0%，底层胶的变性剂浓度为

80%。如果 DGGE 需要的变性剂浓度梯度为 40%～60%，则按需配制。

（4）电泳与染色：电泳温度设定为 60 ℃，电压和时间与胶的浓度以及长度有关，建议电压和时间二者乘积为 1 600。结束后，用 EB 或 SYBR Green I 染色，凝胶成像系统中扫描拍照。

（5）DGGE 指纹图谱分析：DGGE 胶通过扫描仪输入计算机，通过 Molecular Analysis 软件进行相似性分析。通过 DGGE 后得到的指纹图谱中，一个条带代表一个微生物菌群，通过测序和序列比对，可以得出菌群的种类。

2. 重要试剂

（1）40%聚丙烯酰胺：丙烯酰胺 38.93 g，双丙烯酰胺 1.07 g，加去离子水（ddH₂O）到 100 ml。

（2）0%变性剂：具体成分见表 9－1。

表 9－1　0%变性剂配制方法

	6%Gel	8%Gel	10%Gel	12%Gel
40%聚丙烯酰胺	15 ml	20 ml	25 ml	30 ml
50×TAE 缓冲液	2 ml	2 ml	2 ml	2 ml
去离子水（ddH₂O）	83 ml	78 ml	73 ml	68 ml

脱气 15 分钟，用 0.45 μm 微孔滤膜过滤。置棕色瓶中于 4 ℃保存。

（3）80%变性剂：具体成分见表 9－2。

表 9－2　80%变性剂配制方法

	6%Gel	8%Gel	10%Gel	12%Gel
40%聚丙烯酰胺	15 ml	20 ml	25 ml	30 ml
50×TAE 缓冲液	2 ml	2 ml	2 ml	2 ml
甲酰胺	32 ml	32 ml	32 ml	32 ml
尿素	33.6 g	33.6 g	33.6 g	33.6 g
去离子水（ddH₂O）	51 ml	46 ml	41 ml	46 ml

脱气 15 分钟，用 0.45 μm 微孔滤膜过滤。置棕色瓶中于 4 ℃保存。

（4）过硫酸铵（APS）溶液：APS 0.1 g 溶于 1 ml 去离子水中，需用前临时配制。

（5）凝胶加载染料：2%溴酚蓝 0.25 ml，2%二甲苯 0.25 ml，100%甘油 7 ml，dH₂O 2.5 ml。

（6）四甲基乙二胺（TEMED）。

3. 注意事项

（1）样品处理：细胞是否充分裂解以及核酸有无降解等因素都会影响 DNA 或 RNA 的提取效果。选择适宜的核酸提取方法不仅可以提高产率，更重要的是可以更准确地反映微生物的实际群落构成状况。不同提取方法获得的 DNA，经 PCR－DGGE 分析可能会获得不同的群落结构指纹图谱。

（2）PCR 扩增优化：在 PCR（或 RT‐PCR）扩增中，引物的选择、扩增程序和 PCR 产物的质量都会造成群落结构的分析偏差。不同的引物扩增 16S rDNA 靶序列的 DGGE 结果不同，并且少部分种属细菌的 16S rDNA 的保守区域通常发生一定的变化，需在设计引物时加入一些兼并性较好的稀有碱基克服该问题。

扩增片段长度对 DGGE 分析的影响，200 bp 左右的片段（V3 区）分离效果较好，但是所得信息对系统发育分析来说往往还不够；450～500 bp 片段（V3～V5 区或 V6～V8 区）的分类信息相对更为丰富；如果想获得更全面的结果，也可以同时进行多组引物的 DGGE 分析。

不同的 DNA 聚合酶对扩增效果也有影响，建议使用具有校对功能和高保真（high fidelity）的聚合酶，以防引入人为突变。

（3）凝胶和变性剂梯度的确定：聚丙烯酰胺凝胶浓度的确定取决于基因片段的长度，片段长度在 200 bp 左右时，可用 8% 的凝胶；当片段在 500 bp 时，使用 6% 的凝胶。变性剂的选择取决于样品的 T_m 值，复杂样品 T_m 差异较大，要分辨较多样品，变性剂梯度范围则较宽。可以根据所要研究的 DNA 片段的解链性质，确定变性剂浓度梯度。对于 16S V3 rDNA，广泛使用的变性剂梯度范围在 30%～60%，针对不同的样品需要进行调整。

（4）电泳温度及时间的确定：通常要求电泳的温度低于样品解链区域的 T_m 值。对大多数 DNA 片段而言，50～65 ℃ 是比较适合的。电泳时间往往受样品的片段长度、凝胶浓度、变性剂梯度、电泳时的电压等因素的影响。因此，如果改变了这些参数，电泳时间必须重新优化和调整；有时即使参数不变，但是样品不同，也需要进行优化。

（5）DGGE 图谱的分析：在获得 DGGE 图谱后，需要对图谱中条带的核酸序列进行分析，并对图谱进行统计学分析，阐述不同样品间的关系，从而合理地解释复杂的指纹图谱。随着 DGGE 技术的广泛应用，一些统计学方法也不断被应用于图谱的分析。这些分析方法从不同角度对图谱进行归纳总结，如解释群落结构和演替规律、种群遗传多样性、优势条带的位置和强度分析等。排序（ordination）和分类（classification）是群落生态学中两种主要的多变量分析方法。

（三）应用

由于 DGGE 技术具有无须标记、操作简单、几乎可以检出所有突变，可将突变分子完好无损地同野生型分子分开用于进一步的分析，可用于未经扩增的基因组 DNA 以及可检测出甲基化 DNA 修饰等优点，其已经成为微生物群落遗传多样性和动态分析的强有力工具，并被广泛用于活性污泥、生物膜、人体微生态群落标本、土壤、底泥以及植物根际等环境样品中的微生物多样性的检测，以及菌群结构和种群演替的研究。

采用 DGGE 技术对生物处理制药废水过程中微生物种群多样性进行分析后表明，中温池内的污泥样品的指纹图谱条带丰度要明显高于高温池内的污泥样品，表明反应体系温度的升高会减少微生物多样性；对长期使用苯基脲类除草剂的农田土壤中微生物群落的研究结果表明，使用此除草剂后，土壤微生物多样性明显降低，土壤中一些不可培养的微生物种群出现明显的消亡现象；分析黄瓜连作土壤微生物群落演替规律，发现黄瓜根际细菌数量与其生长发育关系密切，而非根际细菌数量随黄瓜生长发育变化不大；

对番茄不同生育期根际微生物群落的动态研究表明，根际细菌种类和数量在初花期发生较为显著的变化，初果期根际群落多样性指数和物种丰度值都达到最高，微生物最丰富，是筛选拮抗菌的较好时期。

人体肠道菌群结构与多种疾病相关，采用 DGGE 技术研究分娩方式对新生儿早期肠道菌群定植的影响，发现自然分娩的新生儿肠道菌群的种类及菌量相对较高，而剖宫产的新生儿个体间肠道菌群的种类和数量相似性较高。也有文献采用 DGGE 技术比较健康儿童和 1 型糖尿病儿童肠道菌群结构特点，发现 1 型糖尿病儿童肠道内放线菌门和厚壁菌门细菌的多样性显著降低，肠道菌群结构发生明显改变；而用 DGGE 方法分析龋病患儿口腔微生物群落，发现相对于健康儿童，龋病患儿口腔微生物多样性指数较低，经过抗龋治疗后多样性指数增加。

3. 局限性

与其他技术一样，DGGE 技术也存在一定的局限性，具体体现在以下几个方面：

（1）DGGE 技术只能对微生物群落中数量大于 1% 的优势种群进行分析，还不能完整地反映复杂环境中微生物的群落结构。

（2）DGGE 技术检测的 DNA 片段长度限制在 100~500 bp，超出此范围的片段分离效果较差。

（3）不能完全保证将有序列差异的 DNA 片段分开，从而出现序列不同的 DNA 共迁移现象。

（4）由于 DGGE 技术无法给出代谢活性、细菌数量和基因表达水平方面的信息，因此必须与其他技术相结合才能弥补不足。

（5）胶块间的平行性效果欠佳，大样本量的检测有困难。

（6）需要专门的设备，需要用计算机对序列进行分析。

（7）引物设计时需要引入 " GC 夹板"，需要进行预实验，成本较高。

（8）无法确定突变在 DNA 片段中的位置。

（9）需要用含有毒性物质甲酰胺的梯度凝胶。

二、TGGE 技术

TGGE 技术利用不同分子在温度改变下构象的差别进行分离，是一种有效的分离 DNA、RNA 或者蛋白质的手段。Riesner 等最先将这种技术应用到 DNA/RNA 分子的构象分析、序列变异分析和核酸－蛋白质的相互作用研究中，并将其发展为一项成熟的分子生物学技术。

TGGE 技术有专用的设备，温度梯度由微处理器控制，凝胶也商品化。因此，其具有以下特点：①分辨率高、线性范围严格，即使分子间 T_m 差异极细微也可以被检测出来；②电泳条件（如温度、时间等）易于控制，重现性好；③节约时间，小面积温度梯度板和小尺寸凝胶（4 cm×3.5 cm）的电泳可在 15~20 分钟内完成。

（一）基本原理与分类

1. 原理

TGGE 技术是利用不同构象的分子具有不同的变性温度（T_m）来进行分离的。分子的构象取决于分子的二级结构和三级结构，并受温度、盐浓度、pH 值等外部因素的影响。不同的 DNA 分子热变性时的 T_m 不同。DNA 分子质量相同时，其 T_m 因分子序列的不同而有所差异。电泳时，DNA 片段就会在相应的 T_m 下变性解链，随着解链程度增大，其在凝胶中的电泳速率变小，最后停留在相应的不同 T_m 对应的位置。对 DNA 进行染色后可以在凝胶上呈分开的条带，条带的数量表示微生物群体的多样性，条带颜色的深浅则代表该种微生物的相对数量，因此可从宏观层面直观地获知微生物种群的构成情况。

同 DGGE 技术一样，为了获取更明显的分离效果，可以在 PCR 引物的 5′端连接一段长度为 30～50 bp 的"GC 夹板"，以此甚至可分辨出仅一个碱基对差别的核酸序列。

2. 分类

TGGE 分析是一种新的水平式 PAGE 电泳方法。根据 TGGE 温度梯度方向与电泳方向是否一致可进行两种模式的 TGGE：①垂直 TGGE，其温度梯度方向与电泳方向垂直，可用于优化样本的分离条件，也可用于分析 PCR 产物的组成；②平行 TGGE，其温度梯度方向与电泳方向一致，一般采用优化后的电泳条件，可用于同时分析多个样本。

（二）**基本方法**

1. 操作程序

TGGE 技术的操作过程和常见的单链构象多态性（single strand conformation polymorphism，SSCP）相似，但更易于控制实验条件，操作也更方便。已有成套的商业性 TGGE 设备问世。由于 TGGE 技术的 16S rDNA 扩增基本过程同 DGGE 技术，在此重点叙述 TGGE 技术的制胶、电泳、染色及结果分析，其他内容见相关章节。

（1）制胶：将玻璃板有孔槽的一面朝上，酒精擦拭，晾干后，四处点滴疏水性试剂，均匀涂布。在定位片上涂布一层凡士林，以加强密封性，防止漏胶。在另一块玻璃板上滴加适量蒸馏水，将胶联膜铺在玻璃板上，将带定位片的玻璃板的边框用胶圈套上，之后将另一块玻璃板有胶联膜的一面盖上，用夹子夹紧，竖直放置。缓慢将胶（一般为 8％丙烯酰胺的变性凝胶）注入玻璃板内，聚合后，去除夹子，将没有隔条的那一侧玻璃板去除。放置至少 3 小时后剥离凝胶。

（2）电泳：缓冲液为 1×TAE，温度范围一般设置为 42～60 ℃，电压为 200 V，电泳时间为 3 小时。

（3）染色：采用改进的 sanguinetti 方法（1994 年）染色。基本过程为：①凝胶在 10％乙醇和 0.5％乙酸的混合液中浸泡固定 3～5 分钟；②加入 0.2％的硝酸银，银染 5～8 分钟；③将凝胶在去离子水中洗涤 10～15 秒；④将凝胶转移到含有 3％氢氧化钠和 0.5％的甲醛溶液中，显影 10 分钟；⑤将凝胶置于 10％乙醇和 0.5％乙酸的混合液中浸泡 10 分钟终止显影；⑥用去离子水浸洗胶片 3 次，胶封，拍照。

（4）结果分析：目前可用于 TGGE 电泳结果分析的软件有很多，比较有名的如 BandScan、BandLeader、Quantity One 和 SigmaGel 等。TGGE 图谱上的优势条带可进行割胶回收分析。经过 PCR 扩增，将最终的 PCR 产物测序，用相关软件进行分析。

2. 重要试剂

（1）40%（W/W）丙烯酰胺/双丙烯酰胺（37.5∶1）溶液：丙烯酰胺 38.96 g，甲叉双丙烯酰胺 1.04 g，加超纯水定容至 1 L。经 0.45 μm 微孔滤膜过滤后于 4 ℃保存。

（2）TGGE 胶配制（50 ml）：40%丙烯酰胺/双丙烯酰胺 5 ml，甲酰胺 10 ml，甘油 50 μl，50×TAE 1 ml，尿素 24 g，10% APS 80 μl，100% TEMED 110 μl。先于 50 ℃水浴将尿素溶解后再加入其他试剂，以超纯水定容至 50 ml。丙烯酰胺凝胶的浓度为 8%。

（3）50×TAE 溶液：Tris 碱 242.0 g，冰乙酸 57.1 ml，Na_2 EDTA·$2H_2O$ 37.2 g，加超纯水定容至 1 L。

（4）0.2%硝酸银（临时配制）。

（5）10%冰醋酸。

（6）甲醛（37%）。

（7）显影液：15 g NaOH，0.19 g 四硼酸钠，定容至 1 L，加入 1.5 ml 甲醛。

3. 注意事项

TGGE 实验分为垂直胶部分和平行胶部分。操作步骤为先进行垂直胶电泳，通过优化选定温度梯度范围，然后进行平行胶电泳得到最终的 TGGE 指纹图谱。实验过程中需要注意的主要事项见产品说明以及 DGGE 部分，在此不再叙述。

（三）应用

TGGE 技术的最大特点是具有高分辨力，能够 100%检出只存在单碱基差异的突变个体。该方法还具有电泳条件易于控制、重现性好、操作简便快速等优点，所以这种方法出现以后很快就得到广泛的应用，包括用分子生物学技术进行研究的肿瘤学、病毒学、免疫学、群体分析和 RNA 等领域的研究，具体包括：①人类、动物遗传性疾病的筛选分析；②检测动、植物的突变；③微生物种群多样性；④RNA、蛋白质热稳定性分析；⑤基因组研究。TGGE 技术也存在一定的缺点，具体见 DGGE 部分。

第三节 T-RFLP 技术

T-RFLP 是由 RFLP 发展而来的，又称为 16S rRNA 基因末端限制性酶切片段分析，是继 DGGE/TGGE、SSCP、FISH 技术、克隆文库之后发展起来的微生物群落分析新技术。T-RFLP 技术集 PCR 技术、DNA 限制性酶切技术、荧光标记技术和 DNA 序列自动分析技术于一体。自 1997 年以来，大量研究实践表明，T-RFLP 技术是分析复杂环境微生物群落的最强有力的工具之一。

一、基本原理与特点

1. 原理

T-RFLP 技术的原理是根据微生物 16S rRNA 基因的保守区设计通用引物，其中一个引物的 5′端用荧光物质标记，以待分析样本中提取的总 DNA 为模板进行 PCR 扩增。PCR 产物用合适的限制性核酸内切酶进行消化。由于在不同微生物的扩增片段内存在核苷酸序列的差异，酶切位点就会存在差异，酶切后会产生很多不同长度的限制性酶切片段。消化产物经自动测序仪进行测定，只有末端带有荧光性标记的片段能被检测到。因为不同长度的末端限制性酶切片段必然代表不同的细菌，通过检测这些末端标记的片段可以反映微生物群落的组成情况。

2. 特点

（1）与其他分析方法相比，T－RFLP 技术易实现自动化监测，操作简捷，灵敏高效。

（2）结果可重复显现，因而利用该技术对样品中微生物的群落结构进行定性、定量分析的结果可靠。

（3）结果数据化，数据具体化，从而更加科学和准确。

（4）样品的基因序列可构建数据库，可以推断微生物群落发育的程度，更具有直接参考意义。

二、基本方法

（一）操作程序

T－RFLP 技术的基本过程包括核酸的提取、引物设计、PCR 扩增、扩增产物的限制性酶切、电泳分离与检测以及图谱解析等。实验流程如图 9－3 所示，具体操作程序见相关章节。

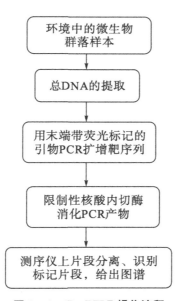

图 9－3 T－RFLP 操作流程

（二）注意事项

1. 样品的采集、预处理和微生物群落总 DNA 的提取

T－RFLP 技术分析的微生物群落可以来自人体、土壤、水体、河流底泥或各种人

工构建的生物处理工艺。不同方法对 DNA 的扩增和分析都会产生重大影响，所以要根据不同的样品和分析目的来制定相应的采样方案、运输、保存及提取方法。

2. 引物设计与 PCR 扩增

利用 T - RFLP 分析微生物群落结构时，首先应根据微生物群落的特点以及分析目的确定目标 DNA 片段，根据目标基因序列上的保守区域设计一对合适的引物。比如，对于细菌或古细菌，根据其 16S rDNA 上的某些保守区域来设计通用引物，可以用来扩增环境样品中大部分真细菌和古细菌。对于真核微生物，相应的分类进化分子标记是 18S rDNA，同样可以以其为依据设计出扩增群落中大部分真菌的通用引物。另外，编码某些蛋白质氨基酸残基的 DNA 序列具有高度保守的特异性，也可以用其设计 PCR 引物。

设计出合适的引物以后，通常用荧光物质标记其 5′ 端，以保证 PCR 和后续分析的准确性。常用的荧光物质有 HEX、TET、6 - FAM 等。

PCR 扩增是 T - RFLP 分析技术中的关键步骤之一。PCR 有很多种，如降落 PCR（touch - down PCR）、嵌套式 PCR 等，不同 PCR 适用于不同情况。另外，要通过各种优化来确定最适宜的反应体系和反应条件。

3. 扩增产物的限制性酶切

对 PCR 扩增得到的 DNA 片段进行纯化，除去残留的带荧光标记的引物，以防它们对后续分析和检测造成干扰。通常选用识别 4 个碱基识别位点的合适浓度的限制性核酸内切酶加到一定量纯化后的 PCR 扩增产物中，在该酶最适的反应体系和温度下进行限制性酶切反应。合适的酶量、反应时间的确定都是为了保证酶切反应完全，以免因酶切不完全对微生物群落结构分析造成干扰。

另外，限制性核酸内切酶种类对 T - RFLP 图谱会产生显著的影响。研究结果表明，分析细菌 16S rDNA 多态性时，Hha I 、Rsa I 以及 Bst U I 这 3 种限制性核酸内切酶最为有效，可产生数量最多的末端限制性酶切片段。引物不同，同一种酶切后末端限制性酶切片段（terminal restriction fragments，T - RFs）变化较大；引物一定，选择不同的限制性核酸内切酶，产生的 T - RFs 数目也有显著的差别。因此，在 T - RFLP 分析时也应注意限制性核酸内切酶的优化选择。

4. 电泳分离与检测

酶切后的反应混合物要通过热变性使限制性核酸内切酶失活，所得到的酶切后的 DNA 片段与具荧光标记的 DNA marker 混合后，利用 DNA 测序仪进行电泳分离检测，根据各个 T - RFs 的电泳时间与 DNA marker 的比较来计算 T - RFs 的片段长度。

随着分析手段的进步，目前 DNA 自动测序仪采用的毛细管电泳比传统的平板电泳具有更高的 DNA 片段分辨能力，对大小在 60～640 bp 的限制性酶切片段的检测灵敏度可达 1.25 bp，通过 DNA 自动测序仪对 DNA 片段的基因扫描，可利用计算机软件分析得到 T - RFLP 图谱。

5. T - RFLP 图谱的解析

通过电泳分离、荧光检测和数据处理得到的 T - RFLP 图谱上包含很多微生物群落的信息。图谱分析时，首先要确定 DNA 片段长度处于一个合适范围（如 94～827 bp，

60~640 bp 或 20~1 632 bp），并且荧光强度超过一定阈值（如 50 RFU 或 100 RFU）的“峰”才能被当作一个有效峰纳入后续的数据处理。不同的荧光检测阈值会导致微生物群落结构和多样性分析结果的差异。提高检测阈值，可使平行样品 T-RFLP 图谱中的不可重复峰大为减少，但同时也会使一些可重复峰消失，造成对群落多样性的低估。为了尽可能使结果准确，建议尽可能降低检测阈值，通过平行实验，将那些在平行实验的图谱中重复再现的峰纳入统计分析。带有荧光标记物的 T-RFs 被 DNA 测序仪中的荧光检测器检测出来，反映 T-RFLP 图谱中的各个“峰”。峰对应的横坐标代表 T-RFs 的片段长度，是根据该 T-RFs 与标准样品中长度已知的 DNA 片段在电泳中的位置进行比较后计算得到的；峰对应的纵坐标代表含有荧光物质 T-RFs 的荧光强度；峰面积代表具有相同片段长度所有 T-RFs 的荧光强度的总和。每一个峰可以作为一个运算的分类单位（operational taxonomic unit，OTU）来进行分析，那么 T-RFLP 图谱中就可以包含以下信息：

（1）物种丰度（richness）：S＝图谱中显著峰的总数。这里粗略认为每个峰对应一个不同的物种。

（2）多样性指数：描述群落多样性的指数有很多，如可以通过 T-RFLP 图谱，计算 Shannon-Weiner 指数（$H=-\sum P_i \cdot \ln P_i$）或 Simpson 指数（$D=1-\sum_{i=1}^{s} P_i^2$），其中，$P_i$ 表示某个峰的峰高占总峰高的比例。

（3）物种均度（evenness）：$E=H/H_{max}$，其中，$H_{max}=\ln S$。

对于实验得到的多个群落的 T-RFLP 图谱，可以分别计算上面的这些指标，进行群落间的比较分析，也可以构造每个群落在一定意义下的距离矩阵，通过计算群落相似度对不同群落图谱进行定量比较。

在 T-RFLP 图谱分析中一个很重要的方面是了解每个峰是否代表一种微生物，或者具体代表哪些微生物，还需要对 T-RFs 对应的 DNA 片段的序列进行分析。通常的做法是对群落 DNA 进行克隆、筛选、测序以及分析进化史，以此来了解每个 T-RFs 所代表的物种。

三、应用

作为目前最被看好的环境微生物群落分析工具之一，T-RFLP 技术被广泛应用于环境中微生物群落多样性分析及人体微生态微生物群落结构研究，尤其是在受污染环境中复杂微生物群落结构的时空变化规律研究中发挥巨大作用。例如，利用 T-RFLP 法分析活性污泥、生物反应器内污泥、含沙水层以及白蚁内脏中微生物群落的多样性，揭示 T-RFLP 技术是评估复杂微生物群落多样性、比较不同生态环境下微生物群落多样性及结构的快速、有效的方法；T-RFLP 技术用于分析高度多样性的土壤细菌群落时，不仅可以揭示群落结构的空间异质性，而且能够揭示群落结构随时间的变化规律；有研究分析了日粮中氧化锌和硫酸铜对刚断奶仔猪胃肠生态系统的影响，结果表明，与硫酸铜相比，日粮中高剂量的氧化锌可以降低可消化营养物质的发酵，为动物提供更多的能量，进而促进动物的生长发育。

目前，T-RFLP 技术仍存在一定的局限性，具体如下：

（1）T-RFLP 技术是基于 PCR 扩增的技术，因此就摆脱不了这类技术共同的缺陷。例如，群落中不同菌种 DNA 的差异性扩增，以及目标 DNA 在菌种间拷贝数的差异等，造成分析结果难以准确反映自然群落的多样性以及物种间的相对丰度信息。

（2）该指纹图谱技术只检测带荧光标记的末端限制性酶切片段，从理论上讲，T-RFLP 图谱中每个 T-RF 有可能不只对应一个菌种，从而造成对群落多样性的低估。

（3）酶切后的 T-RF 的长度分布也会造成对复杂群落多样性的低估，因为测序仪检测 500 bp 以上的 T-RFs 精度不够。对于更长的片段，检测分辨率明显下降。

（4）实验过程影响因素众多，使 T-RFLP 图谱的解析存在一定的不确定性，比如 DNA 提取方法、PCR 中的参数设置及限制性核酸内切酶等的选择都可能直接对最终的 T-RFLP图谱产生影响。

（5）如何对大量 T-RFLP 数据进行处理和统计学分析，以挖掘其中蕴含的微生物群落结构信息是目前 T-RFLP 技术研究的焦点之一，很多理论和技术上的问题仍处于摸索和逐步完善阶段。

（贾天军）

第十章　生物信息学技术

生物信息学（bioinformatics）是生命科学领域最为前沿的跨领域学科，以计算机和互联网为基础，对生命科学领域海量的信息和数据进行搜集、存储、分类、检索和分析。生物信息学涉及的学科范围十分庞大，除了分子生物学、细胞生物学、生物化学、基因遗传学等传统生命科学之外，还包含计算机科学、统计学和应用数学等信息科学。因此，生物信息学必然是未来生物医学以及自然科学发展的核心。

对常规的分子生物学技术来说，生物信息学工具几乎无处不在，从最基本的 PCR 引物设计到较为复杂的基因突变实验都需要用到大量的生物信息学知识。此外，生物信息学更是基因组学（genomics）和蛋白质组学（proteomics）的核心内容，分别从核酸和氨基酸序列出发，系统地分析包括结构、功能、进化关系在内的生物信息。

生物信息学内容广泛且专业，本章主要从分子生物学技术应用的角度，对微生物基因组学、生物信息数据库、数据库检索与查询、核酸数据分析以及蛋白质数据分析等内容进行介绍。

第一节　微生物基因组学

微生物基因组学（microbial genomics）是通过分析基因组来研究微生物的学科。自从 1995 年第一个完整的微生物——流感嗜血杆菌基因组被测定以来，随着测序技术的迅速发展，已经有越来越多的微生物基因组被测序。美国国立生物技术信息中心（National Center for Biotechnology Information，NCBI）收录的数据显示，目前有超过 6 699 种微生物的完整基因组被测定并上传（截至 2015 年 5 月 26 日），其中真细菌 6 317 种，古细菌 382 种。

在基因组学的研究过程中，比较基因组学的方法被广泛用来研究微生物的基因功能和其他未知问题，通过比较两个（或多个）物种或不同株系之间的基因组来寻找其中存在的差异，从而将基因与表型进行对应。如果两个研究对象的基因组都是完整的，可以利用计算机对碱基逐个进行两个基因组的比较分析。当然，并非所有的比较分析都一定要完整的基因组，一部分序列片段也可以做类似的分析。经过比较后，对存在差异的片段所代表的基因进行筛选，结合研究对象生理或代谢上的差异，便可以探索相关基因可能存在的功能。如通过比较耐高温细菌和不耐高温细菌的基因组，筛选出在前者中广泛存在而在后者中不存在的基因，这些基因可以作为高温耐受基因的候选研究对象。同

分子生物学检验技术

样，通过比较致病菌和其非致病的近缘种或株系之间的差异，就有希望找出潜在致病基因并且研究这些基因可能是通过什么途径获得的。

大量致病性和非致病性微生物基因组的研究证明，基因的水平转移机制使很多基因可以在生物体中跨域分享，这对研究生物的系统发生很有意义。短片段的序列在经过基因转移后往往不能正确反映微生物的进化发生关系，而越来越多的基因组信息的积累和分析，将对绘制科学的生命进化图谱提供更丰富的信息和更有力的证据。Carl Woese 依据 16S rDNA 序列上的差别在 1977 年提出三域分类系统，将生物分为：细菌（bacteria）、古细菌（archaea）和真核生物（eukarya），并且认为古细菌与真核生物的关系要比古细菌与细菌的关系更为密切。1996 年，第一古细菌产甲烷菌（*Methanococcus jannaschii*）的完整基因组被测定，测序分析结果直接证明了三域属于同等级的分类单元，进一步验证了生命进化的三域理论的合理性。

致病性微生物尽管在自然界中所占比例很小，但因为其与人类健康关系密切，在基因组研究中致病菌获得了很高的关注度。目前可以用多种技术更完整、更深入地了解微生物在致病性、发生、宿主适应和扩散的机制。关于微生物的致病性，目前的研究获得了以下一些共识：①水平基因转移在微生物获得致病属性的过程中起着重要的作用，很多编码致病因子的序列排列在一起形成基因簇，并且可以随着基因组内其他可移动的元件一起移动。②很多共生的或无致病性的微生物的近亲通常含有与致病菌相同的致病基因，这些具有毒力的致病基因能够促进致病性微生物在植物或动物宿主上的生存能力，使它们获得比共生微生物更大的竞争能力。例如，细菌毒素会保护微生物免于被原生动物或线虫捕食。③致病菌的毒性机制存在非常高的基因多样性，这些致病因子在长期的选择作用下，进化出针对特定宿主的致病机制。④致病菌基因组在进化过程中往往伴有基因组减少或假基因形成。这种现象多发生在具有特异的生活史以及宿主或寄生范围非常窄的微生物中。宿主可能为致病菌提供了部分代谢必需物质，从而使致病菌自身基因的选择力降低。当这部分功能的基因发生丢失或变异时，就可能导致基因组减少或假基因的产生。

在当代，由于抗生素的滥用，细菌对抗生素的抗性不断增强，越来越多的微生物学家希望借助致病菌基因组的研究来寻找对应的疫苗；另外一些专家则希望通过基因组的研究找到新的药物靶点，通过研究致病菌生长过程中必需的基因或基因产物，可以设计特异性药物靶向这些基因或蛋白质，而对宿主不产生作用。基因组学的技术和信息还可以帮助流行病学家针对致病菌制订应对策略。比较致病菌的基因组信息可以确定流行病的暴发具体是以前的还是新进化出来的致病菌导致的。如果有新进化的株系，研究者可以确定其关键特征并据此了解其形成原因，为疾病预防和控制提供参考依据。

快速核酸测序技术、大规模 PCR 扩增和芯片技术的发展，极大地促进了微生物生态学的研究，比如用于分析微生物群落在不同生境中的组成。之前由于许多极端环境的微生物在实验室环境下无法通过培养法进行研究，导致对极端环境下微生物的组成、功能、相互作用等问题知之甚少。目前，研究者广泛利用 PCR 扩增细菌比较保守的 16S rDNA 片段来研究微生物的群落组成。因为不同的细菌物种在这个区域具有轻微的变异，研究者利用这些片段的差异来区分不同的微生物物种，通过比较扩增产物的序列差

192

异估计出样品中存在的物种数量。结果显示，环境中存在的微生物物种数量要远大于以往通过培养或显微技术观察到的数量。

由于 16S rDNA 在不同的物种中保守性存在差异，不同的分析方法得到的物种数量往往也不同。更直接的手段是使用宏基因组学（metagenomics）的研究方法，直接测定样品中微生物的全基因组。这样不仅可以对微生物数量进行分析，还可以得到微生物基因功能的信息，甚至可以通过高通量测序的结果，直接拼接出样品中存在的微生物的基因组。这一技术大大加快了人们对微生物基因组的研究速度，是环境微生物研究的发展方向之一。

除了直接的序列分析手段外，基因组芯片分析也是基因组学中常用的分析手段。基因芯片方法的原理是将已知的 DNA 片段固定在一定的载体上，然后将待分析的 DNA 与其进行杂交，再将未杂交上的 DNA 进行洗脱，最后对杂交上的 DNA 进行检测，从而达到定性或定量分析的目的。与序列分析相比，基因芯片方法成本相对较低，并且所需时间较短，特别是在定量分析检测中效率较高。但基因芯片方法必须以知道被分析对象的部分基因组为前提，并且获得的数据由基因芯片设计时加入的 DNA 探针种类决定。未知的或没有加入基因芯片的物种或基因则不能被检测出来。随着微生物基因组数据的快速积累，可供基因芯片设计选择的 DNA 序列也越来越多，基因芯片分析能够检测的微生物种类或基因数目也不断增加。此外，在基因芯片分析中，可以依据不同的实验目的，灵活设计基因芯片内容，以便降低实验成本。

（安家兴）

第二节　生物信息数据库

1995 年，第一个细菌的全基因组序列——流感嗜血杆菌的全基因组序列被测定，并在《科学》（Science）上发表。此后，上千种生物的基因组序列被测定。随着生物分子数据高速增长，研究人员对快速获取和分析最新实验数据的需求也迅猛增加。在此基础上，多种生物分子数据库纷纷建立起来。数据库及其相关的软件分析是生物信息学研究和应用的重要基础，也是分子生物学研究必备的工具。

国际上已经建立起几个重要的国家生物信息中心。这些生物信息中心收集大量生物信息，更新并维护多个重要的数据库，是生物信息学研究的重要数据机构。现将重要的生物信息中心介绍如下。

美国国立生物技术信息中心（National Center for Biotechnology Information，NCBI；http://www.ncbi.nlm.nih.gov/），建立于 1988 年，是美国国家卫生研究院（National Institutes of Health，NIH）下属的国立医学图书馆（National Library of Medicine，NLM）的一个分支。它管理了一批数据库，包括 GenBank、PubMed、UniGene 等，同时提供各个数据库的检索服务。NCBI 是最重要的生物信息中心之一，它的主要任务包括：建立基于信息处理的分子生物学、生物化学和遗传学知识的存储和分析系统；推动基于计算机信息处理的用于分析生物学重要分子和复合物结构与功能的先进方法的研究；促进生物技术研究者和治疗人员对数据库和软件的使用；促进全世界范围内生物技术信息收集的合作。

欧洲生物信息研究院（European Bioinformatics Institute，EBI；http：//www.ebi.ac.uk/），是欧洲分子生物学实验室（European Molecular Biology Laboratory，EMBL）的一部分。EMBL 于 1974 年在欧洲建立，主要的实验室位于德国海德堡。目前其主要的数据库分为六大类，分别为核酸数据库、蛋白质数据库、文献数据库、生物芯片数据库、结构数据库和数据库浏览器。其中，EMBL－Bank 为核酸数据库，是欧洲最重要的核酸序列资源。

日本国立遗传学研究所（National Institute of Genetics，NIG；http：// www.nig.ac.jp/），主要维护 DDBJ（DNA Data Bank of Japan），该数据库是亚洲最重要的核酸数据库。

瑞士生物信息学研究所（Swiss Institute of Bioinformatics，SIB；http：//www.isb－sib.ch/），主要维护蛋白质分析专家系统（Expert Protein Analysis System，EXPASY），该平台系统侧重于蛋白质序列、结构及 2－D 电泳数据的分析。同时，SIB 和 EMBL 共同维护了著名的蛋白质序列数据库 Swiss－Prot。

除此之外，还有一些有特定功能的生物信息中心，比如英国的威康桑格研究所（Wellcome trust Sanger institute，http：//www.sanger.ac.uk/），它是顶尖的基因组研究中心，其任务为增进对基因组的认识，对人类基因组计划有重大贡献。在该中心的网站上，能获取大量物种相关的基因组信息。还有美国国家基因组研究所（National Genome Research Institute，http：//www.genome.gov/），该研究所承担了 NIH 在人类基因组计划中的任务以及 DNA 元件百科全书计划（Encyclopedia of DNA Elements，ENCODE；http：//www.encodeproject.org/），该计划是人类基因组计划后的又一跨国项目，旨在解析人类基因组中的所有功能元件。

数据库是这些重要的生物信息中心的核心组成部分，是生物信息的主要内容。生物信息数据库种类繁多，覆盖了生命科学的所有领域，是研究者重要的信息来源和研究工具。归纳起来，分子生物信息数据库大体可以分为 4 大类：①核酸和蛋白质一级结构序列数据库；②生物大分子（主要是蛋白质）三维空间结构数据库；③基因组数据库；④以上述 3 类数据库和文献资料为基础构建的二级数据库。基因组数据库来自基因组图谱绘制，序列数据库来自序列测定，结构数据库来自 X 射线衍射和磁共振结构测定。这些数据库是分子生物信息学的基本数据资源，通常称为基本数据库、初始数据库，也称一级数据库。常见的核酸一级数据库主要有 GenBank、EMBL 和 DDBJ，一级蛋白质数据库主要有 Swiss－Prot、PIR 和 MIPS，蛋白质其他结构分类方面数据库有 SCOP 和 CATH。而根据生命科学不同研究领域的实际需要，对基因组图谱、核酸和蛋白质序列、蛋白质结构以及文献等数据进行分析、整理、归纳、注释，构建具有特殊生物学意义和专门用途的二级数据库，是数据库开发的有效途径。近年来，世界各国的生物学家和计算机科学家合作，已经开发了几百个二级数据库和复合数据库，也称为专门数据库、专业数据库、专用数据库。二级数据库种类繁多，以核酸数据库为基础构建的二级数据库有基因调控转录因子数据库 TransFac、真核生物启动子数据库 EPD、克隆载体数据库 Vector、密码子使用表数据库 CUTG 等。以蛋白质序列数据库为基础构建的二级数据库有蛋白质功能位点数据库 Prosite、蛋白质功能位点序列片段数据库 Prints、同源蛋白质家族数据库 Pfam、同源蛋白质结构域数据库 Blocks。以具有特殊功能的蛋白质为基础构建的二级数据库有免疫球蛋白质数据库 Kabat、蛋白激酶数据库 PKinase 等。

一、核酸数据库

核酸序列是了解生物体结构、功能、发育和进化的出发点。国际上权威的核酸数据库（nucleic acid database）主要有三个：美国 NCBI 维护的 GenBank、欧洲 EBI 维护的 EMBL 和日本 NIG 维护的 DDBJ。1988 年，GenBank、EMBL 和 DDBJ 共同成立了国际核酸序列联合数据库中心，建立了合作关系。这三个数据库相互合作，每天通过网络将新发现或者更新过的数据进行交换，以保证三个数据库序列信息的完整性。用户通过下载或在线浏览可以从这三个数据库免费获得序列信息，也可以向任意一个数据库递交序列，所递交的序列也将在三大数据库中同时出现。

（一）GenBank

GenBank 的数据覆盖超过 30 万个物种，包含 1.8 亿个 DNA 序列，超过 1 800 亿个碱基。由于数据库规模不断扩大，数据来源种类繁多，GenBank 按物种和数据来源分成了 16 个子库。比如，按种属来源可以分为人类、哺乳动物、细菌、病毒等等；根据序列来源，由于基因组计划测序得到的序列增长迅猛，可以将测得的序列单独分类，包括表达序列标记数据库（Database of Expressed Sequence Tags，dbEST）、序列标签位点数据库（Database of Sequence Tag Sites，dbSTS）、基因组概览数据库（Database of Genome Survey Sequence，dbGSS）、高通量基因组序列（High Throughput Genomic sequencing，HTG）等。

每一条 GenBank 数据记录包含了对序列的简要描述，包括科学命名、物种分类名称、参考文献、序列特征表以及序列本身。序列特征表里包含对序列生物学特征的注释，如编码区、转录单元、重复区域、突变位点或修饰位点等。GenBank 中的每一条数据都有唯一对应的编码，即登录号（accession number）。用 NCBI 提供的在线资源检索系统 Entrez 可以对 GenBank 数据库进行检索，研究者也可以利用在线的页面提交工具 Bank It 或者独立软件 Sequin 向 GenBank 提交新的序列，序列提交后，系统会暂时分配一个临时的序列号，待序列经过初步审核后会得到正式的 GeneBank 登录号。序列提交者可以对序列随时进行修改和补充其他相关资料。

（二）EMBL

EMBL 是最早的 DNA 数据库，于 1982 年建立，由 EBI 维护。EMBL 的数据来源主要有两条途径，一是由序列发现者直接提交，几乎所有的国际权威生物学刊物都要求作者在文章发表前将所测定的序列提交给 EMBL、GenBank 或者 DBBJ。二是从生物医学期刊上收录已经发表的序列资料。EMBL 数据库中的每一个序列同样被赋予一个登录号作为该序列的永久性唯一标识。每一条数据除了包含序列信息外，同样包含生物学特征注释。利用序列检索系统（sequences retrieval system，SRS）可以检索 EMBL 数据库中的资源。研究者可以通过在线的 Webin 工具或者通过软件 Sequin 向 EMBL 提交序列。

（三）DDBJ

DDBJ 创建于 1984 年，由日本国立遗传学研究所遗传信息中心维护。它首先反映日本所产生的 DNA 数据，同时与 GenBank、EMBL 合作，同步更新数据。该数据库的格式与 GenBank 一致。研究者可以通过 SAKURA、MSS 和 Sequin 三个途径提交序列数据。利用 SRS，同样可以检索 DDBJ 数据库中的信息。

二、蛋白质数据库

由于蛋白质序列测定技术的问世先于 DNA 序列测定技术，因此历史上蛋白质序列的搜集也早于 DNA 序列。20 世纪 60 年代中期到 80 年代初，美国国家生物医学研究基金会（National Biomedical Research Foundation，NBRF）将搜集到的蛋白质序列和结构信息以"蛋白质序列和结构图集"的形式正式发表。这本图册中的数据，演化为后来的蛋白质信息资源数据库（Protein Information Resource，PIR）。除此之外，常见的蛋白质序列一级数据库还有瑞士蛋白质序列数据库（Swiss‐Prot）等。蛋白质序列的二级数据库有 Prosite 数据库、蛋白质功能位点序列片段数据库 Prints、蛋白质序列家族数据库 Pfam 等。蛋白质结构数据库有蛋白质结构数据库（Protein Data Bank，PDB）、蛋白质结构分类数据库（Structural Classification of Proteins，SCOP）、Entrez 检索工具使用的三维结构数据库——蛋白质分子模型数据库（Molecular Modeling Database，MMDB）。蛋白质结构的二级数据库有蛋白质二级结构构象参数数据库（Definition of Secondary Structure of Proteins，DSSP）、同源蛋白质数据库（Homology Derived Secondary Structure of Proteins，HSSP）等。其他的还有蛋白质相互作用数据库（Database of Interacting Protein，DIP）等。

（一）PIR

蛋白质信息资源数据库（PIR）成立于 1984 年，其目的是帮助研究者获取蛋白质序列信息，进行生物信息学分析，从而进行进一步研究。它是一个全面的、经过注释的、非冗余蛋白质序列数据库。PIR 里面所有的序列数据都经过整理，超过 99% 的序列已按蛋白质家族进行分类，一半以上还按蛋白质超家族进行分类。现在 PIR 已经成为一个集成的生物信息资源库，除了蛋白质序列数据外，PIR 还包括以下信息：①蛋白质名称、分类、来源；②关于原始数据的参考文献；③蛋白质功能和蛋白质的一般特征；④序列中的相关位点、功能区域。数据库中的每一条数据，都能与其他数据库进行交叉索引，包括与 GenBank、EMBL、DDBJ 等数据库的交叉索引。

PIR 与日本的国际蛋白质信息数据库（Japanese International Protein Information Database，JIPID）、德国的慕尼黑蛋白质序列信息中心（Munich Information Center for Protein Sequence，MIPS）合作，共同创建并维护蛋白质序列数据库 PSD（Protein Sequence Database）。这是国际上最大的公共蛋白质序列数据库，是 PIR 的子库之一。另外，PIR 的子数据库还包括蛋白质分类数据库 ProClass，非冗余蛋白质参考资料数据库 PIR‐NREF 等。

（二）Swiss‑Prot

除了 PIR 外，另一个重要的蛋白质序列数据库则是 Swiss‑Prot。该数据库由瑞士日内瓦大学于 1986 年创建，目前由瑞士生物信息研究所（SIB）和欧洲生物信息研究所（EBI）共同维护和管理。瑞士生物信息研究所下属的蛋白质分析专家系统（Expert Protein Analysis System，ExPASy）的 Web 服务器除了开发和维护 Swiss‑Prot 数据库外，也是国际上蛋白质组学和蛋白质分子模型研究的中心，为用户提供大量蛋白质信息资源。北京大学生物信息中心设有 ExPASy 的镜像。Swiss‑Prot 数据库是目前国际上最权威的蛋白质序列数据库。所有序列条目都经过有经验的分子生物学家和蛋白质化学家通过计算机工具并查阅有关文献资料仔细核实，因此这是一个错误率和冗余较低的数据库。SIB 和 EBI 共有 70 多人的研究队伍，专门从事蛋白质序列数据的搜集、整理、分析、注释、发布，力图提供高质量的蛋白质序列和注释信息。Swiss‑Prot 数据库的每个条目都有详细的注释，包括结构域、功能位点、跨膜区域、二硫键位置、翻译后修饰、突变体等。

（三）TrEMBL 数据库

TrEMBL 是一个计算机注释的蛋白质数据库，作为 Swiss‑Prot 数据库的补充。该数据库主要包含从 EMBL、Genbank、DDBJ 核酸数据库中根据编码序列（CDS）翻译而得到的蛋白质序列。然而，这些序列尚未集成到 Swiss‑Prot 数据库中。

（四）UniProt

蛋白质数据仓库 UniProt（Universal Protein Resource，http://www. uniprot. org/）是由 EBI、SIB 和 PIR 共同建立的蛋白质数据库。该数据库整合了上述三个蛋白质数据库（即 PIR、Swiss‑Prot 和 TrEMBL）的数据资源。UniProt 包含 3 个部分：①UniProt 知识库（UniProt Knowledgebase，UniProtKB），这是蛋白质序列、功能、分类、交叉引用等信息的存取中心，分为 UniProtKB/Swiss‑Prot（包含检查过的、手工注释的条目）和 UniProtKB/TrEMBL（包含未校验的、计算机自动注释的条目）两类。②UniProt Non-redundant Reference（UniRef）数据库，该数据库将密切相关的蛋白质序列组合到一条记录中，以便提高搜索速度；目前，其根据序列相似程度形成 3 个子库，即 UniRef100、UniRef90 和 UniRef50。③UniProt Archive（UniParc），是一个资源库，记录所有蛋白质序列的历史。UniProt 是全球蛋白质方面信息最全面的资源库，提供蛋白质序列及功能信息的集中资源，并具有最小的冗余度。

（五）PDB

PDB（Protein Data Bank，http://www. rcsb. org/pdb/）是目前国际上著名的生物大分子结构数据库。该数据库原来由美国 Brookhaven 国家实验室负责维护和管理。为适应结构基因组和生物信息学研究的需要，1998 年，由美国国家科学基金委员会、能源部和卫生研究院资助，成立了结构生物学合作研究协会（Research Collaboration for Structural Bioinformatics，RCSB），PDB 数据库改由 RCSB 管理和维护。PDB 中含有通过实验（X 射线晶体衍射、NMR）测定的生物大分子的三维结构，其中主要是蛋白质的三维结构，还包括核酸、糖类、蛋白质与核酸复合物的三维结构。PDB 数据库中有超过 50 000 个结构数据，其中超过 90% 是蛋白质的三维结构。PDB 中每一个结构，都包含名称、参考文献、序列、一级结构、二级结构和原子坐标等信息，并都有唯一的 PDB ID。同核酸数据库一样，研究者可以通过网络直接向 PDB 递交数据。

（六）Prosite

Prosite（http://www.expasy.org/prosite/）是由 SIB 建立的一个蛋白质功能位点数据库，也是国际上第一个序列模式数据库。该数据库包含重要的蛋白质生物功能位点、序列模式以及可帮助识别蛋白质家族的统计特征，可以利用这些信息确定一条新序列究竟应该归属于哪个已知的蛋白质家族。

三、基因组数据库

基因组数据库是分子生物信息数据库的重要组成部分。基因组数据库的主体是模式生物基因组数据库，其中最主要的是由世界各国的人类基因组研究中心、测序中心构建的各种人类基因组数据库。随着测序技术的发展和资源基因组计划的实施，除了模式生物的基因组数据库外，其他动、植物的基因组数据库也纷纷出现。常见的基因组数据库有人类基因组数据库（GDB）、线虫基因组数据库（ACeDB）、酵母基因组数据库（SGD）等。

（一）GDB

GDB（Genome Database，http://www.gdb.org/）由美国约翰霍普金斯大学于 1990 年建立，是一个专门汇集、存储人类基因组数据的数据库，其中包括了全球范围内致力于人类 DNA 结构和人类基因序列研究的分析成果。GDB 包括基因组结构数据，并可显示基因组图谱及等位基因等基因多态性数据。此外，GDB 还包括了核酸序列数据库 GenBank 和 EMBL、遗传性疾病数据库 OMIM、文献摘要数据库 MedLine 等其他网络信息资源的超文本链接。

（二）ACeDB

ACeDB 始建于 1989 年，是线虫的基因组数据库。更重要的是，它既是一个数据库，又是一个灵活和通用的数据库管理系统。Sanger 中心已经将其用于线虫和人类基因组数据库的浏览和搜索。库内的资源包括限制性图谱、基因结构信息、质粒图谱、序列数据、参考文献等。

（三）SGD

SGD（Saccharomyces Genome Database，http://www.yeastgenome.org/）是酵母基因组数据库。该数据库收集并组织了关于酵母的染色体特征和基因产物的生物学信息。通过网络可以访问该数据库的全基因组信息资源，包括基因及其产物、一些突变体的表型，以及各种有关的注释信息。该数据库通过图形界面提供了酵母基因组的物理图谱、遗传图谱和序列特性图谱等。

四、疾病相关数据库

疾病相关数据库主要记录了与疾病有关的生物分子的信息，根据疾病的种类，可以分为遗传性疾病数据库、肿瘤相关数据库、免疫性疾病数据库等。

OMIM（online Mendelian Inheritance in Man）是 NCBI 的一个遗传性疾病数据库。

1966 年，美国约翰霍普金斯医学院 Mckusiek 教授主编了《人类孟德尔遗传》，描述了各种已知遗传病的特征、诊断等，还提供了有关致病基因的连锁关系、染色体定位、结构和功能等信息。该著作被认为是医学遗传学的"圣经"，然而由于相关研究的迅猛发展，它已经难以跟上遗传学的发展步伐。因此，1987 年，OMIM 诞生。通过该数据库，研究者可以查询任何遗传病的性状或基因的相关资料，包括致病基因的定位、功能等等。

最大最权威的肿瘤相关数据库是 TCGA Database。TCGA（The Cancer Genome Atlas，http：//cancergenome. nih. gov/）是由美国国家癌症和肿瘤研究所（National Cancer Institute，NCI）主持的肿瘤基因组图谱计划，试图将人类全部癌症的基因组变异图谱绘制出来，并进行系统分析，旨在找到所有致癌或抑癌基因的微小变异，了解癌细胞发生发展的机制。目前，NCI 已公开了这个肿瘤相关的变异基因数据库，即 TCGA Database。另一个重要的肿瘤相关数据库是 Oncomine（http：//www. oncomine. org/）。Oncomine 是癌症基因芯片数据库和整合数据挖掘平台，旨在挖掘癌症基因信息。到目前为止，该数据库已经收集了 715 个基因表达数据集，80 000 多个癌症组织和正常组织的样本数据。

五、其他数据库

（一）单核苷酸多态性数据库

单核苷酸多态性（single nucleotide polymorphism，SNP）是指在基因组水平上由单个核苷酸的变异所引起的 DNA 序列多态性。在人类基因组中，500～1 000 个碱基的长度范围内就会出现一个 SNP。SNP 分布广、密度高，是继微卫星标记之后最广泛使用的标记方法。SNP 在遗传学研究、疾病易感分析、个体化医疗等方面都有重要的研究意义。NCBI 最早建立了 SNP 数据库（Database of Single Nucleotide Polymorphisms，dbSNP；http：//www. ncbi. nlm. nih. gov/snp/），包含了来自任何生物体的 SNP 序列，是目前收集 SNP 序列最多的数据库。

（二）MicroRNA 数据库

MicroRNA（miRNA）是一类由 22 个核苷酸组成的非编码的单链 RNA 分子，在植物、动物及一些病毒中都有发现。miRNA 具有重要的调节作用，单个 miRNA 可以调节多个靶基因，也可以有多个 miRNA 调节一个靶基因。这种复杂的调节网络对基因表达调控有重要意义，尤其是在疾病调控方面。最常见的 miRNA 数据库是 miRbase（http：//mirbase. org/index. shtml/）。该数据库提供 miRNA 的序列、注释，提供靶基因预测等具体信息，是存储 miRNA 的主要公共数据库。数据库中所有数据都可以从首页或者直接进入 FTP 站点下载。同样，用户可以注册 miRBase，然后向 miRBase 提交序列数据。除此之外，还有 miRecords、PMRD、miRWalk、multiMiR 等 miRNA 的数据库。

（三）基因启动子数据库 EPD

EPD（http：//www. epd. isb－sib. ch/）是真核基因启动子数据库，提供从 EMBL 中得到的真核基因的启动子序列，能帮助实验研究人员及生物信息学研究人员分析真核基因的转录信号。EPD 中关于启动子的描述信息直接摘自科学文献，因而相对独立于 EMBL。

（四）目录数据库 DBCat

DBCat 是一个生物信息数据库的目录数据库，或称数据库的数据库。它收集了 500 多个生物信息数据库的信息，并根据它们的应用领域对这些数据库进行分类，包括 DNA、RNA、蛋白质、基因组、图谱、蛋白质结构、文献著作等基本类型。从该数据库出发，可以迅速找到生物信息学领域中其他重要的数据库。

除了上述提到的各种数据库外，还有很多专门的生物信息数据库，它们覆盖了生命科学的各个领域。国内也有一些大数据的镜像站点，比如欧洲分子生物学网络组织 EMBNet 在北京大学生物信息中心建立了镜像站点。生物信息数据库归根结底是研究的工具，研究者需要根据自己的研究需求，去检索相应的生物信息数据库，以获取自己所需的信息。对于数据库的网址，可以通过公共的网站搜索系统查找，也可以通过专门的生物信息目录数据库（如 DBCat）查找。另外，还可以根据数据库中的 Internet 链接，直接找到相关的数据库。

第三节　数据库检索与查询

生物信息数据库的应用主要分为两个方面，即数据库的检索（database search）和查询（database query）。数据库检索和查询这两个词经常被混用，但实际上这两个词是有区别的。数据库检索是指利用搜索工具寻找需要的信息，而数据库查询是指对序列、结构及各种二级数据库中的注释信息进行关键词匹配。比如，在 Genbank 数据库中输入关键词 "myoglobin"，即可找出该数据库中所有 "myoglobin" 或与 "myoglobin" 相关的信息条目（entry）。在本节中，主要介绍在 NCBI、EBI 上进行检索和查询的方法。

一、Entrez 检索系统

Entrez 是 NCBI 提供的在线资源检索系统。通过 Entrez，可以对 NCBI 的所有数据库进行检索，包括文献数据库、核酸和蛋白质数据库、蛋白质结构数据库等。

进入 NCBI 主界面，就能看见位于页面上部的数据库检索栏，可以在检索栏中直接输入想要查询的关键词。比如，输入 "Akt"，那么就会得到其在各个数据库中的响应情况。其中，每个数据库图标前面的数字代表该数据库中检索得到的条目数。然后点击具体的数据库，如 Protein，就会得到 Akt 在 Protein 数据库中查询得到的详细情况，并且还能根据物种、数据来源等进行筛选。Entrez 的使用十分方便，它把序列、结构、文献、基因组、系统分类等不同类型的数据库有机地结合在一起，通过超文本链接，用户可以从一个数据库直接转入另一个数据库。

通过 Entrez，可以链接进入 PubMed 进行文献检索。PubMed（http://www.ncbi.nlm.nih.gov/pubmed/）是 Entrez 的一个组成部分，用于检索数据库中储存的文献。MEDLINE 是 PubMed 的主要数据来源，是美国国立医学图书馆建立并维护的国际性综合生物医学信息书目数据库，是当前国际上最权威的生物医学文献数据库，内容涉及基础医学、临床医学、环境卫生、营养卫生、职业病学、卫生管理、微生物等领域。MEDLINE 收录了 1966 年以来世界上 70 多个国家和地区出版的 3 600 余种生物医学期刊的文献资料，包含近 1 000 万条记录，并且每年还递增 30～35 万条。除了 MEDLINE 外，还有一些出版商直接向 PubMed 提供文献。点击 PubMed 检索得到的每个摘要的"related articles"就可以扩展检索，同时还有其他扩展链接可以链接到其他相关分子生物学数据库。通过 Entrez，还可以链接进入 PubMed Central（PMC）。PMC 是文献全文的电子档案，提供文献的免费全文阅读和下载。

二、SRS 检索系统

序列检索系统（Sequences Retrieval System，SRS）是 EBI 开发的数据库检索系统，最初是为 EMBL 和 Swiss - Prot 的查询检索而开发的，后来 SRS 发展成独立的商业软件。

SRS 提供三种查询模式：快速查询、标准查询和扩展查询。SRS 具有强大的数据库查询功能，它具有统一的 Web 界面并且是一个开放的数据库查询系统，即不同的 SRS 查询系统可以根据需要安装不同的数据库。SRS 支持以文本文件形式存储的各种数据库，包括 EMBL、Swiss - Prot、PDB、DBCat、MEDLINE 等。因此，利用 SRS，用户可以很广泛地查询多个不同种类数据库中的数据。

2013 年底，SRS 在 EBI 的服务终止，但是 SRS 的开发商仍然继续维护安装在世界各地的公共 SRS 服务数据库，在 http://srs.ebi.ac.uk/页面可以链接到这些公共的 SRS 服务数据库，查询所需要的数据信息。

（游　佳）

第四节　核酸数据分析

核酸数据库作为生物信息领域中最核心的内容之一，包含大量的核酸序列数据，而这些序列数据构成了生物界最基本的遗传信息，与生物的遗传特性及各种功能特征息息相关。因此，对核酸数据精准地分析可以从更深的层次认识生物各种表型的调控机制，为更真实地揭示生命的奥义提供依据。核酸数据分析重点强调理解序列与功能之间的关系，主要需要掌握核酸序列基本分析、核酸序列对比分析、开放阅读框分析和启动子预测分析等内容。

一、核酸序列基本分析

核酸序列的基本分析主要包括对核酸分子基本化学性质的分析，如获取核酸序列的分子量、碱基的组成和碱基的分布等信息，以及对特定核酸序列的酶切谱的分析。常用的核酸基本分析软件有 DNAMAN 和 BioEdit 等。

DNAMAN 由美国 Lynnon Biosoft 公司开发，可以完成大部分常规序列分析任务，除了可得到核酸的分子量、碱基分布和百分比等基本信息外，还可发挥包括多重序列比对、PCR 引物设计、限制性酶切分析等常用功能。打开 DNAMAN 软件后，将待分析的核酸序列复制、粘贴进"Channel"，通过"Sequence Display"命令打开对话框，可通过勾选不同选项来显示：序列组成、反义/互补/反义互补序列、双链序列和对应 RNA 序列等。通过"Restriction Analysis"命令打开对话框，可通过勾选不同选项来显示：酶切位点概述、限制性酶切图/模式图等，除了有分析环状 DNA 或甲基化 DNA 的选项外，还可选择性地忽略大于或小于某特定值的酶切位点。此外，DNAMAN 还拥有许多高阶功能，包括序列比对分析（执行"Dot Matrix Comparison"命令）、两序列或多序列同源性分析（执行"Two/Multiple Sequence Alignment"命令）、PCR 引物设计（在"Primer"菜单下执行"Design PCR Primers for DNA"命令）以及质粒模式图绘制（执行"Restriction/Draw Map"命令）等。

BioEdit 是一款和 DNAMAN 功能类似，不但优秀且免费的序列编辑和分析软件，与 DNAMAN 相比，BioEdit 可分析的内容相对比较丰富，同时还能够提供多个在线序列分析软件的界面和接入口。除了常规的序列分析、质粒图绘制、限制性核酸内切酶分析等外，BioEdit 还可进行较为深入的蛋白质分析，包括蛋白质的熵变、疏水性轮廓以及保守区分析等。值得一提的是，BioEdit 可以读写多种格式的数据，包括 GenBank、FASTA、NBRF/PIR、Phylip 3.2/4、ClustalW 和 GCG 格式等。

二、核酸序列对比分析

在掌握核酸序列的基本信息之后，对具体序列数据进行对比分析则是生物信息学领域最基本、最重要的操作。通过序列相似性和同源性的对比分析，可以深入了解序列数据所蕴含的结构、功能及进化信息。序列的相似性是指序列的全部或指定区域间相同或相似部分占总序列的百分比，是一种直接的数量关系。序列的同源性则是从数据中推断出两个或多个序列是否源自同一祖先，是一种质的判断。常用的序列相似性分析程序有 BLAST 和 FASTA 等，多序列同源性分析主要由 ClustalW 程序执行。

（一）BLAST

BLAST（Basic Local Alignment Search Tool）是对序列数据进行相似性比较最常用的程序，由美国国立生物技术信息中心（NCBI）开发。BLAST 是研究隐藏序列信息的强大工具，具有以下特点：①运行速度很快；②不管是从严格的统计学意义还是从软件开发层面都具有很高的可靠性；③应用灵活多变，可进行不同序列和多序列间的相似性分析。

BLAST 其实是一个相似性搜索的程序包，在进行序列比对时，通过参数设置，以不同需求分析不同类型的数据。BLAST 包含五种独立的程序，是根据查询目标的不同和选取数据库的差异来决定的。对于不同的程序，在 BLAST 后添加字母"N"表示比对核酸（nucleotide），添加字母"P"表示比对蛋白质（protein），添加字母 X 表示对核酸和蛋白质的交叉比对（cross），而在 BLAST 前添加字母"T"则表示在比对前先要进行序列的翻译（translation）。BLAST 的五种程序可参见表 10-1。

表 10 - 1　BLAST 的功能程序选择

程序名称	查询序列	数据库	搜索方法
BLASTN	核酸序列	核酸	核酸序列逐一搜索比对核酸数据库中的核酸序列
BLASTP	蛋白质序列	蛋白质	蛋白质序列逐一搜索比对蛋白质数据库中的蛋白质序列
BLASTX	核酸序列	蛋白质	核酸序列框翻译成蛋白质序列后逐一比对蛋白质数据库中的蛋白质序列
TBLASTN	蛋白质序列	核酸	蛋白质序列逐一比对核酸数据库中核酸序列框翻译成的蛋白质序列
TBLASTX	核酸序列	核酸	核酸序列框翻译成蛋白质序列后逐一比对核酸数据库中序列框翻译成的蛋白质序列

　　BLAST 的运行结果中会罗列出跟查询序列相似性较高，且符合用户限定要求的结果，而这些结果可以帮助了解：①查询的序列具有某种功能的可能性；②查询的序列是否可能源自某物种；③查询的序列是否含有某个功能基因的同源基因等信息。BLAST 有网络在线版（http://www. ncbi. nlm. nih. gov/BLAST/）和单机下载版（ftp://ftp. ncbi. nlm. nih. gov/blast/）之分。网络在线版 BLAST 服务可由包括 NCBI 在内的许多网站提供，其优点是操作简便，所涉及的数据库始终处于及时的同步更新状态；其缺点是无法高效率地分析大批量的数据，且不能进行自定义的数据库搜索。单机下载版 BLAST 可由 NCBI 的 FTP 站点下载，又分为可适用于不同的操作平台的版本（Windows 版、Linux 版及 DOS 版等）。其优点是可以通过自定义数据库处理大量的数据，但必须事先在本地获取相应的数据库信息，因此需要耗费大量的本地资源，同时操作起来也没有网络在线版 BLAST 简洁，还需要操作者有一定的基本计算机操作知识储备。

　　通过网络在线版 BLAST 提交任务直观且简单，按照命令提示操作即可，此外还可选择搜索序列范围、搜索的数据库，并可以通过参数设置进行更贴近用户需求的搜索。BLAST 搜索主要有三种输入模式：直接复制粘贴 DNA 或蛋白质序列，输入 FASTA 格式的序列，直接使用包括 RefSeq 和 GenBank 序号在内的索引号码。对于核酸序列的 BLAST 搜索，主要选取的数据库包括 GenBank、EMBL、DDBJ 和 PDB 的非冗余（non - redundant，nr）序列；对于蛋白质序列的 BLAST 搜索，主要选取的数据库包括 PDB、Swiss - Prot 和 PIR 的非冗余序列。

　　在确定搜索序列和数据库之后，如果默认设定的其他参数的缺省值不能满足搜索需求，可进一步设定。"Entrez Query"选项可以通过 Entrez 搜索中所使用的任何一种范围限定词来限制 BLAST 搜索。"Max Target Sequences"选项可以限定对比搜索后显示的最大结果数。期望阀值（Expect Threshold）选项可以用来设置达到期望值 E（Expect）的最多随机序列个数，以提高搜索的精确性和严格程度。要理解期望值 E，首先要了解 BLAST 中对 S 值的定义。S 值表示两序列间的相似性，得分越高表示两序列越接近；而 E 值就是对 S 值可靠性的评价。在 BLAST 分析中，E 值是指在随机的数据库中进行随机搜索，搜索出得分大于或等于某特定 S 值序列的可能性。也就是说，对于通过 BLAST 搜索得到的某特定 S 值的某序列来说，E 值越小表示该 S 值越可靠，意味着结果序列与待分析序列越接近。一般来讲，E 值小于或等于 10^{-5} 表示较为可信的 S 值。在 BLAST 中，期望阀值的默认值为 10，表示随机出现得分等于或大于对比序列 S 值的期望序列个数为 10。调小期望阀值将使搜索要求更严格，结果报告中随机产生的序列数也将减少。

除了基础的 BLAST 搜索程序之外，目前还有基于 BLAST 原理开发的一些扩展程序。例如，BLAST2 可以进行给定两个序列间的 BLAST 对比，能更快速地检测两个序列间是否存在相似性片段，因此比全序列间的比对快速很多。MegaBLAST 则通过算法的设计和对特定不匹配碱基的容忍，侧重于在大量数据间进行序列高度相似性的快速比对。PSI - BLAST（Position Specific Iterated BLAST）是位点特异迭代 BLAST 搜索的缩写，是主要针对蛋白质序列的搜索。PSI - BLAST 通过搜索、位点特异性打分以及再搜索的迭代，提高保守区域的得分，以此达到高度灵敏的 BLAST 搜索。

（二）FASTA

FASTA 是另一个常用的核酸和蛋白质序列搜索程序，相应的搜索算法是由 Lipman 和 Pearson 于 1985 年发布，他们认为能揭示真实序列关系的比对，在两个接受比对的序列中必须包含至少一个相同序列的片段，所以 FASTA 的基本搜索原理是先在序列库中进行快速初检。这一初检是针对较短的完全相同序列的，再检索出可能的匹配。FASTA 对核酸序列的搜索要比蛋白质序列的搜索更为准确，但对数据库的每次搜索只会生成一个最佳比对，其他可能有意义的比对则会因此被忽略。相对 BLAST 来说，FASTA 检索的运行速度则较为缓慢。

FASTA 检索的一个较为简便的方式是使用电子邮件服务。许多机构都提供自动的 FASTA 检索电子邮件服务，用户可通过电子邮件提供待检索的序列，在进行多个数据库检索后，通过电子邮件将检索结果反馈给用户。常用 FASTA 服务由 European Bioinformatics Institute（http://www.ebi.ac.uk/fasta33/）提供，接受检索服务的电子邮箱为 fasta@ebi.ac.uk。

（三）ClustalW

和 BLAST 的局部匹配搜索不同，序列的同源性分析需要运用全局比对算法分析多序列间的关系。ClustalW 就是一种利用渐进的多序列对比方法进行序列同源性对比的常用程序。ClustalW 先将多个序列两两比对后，构建分化距离矩阵，用于表示两两序列之间的关系。然后，根据分化距离矩阵的计算，生成作为指导多序列比较的系统进化分支树，对关系密切的序列进行加权评价。最后，从关系最紧密的两条序列开始，分别引入关系次紧密的序列不断重新构建比对，直到所有序列都被纳入多序列对比为止。

包含 ClustalW 在内的多序列对比可以用于描述一组序列间的同源关系，探讨同源基因间亲缘关系的远近，辅助分子进化分析。此外，多序列对比还可用于了解某个特定基因家族的基本特征，探寻共用功能模体和保守区域等。EBI 可以提供在线的 ClustalW 服务（http://www.ebi.ac.uk/clustalW/），其操作页面简洁易懂，用户可以根据需求选择相关分析参数进行多序列比对。运行 ClustalW 程序会产生两种文件，分别是多序列比对的结果文件（以".aln"和".phy"结尾）和作为指导比对的进化分支树（以".dnd"结尾）。当然，如果只需要进行两个序列的同源性分析，也可以使用 NCBI 提供的 BLAST2 程序中的相关功能。

三、开放阅读框分析

开放阅读框（open reading frame，ORF）是一段可编码蛋白质的基因序列，该段序列的特征是在 5′端的起始密码子（ATG）和 3′端的终止密码子（TAA、TAG 或 TGA）之间没有任何可以终止序列翻译的碱基序列。开放阅读框对于 DNA 序列所蕴含的基因的功能非常重要，因为指导氨基酸翻译的密码子是由三个碱基的排列组合决定的，不同的碱基排列方式可能代表不同的翻译产物。对于一段单链 DNA 序列，密码子有三种可能的起始位点，每条链也就有三种截然不同的密码子的排列组合，而正义及反义 DNA 链对应密码子的排列组合完全不同。所以，在缺少额外信息的前提下，对于一段双链 DNA 序列，可以有六种不同的阅读和翻译方式。生物体的每个基因都带有一个特定的开放阅读框，而分析序列中的开放阅读框就是为了寻找并确定相关的基因信息。

开放阅读框的分析主要是指，以六种阅读方式分析待测序列是否存在一段或几段序列，在启动子和终止子之间不包含终止子，而符合这些条件的序列则有可能对应一个真正单一产物的基因。开放阅读框的识别是证明一个新的 DNA 序列为特定的蛋白质编码基因的先决条件。

常用的开放阅读框分析软件 ORF Finder 是由 NCBI 提供的网络在线服务（http://www.ncbi.nlm.nih.gov/projects/gorf/）。ORF Finder 可以通过标准或特殊遗传密码子罗列出待测序列中所有可能的开放阅读框，并推导出相应的氨基酸序列。在输入 GI 号或 Accession Number 或直接输入 FASTA 序列后，系统会以六种阅读方式得出可能的开放阅读框。一般来讲，较长的开放阅读框便有可能是编码基因，而得出的结果可以通过 BLASTP 序列比对进行验证。其他开放阅读框分析软件包括 ORF Predictor（http://proteomics.ysu.edu/tools/OrfPredictor.html）以及可用于多平台的免费软件 StarORF（http://star.mit.edu/orf/）。

四、启动子预测分析

作为基因的重要组成部分，启动子是一段位于基因上游的 DNA 序列，能激活 RNA 聚合酶，引导 RNA 聚合酶与模板 DNA 准确地结合，并参与调控基因转录的起始时间和基因的表达程度。启动子不直接控制基因的功能，而是通过与转录因子的结合来调节基因的活动。启动子一般有广谱表达型、组织特异型以及肿瘤特异型等多种形式。启动子 DNA 序列的突变可能导致基因表达的调节障碍，引起恶性肿瘤病变，因此，对 DNA 序列中启动子的预测尤为重要。

启动子一般具有以下特点：①包含一些特定的元件，如 TATA Box 或 CAAT Box 等；②具有方向性，以便启动下游基因的表达；③多个启动子可以针对同一基因启动不同转录本的表达；④某些启动子具有表达的时空性和组织特异性。结合启动子的这些特点，许多软件程序便能识别和预测序列中的启动子。例如，Promoter 2.0 Prediction Server（http://www.cbs.dtu.dk/services/Promoter/）以及 Web Promoter Scan

Service（http：//www－bimas. cit. nih. gov/molbio/proscan/）等。

<h1 style="text-align:center">第五节　蛋白质数据分析</h1>

蛋白质是生物界最基础的物质之一，是生命活动最重要的承担者，也是基因功能最主要的执行者。蛋白质的本质是不同长度、不同排列组合的一系列氨基酸，虽然基因序列可以决定所表达蛋白质的氨基酸组成，但单一的氨基酸残基却无法行使蛋白质的复杂功能。因为由氨基酸序列形成的线性结构仅仅只是蛋白质的一级基础结构，蛋白质还会在此基础上形成复杂的三维空间结构，正是这些空间结构以及在特定结构位点上的特定氨基酸，才使蛋白质能够执行种类繁多的生物学功能。因此，蛋白质数据分析需要理解氨基酸序列如何影响蛋白质的结构，并着重强调通过序列与结构的信息来预测蛋白质的功能。蛋白质数据分析需要掌握的内容有蛋白质基本性质分析、蛋白质结构预测分析和蛋白质功能预测分析等。

一、蛋白质基本性质分析

蛋白质的基本性质包括氨基酸序列、分子量、等电点、亲水性、疏水性、亚基组成以及结构域信息等。从生物信息学的角度来说，对蛋白质基本性质的分析主要是指通过计算机和网络程序获得蛋白质的以上信息。对于已知的蛋白质，用户可以通过蛋白质的名称或索引号码在各蛋白质数据库搜索了解其基本性质，例如 ExPASy 在 "Primary Structure Analysis" 栏目中提供的 "ProtParam" 在线程序（http：//web. expasy. org/protparam/）；也可通过文献检索找到定性该蛋白质的研究论文，查阅相关的基本性质。除此之外，用户还可利用生物信息学软件进行氨基酸序列的分子量和等电点分析等，这些软件包括 DNAMAN、BioEdit 和 MacVector 等。

蛋白质的一个重要特征是其部分氨基酸序列具有疏水性。蛋白质的疏水和亲水平衡参与维持蛋白质的三维空间结构，也是蛋白质实现动态构象变化完成生物学功能的基础。蛋白质的疏水性源于极性与非极性氨基酸不同的排列组合，因此，不同的蛋白质具有不同的疏水性。水溶性蛋白质较为倾向将疏水性氨基酸残基折叠于三维空间结构内部，而跨膜蛋白质则有大量的疏水性氨基酸残基位于蛋白质表面，以便与非极性的膜结构紧密结合。因此，在理解蛋白质的结构和功能时，对疏水性的分析十分重要。蛋白质的疏水性分析可以使用 ExPASy 网站提供的在线分析程序 ProtScale（http：//web. expasy. org/protscale/）。将氨基酸序列输入后可得到一个图表，其中数值越大的区域表示这段氨基酸序列的疏水性越强，越有可能是跨膜区域，再与已知结构的同源蛋白质比较（利用 NCBI 中的 BLAST 程序），便可大致预测蛋白质的跨膜结构。

对于蛋白质跨膜区的分析，除了可以参考蛋白质的疏水性区域之外，还可以基于已知蛋白质跨膜区氨基酸的组成结构和特性，预测分析一段氨基酸序列是否具有跨膜区，以及具体位置和跨膜方向。在 ExPASy 网站的 "Proteomics" 栏目下（http：//www. expasy. org/proteomics），可以从 "Tools" 中选择 "SOSUI" 在线分析程序，提交氨基酸序列后进行专门的蛋白质二级跨膜结构预测。此外，其他蛋白质跨膜区在线预测程序包括：预测跨膜螺旋结构的 TMHMM Server v.2.0（http://www.cbs.dtu.dk/services/TMHMM/）、基于跨膜区结构数据库 TMbase 的程序 TMPred（http://www.ch.embnet.org/software/TMPRED_form.html）以及页面简洁易用的 DAS（http://www.sbc.su.se/~miklos/DAS/）等。

蛋白质的另一项重要属性是，是否作为结构性蛋白质参与细胞及组织的骨架成型，亦或是作为分泌性蛋白质执行生命体的各种生理功能。这两类蛋白质的主要区别在于分泌性蛋白质的 N 端带有一段被称为"信号肽"的序列，用于指导蛋白质的跨膜定位、转移和运输。因此，对于信号肽的有效判断，将预测一段未知的氨基酸序列是否能被分泌到细胞外，执行生物学功能。信号肽一般是小于 35 个氨基酸的短肽链，富集疏水性氨基酸，并至少含有一个带正电的氨基酸。信号肽的预测可使用工具 Signal P 3.0（http://www.cbs.dtu.dk/services/SignalP/）进行操作。

蛋白质的功能受多种因素的调节和影响，其中蛋白质的亚细胞定位也和其行使的功能有着密切的联系。蛋白质根据亚细胞定位，可分为线粒体蛋白质、溶酶体蛋白质、内质网蛋白质、高尔基复合体蛋白质及细胞核蛋白质等。针对功能未知的氨基酸序列，预测其在细胞内的具体位置，对分析其可能存在的功能有重要的指导意义。一些常用的蛋白质亚细胞定位程序包括基于氨基酸序列进行预测分析的程序 SubLoc（http://www.bioinfo.tsinghua.edu.cn/SubLoc/）和 PSORT（http://psort.hgc.jp），以及基于分辨个体目标信号肽的程序 TargetP（http://www.cbs.dtu.dk/services/TargetP/）。

二、蛋白质结构预测分析

由线性氨基酸序列组成的蛋白质，只有折叠成特定的三维空间构象，才能具有相应的活性及功能。对蛋白质空间结构的掌握，不但有助于了解蛋白质的功能活性，还能揭示蛋白质是如何执行其功能的。虽然通过具体的实验方案，可以得到蛋白质的空间结构，但过程较为复杂，成本偏高，所以实际测定的蛋白质三维结构比已知氨基酸序列要少很多。因此，有效地预测分析蛋白质的空间结构对生物学及医学研究非常重要。20世纪 60 年代，科学家发现变性蛋白质在适当条件下可以重新折叠回原来的天然结构（native structure），于是认为指导蛋白质折叠的信息隐含于蛋白质的一级结构中，可能可直接运用适当的算法，从氨基酸序列预测蛋白质的折叠模式和空间结构。

蛋白质结构的预测，其实是从氨基酸线性序列到蛋白质所有原子三维坐标的映射。蛋白质通常含有几百上千个氨基酸，所有可能的序列到结构的映射数随氨基酸个数呈指数增长，理论上很难计算。然而，生物界实际的蛋白质数量有限，这些蛋白质不仅富含许多同源序列，还可根据其结构类型归类，所以氨基酸序列和蛋白质结构之间存在某些可循的规律，使蛋白质结构预测成为可能。蛋白质结构预测的方式主要有两大类：一类是通过理论计算（如分子力学、分子动力学计算）进行结构预测，假设蛋白质会选取折叠后能量最低的构象，但由于计算量庞大且自然构象只有很小的能量差异，在实际预测中这种方法往往不太准确；另一类蛋白质结构预测方法是对已知结构的蛋白质进行统计分析，构建序列到结构的映射模型，从而直接以氨基酸的序列预测结构，包括经验性分析、结构规律提取以及同源模型化等方法。经验性分析的依据是特定序列在形成结构时会有一定的倾向性。例如，特定的氨基酸序列会倾向形成特定的二级结构，在对蛋白质结构数据库 PDB 和蛋白质二级结构数据库 DSSP 中的信息进行统计分析后，可总结出关于蛋白质二级结构的预测规则。和经验性分析类似，结构规律提取主要强调归纳关于结构生成的一般性规则，形成映射模型用于指导未知蛋白质的结构预测。

目前最为实用、可靠的蛋白质结构预测方法是同源模型化，主要通过同源序列比对预测蛋白质的空间结构或结构单元，包括 DNA 结合域、TIM 结构域、PAS 结构域以及锌指结构域等。其依据的原理的依据是相似的氨基酸序列倾向于折叠成相似的空间结构。因此，如果一个结构未知的氨基酸序列与一个已知结构的蛋白质具有足够的序列相似性，那么便可以基于已知蛋白质的空间结构，为未知序列构建一个结构模型。同样的，如果未知氨基酸序列中的一段与已知蛋白质结构域的序列相似，则可以认为该未知序列很可能具有相同的结构域以及相应的功能。

蛋白质结构预测的一般流程是先对氨基酸序列进行数据库搜索，包括结构域比对和多序列比对，查看在 PDB 数据库中是否存在同源蛋白质。对 PDB 数据进行同源检索分析的软件有 Rasmol (http://www. umass. edu/microbio/rasmol/) 和 PDBF inder (http://swift. cmbi. ru. nl/gv/pdbfinder/) 等。如果存在同源蛋白质，则可直接通过比较性建模构建未知蛋白质的三维空间结构模型，如果无法找到同源蛋白质，则需要进行蛋白质二级结构和折叠预测。常用的蛋白质结构预测分析软件有 3D-pssm (http://www. sbg. bio. ic. ac. uk/~3dpssm/index2. html)、GenThreader (http://bioinf. cs. ucl. ac. uk/psipred/? genthreader=1)、PSIPRED (http://bioinf. cs. ucl. ac. uk/psipred/) 以及平均准确率较高的 Predict Protein (http://www. predictprotein. org) 等。如果可以分析预测出明确的蛋白质折叠，便可以进一步执行蛋白质二级结构的比对搜索，分析所属的折叠家族，再进行比较性建模得到未知蛋白质的结构模型；如果在二级结构分析时还无法预测折叠类型，还可直接通过蛋白质三级结构的预测构建三维结构模型。在线程序 BioSerf (http://bioinf. cs. ucl. ac. uk/psipred/?bioserf=1) 可直接用来预测蛋白质的三维结构。

三、蛋白质功能预测分析

蛋白质的功能复杂且多样，在不同的环境下，蛋白质可能拥有不同的功能，因此在未经过详细周密的生物化学验证的前提下，很难确定未知蛋白质的具体功能。不过，对未知氨基酸序列进行恰当的功能预测分析，可以很好地为相关实验的设计和实施提供指导意见，并大大减少相应的研究成本，在生命科学研究领域已经成为不可缺少的重要环节。

蛋白质功能预测的主要方式有：对氨基酸序列的相似性和同源性进行比对分析，以及通过结构域、保守区和特殊结构的分析来判断可能存在的功能。对氨基酸序列相似性和同源性进行比对，可用 BLAST 软件和 FASTA 软件的相关功能。一般认为序列一致性在 40% 以上才可能具有显著的意义。对结构域、保守区的分析，可以使用前文提及的一系列蛋白质结构预测软件。一方面，这些软件会提供相应的功能预测或数据库中的功能链接；另一方面，通过这些软件找到已知蛋白质中相似的结构域或保守区，便可初步预测未知序列可能与已知蛋白质存在类似的功能。除此之外，还可根据氨基酸序列中的一些特殊结构预测其相应的功能。这些特殊结构包括磷酸化位点、泛素化位点、糖基化位点以及特殊模体（motif）。与这些特殊结构相关的数据库包括由 ExPASy 网站提供的 Prosite（http：//prosite. expasy. org）、SMART（http：//smart. embl-heidelberg. de）以及 Pfam（http：//www. sanger. ac. uk/resources/databases/pfam. html）等。

（熊静远）

第十一章　实验指导

实验一　核酸提取

（一）细菌基因组 DNA 的提取

【目的要求】

（1）掌握溶菌酶－CTAB 法提取大肠埃希菌基因组 DNA 的原理、方法及操作步骤。

（2）熟悉琼脂糖凝胶电泳的方法及操作过程。

（3）了解紫外分光光度法和琼脂糖凝胶电泳检测 DNA 质量的原理。

【实验原理】

本实验采用溶菌酶－CTAB 法提取大肠埃希菌基因组 DNA，主要步骤及原理如下：①通过溶菌酶破坏细菌细胞壁中的 N－乙酰胞壁酸和 N－乙酰氨基葡萄糖间的 β－1,4 糖苷键，导致细菌细胞壁破裂。②采用阳离子去污剂 CTAB 溶解细胞膜，使核蛋白解聚，使 DNA 从细胞内游离出来。③使用蛋白酶 K 将蛋白质降解成小肽或氨基酸，使 DNA 分子完整地分离出来。④采用氯仿/异戊醇（$V：V=24：1$）有机溶剂抽提，可使抽提液分相，核酸水溶性强，溶于水相，经离心后即可从抽提液中除去细胞碎片和大部分蛋白质。氯仿可挤去蛋白质分子之间的水分子，使蛋白质失去水合状态而变性；异戊醇为消泡剂，加入异戊醇能降低分子表面张力，所以能减少抽提过程中的泡沫产生，并有助于分相，使离心后含 DNA 的上层水相、中间的变性蛋白质相及下层有机溶剂相维持稳定。⑤用无水乙醇沉淀基因组 DNA，70％乙醇洗涤沉淀所得基因组 DNA。DNA 不溶于 70％乙醇，而且 70％乙醇溶液中的水可去除溶于水的盐及杂质。⑥用 RNase A 去除 RNA。⑦用 TE 缓冲液或者双蒸水重新溶解基因组 DNA。

【仪器和材料】

1. 仪器

台式高速离心机、恒温水浴锅、电泳仪、水平电泳槽、电子天平等。

2. 器材

1.5 ml 离心管（无菌），移液器（规格为 1 ml、200 μl 和 20 μl）、吸水纸、一次性手套、移液器吸头等。

3. 标本

大肠埃希菌 LB 液体培养基（5 ml）过夜新鲜培养物。

4. 试剂及配制

提取缓冲液［1%CTAB，1.5 mol/L NaCl 100 mmol/L Tris‐HCl（pH 值 8.0）］、100 mmol/L Na₂EDTA·H₂O（pH 值 8.0）、100 mmol/L 磷酸钠缓冲液（pH 值 8.0）、1.5 mol/L NaCl、1% CTAB、溶菌酶（50 mg/ml）、蛋白酶 K（10 mg/ml）、氯仿/异戊醇（$V:V=24:1$）、无水乙醇、70%乙醇、TE 缓冲液［10 mmol/L Tris‐HCl（pH 值 8.0），1 mmol/L EDTA（pH 值 8.0），121 ℃ 高压灭菌 20 分钟］、含 10 μg/ml RNase A 的 TE 缓冲液、LB 液体培养基。

【实验内容】

1. 技术路线

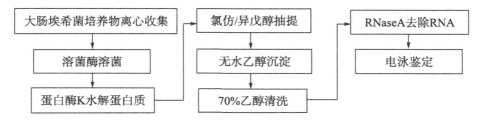

2. 操作步骤

（1）取 1.5 ml 大肠埃希菌培养物至 1.5 ml 离心管中，以 10 000 r/min 离心 2 分钟，弃上清液。

（2）取沉淀，重悬于 0.5 ml DNA 提取缓冲液中，充分混匀。

（3）加入溶菌酶（50 mg/ml）至终浓度为 1 mg/ml，于 37 ℃水浴 1 小时，中间颠倒混匀 3 次。

（4）加入蛋白酶 K（10 mg/ml）至终浓度为 100 μg/ml，于 65 ℃水浴 1 小时。裂解液以 10 000 r/min 离心 10 分钟，取上清液，置 1.5 ml 离心管中。

（5）加入等体积的氯仿/异戊醇，颠倒数次成乳白色，10 000 r/min 离心 5 分钟，取上层清液至新的 1.5 ml 离心管中。

（6）加入 2 倍体积无水乙醇，于室温放置 30 分钟或−20 ℃放置 2 小时沉淀 DNA。以 12 000 r/min 离心 10 分钟，弃上清液，留取沉淀。

（7）加入 600 μl 70%乙醇洗涤沉淀，于室温放置 2 分钟，10 000 r/min 离心 2 分钟，弃上清液，重复该步骤一次。将离心管倒置于吸水纸上，除掉附于管壁的残余液滴，于室温干燥。

（8）加入 30 μl 含 10 μg/ml RNase A 的 TE 缓冲液，于 37 ℃放置 1 小时，去除 RNA。

（9）取 5～10 μl 上述样品液于 0.8% 琼脂糖凝胶上进行电泳鉴定。

【关键技术】

（1）用于 DNA 提取的大肠埃希菌量不宜太多，以 1.5 ml 菌液为宜，太多细胞将导致裂解不充分，提取的 DNA 杂质太多。

（2）获得相对完整的 DNA 分子，在分离制备过程中需要采用温和的条件，避免酸碱及剧烈的搅拌，加入提取缓冲液后及加入氯仿/异戊醇后，应避免剧烈振荡，移液器吸头吸取过程中应避免气泡产生，防止 DNA 断裂。

【结果分析】

（1）琼脂糖凝胶电泳，DNA 分子长度大于 20 kb，条带清晰，说明 DNA 分子较完整，基因组 DNA 提取结果较好。

（2）琼脂糖凝胶电泳，DNA 分子长度大于 20 kb，但是条带亮度较弱，表明 DNA量较少。解决方法：需要增加大肠埃希菌的细胞数量；或者菌体细胞裂解不充分，在裂解时需要将细胞充分混匀，避免结块。

（3）琼脂糖凝胶电泳，条带呈弥散状，表明 DNA 断裂较多。解决办法：在加入氯仿/异戊醇后温和操作，减少 DNA 断裂。

（4）加样孔很亮，表明 DNA 样品蛋白质去除不干净，在提取过程中需要使用氯仿/异戊醇多抽提一次。

【思考题】

（1）用乙醇或者异丙醇沉淀 DNA 各自的特点是什么？

（2）溶解 DNA 为什么不用水而是用 TE 缓冲液？

（二）质粒 DNA 的提取

【目的要求】

（1）掌握碱裂解法小量抽提大肠埃希菌质粒 DNA 的原理、方法及操作步骤。

（2）熟悉水平式琼脂糖凝胶电泳的使用方法和操作过程。

（3）了解提取质粒 DNA 的不同方法及原理。

【实验原理】

碱裂解法是较常用的质粒 DNA 的提取方法，其优点是收获率高，适用于多数的细菌，所得产物可满足大多数的 DNA 重组操作。该方法的基本原理是用 NaOH 和十二烷基磺酸钠（SDS）处理细菌，使菌体破裂，释放质粒 DNA 及染色组 DNA。两种 DNA在强碱环境中都会变性。由于质粒和染色体的拓扑结构不同，变性时前者虽然两条链分离，却仍然缠绕在一起不分开；但后者完全变性甚至出现断裂。因此，当溶液 pH 值恢复至近中性水平时，质粒可迅速复性恢复双链结构，但是染色体 DNA 则难以复性。在离心时，大部分染色体与细胞碎片、杂质等缠绕在一起被沉淀，而可溶性的质粒 DNA仍留在上清液中。再由乙醇沉淀和洗涤，可得到纯化的质粒 DNA。碱裂解法提取的质粒 DNA 可直接用于酶切、PCR 扩增、纯化后的测序分析及基因重组等。

【仪器和材料】

1. 仪器

台式高速离心机、恒温水浴锅、电泳仪、水平电泳槽、电子天平等。

2. 器材

1.5 ml 离心管（无菌），移液器，规格为 1 ml、200 μl 和 20 μl 的无菌吸头，吸水纸，一次性手套等。

3. 标本

含有质粒 pUC18 的大肠埃希菌 DH5α〔带氨苄西林（氨苄青霉素）抗性标记〕。

4. 试剂及配制

溶液Ⅰ〔50 mmol/L 葡萄糖，10 mmol/L EDTA，25 mmol/L Tris‐HCl（pH 值 8.0）〕、溶液Ⅱ（200 mmol/L NaOH，1% SDS，现用现配）、溶液Ⅲ（3 mol/L NaAc，pH 值 4.8）、酚/氯仿/异戊醇（$V : V : V = 25 : 24 : 1$）、无水乙醇、NaAc（3 mol/L，pH 值 5.2）、70%乙醇、TE 缓冲液〔10 mmol/L Tris‐HCl（pH 值 8.0），1 mmol/L EDTA（pH 值 8.0）〕、RNase A（10 mg/ml）。

【**实验内容**】

1. 技术路线

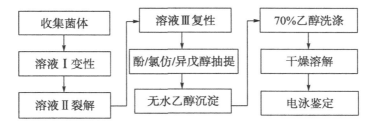

2. 操作步骤

（1）将大肠埃希菌菌落挑取一环接种在含有 2 ml 含 100 μg/ml 氨苄西林的 LB 液体培养基的 10 ml 试管内，于 37 ℃振荡培养 16～18 小时。

（2）转移以上菌液 1.5 ml 于 1.5 ml 离心管中，以 10 000 r/min 离心 1 分钟。

（3）小心去除上清液，并用吸水纸吸干残余液体，再将沉淀在振荡器上振匀。

（4）加入溶液Ⅰ 100 μl，盖紧管盖，翻转离心管数次，混匀后于冰上放置 10 分钟。

（5）加入溶液Ⅱ 200 μl，盖紧管盖，温和翻转离心管 5 次（可观察到溶液逐步由浑浊变透明），混匀后于冰上放置 5 分钟。

（6）加入溶液Ⅲ 150 μl，盖紧管盖，翻转离心管 2 或 3 次，混匀后于冰上放置 20 分钟。

（7）以 12 000 r/min 离心 15 分钟。

（8）将上清液转移到另一 1.5 ml 离心管中（吸取时不可吸入底部的沉淀），加入等体积的酚/氯仿/异戊醇，振荡混合有机相和水相，以 12 000 r/min 离心 2 分钟，转移水相（上层）至另一 1.5 ml 离心管中。

（9）加入 2 倍体积预冷的无水乙醇和 1/10 体积的 NaAc（3 mol/L，pH 值 5.2），盖紧管盖，并翻转离心管数次，混匀。

（10）置于－20 ℃冰箱 1～2 小时。

（11）以 12 000 r/min 离心 15 分钟，去除上清液，收集管底白色沉淀。

（12）用70％乙醇洗涤一次，空气干燥或真空抽干。

（13）用50 μl TE缓冲液或去离子水将沉淀完全溶解，于−20 ℃保存备用。

（14）抽提质粒DNA的结果鉴定，用0.8％琼脂糖凝胶进行电泳，观察电泳结果。或者用微量核酸检测仪器，检测抽提样品的DNA浓度及纯度。

【关键技术】

（1）加入溶液Ⅱ后操作需要温和，不可剧烈振荡，避免染色体DNA断裂形成小的DNA片段，复性过程易混入质粒DNA溶液，从而影响质粒DNA的提取纯度。

（2）酚/氯仿/异戊醇抽提后吸取上层水相时，不可吸到酚和中间层的固体物质。

【结果分析】

（1）抽提的质粒DNA样品，用0.8％琼脂糖凝胶进行电泳，电泳后一般应该看到2~3条条带，最亮的是超螺旋质粒DNA条带。

（2）质粒条带不明显，大约250 bp分子长度较小的RNA条带明亮，这种结果的原因可能是细胞裂解不充分，质粒复性时间不够等。

（3）无质粒条带，同时RNA条带较弱，可能是乙醇沉淀步骤将核酸沉淀随上清液丢弃，需要重新提取。

【思考题】

（1）无水乙醇沉淀质粒DNA的原理是什么？

（2）质粒DNA的琼脂糖凝胶电泳图谱中，有2或3条条带，如何解释这一现象？

（三）细菌RNA的提取

【目的要求】

（1）掌握用Trizol试剂提取细菌总RNA的基本原理、方法及操作过程。

（2）熟悉RNA电泳的方法及操作过程。

（3）了解不同类型RNA的提取方法。

【实验原理】

Trizol是一种常用的RNA提取试剂，主要成分是酚、异硫氰酸胍、8−羟基喹啉和β−巯基乙醇等，能够迅速裂解细胞使RNA释放出来，同时抑制内源性和外源性RNA酶（异硫氰酸胍、8−羟基喹啉和β−巯基乙醇起抑制作用），保护RNA的完整性。氯仿可以使蛋白质变性，降低蛋白质的溶解度。加入氯仿后离心，样品可分成水相和有机相，RNA存在于水相。收集上面的水相后，加入异丙醇沉淀，主要沉淀DNA、大分子RNA和mRNA，不能沉淀tRNA和5S rRNA。Trizol法可广泛用于人、动物、植物组织及细菌的RNA提取，均有较好的分离效果。

【仪器和材料】

1. 仪器

低温冷冻台式高速离心机、电泳仪、恒温水浴锅等。

2. 器材

移液器（规格为 1 ml 和 200 μl）、移液器吸头，无菌无 RNA 酶的规格为 1.5 ml 的离心管、吸水纸等。

3. 标本

在 LB 培养基中培养过夜的大肠埃希菌新鲜培养液 5 ml。

4. 试剂及配制

Trizol 试剂、氯仿、异丙醇、70％乙醇（0.1％DEPC 水配制）、0.1％DEPC 水〔在 0.22 μm 滤膜过滤后的双蒸水中加入焦碳酸二乙酯（DEPC）至终浓度 0.1％，于37 ℃过夜，121 ℃高压灭菌 30 分钟降解 DEPC（DEPC 分解为 CO_2 和乙醇）〕。

【实验内容】

1. 技术路线

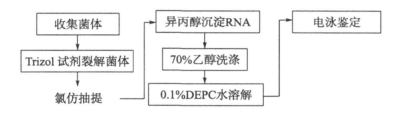

2. 操作步骤

（1）培养 100 ml 至对数生长期的大肠埃希菌，然后于 4 ℃以 10 000 r/min 离心 2 分钟收集细菌，弃去上清液，尽量用无菌吸头吸出剩余的培养液。

（2）加入 1 ml Trizol，用吸头吹打，使充分混匀进行均质化。

（3）均质化的样品在室温放置 5 分钟，然后加入 1/5 体积的氯仿，盖子盖紧后剧烈振摇 15 秒使混匀，在室温放置 2～3 分钟，于 4 ℃以 12 000 r/min 离心 5 分钟，离心后形成下层红色的酚氯仿相、中间相和上层无色水相。

（4）将上层水相转移至一个新的离心管中，加入 4/5 体积的异丙醇，充分混匀，于 4 ℃以 12 000 r/min 离心 10 分钟，弃上清液。

（5）加入 1 ml 70％乙醇，颠倒离心管数次以洗去沉淀中所含盐分。如沉淀较大可用吸头先将沉淀打散。然后于 4 ℃以 12 000 r/min 离心 2 分钟，弃上清液。

（6）重复上一步骤 1 次。

（7）于室温晾干，然后加入 30～50 μl 0.1％DEPC 水溶解 RNA。

（8）用 1％琼脂糖凝胶电泳或微量核酸检测仪器分析 RNA 提取样品的浓度及纯度。

【关键技术】

（1）实验所用的器皿需要用 0.1％DEPC 水处理，再经高压灭菌后使用。实验使用的溶液试剂尽可能使用 0.1％DEPC 水配制，在 37 ℃处理 12 小时以上，并用高压灭菌除去残留的 DEPC。不能高压灭菌的试剂用 0.1％DEPC 水配制，然后经 0.22 μm 滤膜过滤除菌。

（2）菌体裂解要充分，清洗和裂解细菌细胞时尽量在低温下操作，防止操作过程中释放的内源性 RNA 酶降解 RNA。操作过程每步取液需要迅速，加液后迅速盖上离心管盖。

（3）在 RNA 沉淀晾干时，残留的乙醇会出现挂壁现象，可短暂离心，用移液器吸出。吸残液时注意不要将 RNA 沉淀吸出，避免 RNA 损失。于室温放置至肉眼可见的乙醇挥发完即可，注意不要使 RNA 完全干燥，过于干燥 RNA 不易溶解。

【结果分析】

（1）23S 和 16S rRNA 的条带非常亮，还能观察到 1 条弥散状的条带（由 tRNA 和 5S rRNA 组成），说明总 RNA 完整性好。

（2）23S 和 16S rRNA 的条带淡，表明 RNA 有降解。

（3）没有 3 条条带出现，仅有分子片段长度较小的 1 条弥散状的条带，表明 RNA 严重降解，需要重新抽提。

（4）加样孔亮，说明有蛋白质污染；在加样孔附近有条带，表明有基因组 DNA 污染。

（5）在波长 260 nm 处检测提取 RNA 样品的浓度，在 260 nm 和 280 nm 测定吸光度确定样品的浓度和纯度。OD_{260}/OD_{280} 应在 1.8～2.0，OD_{260}/OD_{280} 接近 2.0 为较纯的 RNA。

【思考题】

（1）影响 RNA 提取质量的因素有哪些？

（2）RNA 质量检测的方法有哪些？

（孙桂芹　金　波）

实验二　PCR

（一）普通 PCR 检测食品中大肠埃希菌 O157：H7

【目的要求】

（1）掌握 PCR 技术原理及基本过程。

（2）熟悉 PCR 的实验操作程序及环境条件要求。

（3）了解 PCR 的仪器结构及使用方法。

【实验原理】

PCR 是一种体外酶促扩增特定 DNA 片段的技术，其基本原理与 DNA 在体内的天然复制过程相似。双链模板 DNA 高温变性成为单链后，在较低温度下，引物与目标序列的上、下游互补结合（退火），在 DNA 聚合酶作用下沿引物的 3′端延伸 DNA 链，经过数十个循环后，目的基因片段得以大量扩增。

本实验以大肠埃希菌 O157：H7 的基因组 DNA 为模板，根据大肠埃希菌 O157：H7

特异性靶序列 $rfbE$ 设计引物，利用 PCR 基本原理，特异性扩增细菌基因组 DNA 中 $rfbE$ 基因的一段长 499 bp 的片段，扩增产物用琼脂糖凝胶电泳分析，根据扩增产物的有无判断样品中有无相应细菌。

【仪器和材料】

1. 仪器

水浴锅、台式高速离心机、制冰机、PCR 仪、电泳仪、凝胶成像分析仪、生物安全柜、微波炉等。

2. 器材

微量移液器、无菌吸头、水平电泳槽、PCR 管、塑料离心管、冰盒等。

3. 标本

模拟液体食品标本。

4. 菌株

大肠埃希菌 O157：H7、阴性对照菌（其他不是大肠埃希菌 O157：H7 的细菌，可采用沙门菌、志贺菌等）。

5. 试剂

（1）特异性引物：引物针对 O157：H7 特异性靶序列 $rfbE$ 设计，扩增产物长度 499 bp，引物序列为：上游引物 5′ - ATTGCGCTGAAGCCTTTG - 3′，下游引物 5′ - CGAGTACATTGGCATCGTG - 3′。

（2）其他试剂：Taq DNA 聚合酶、dNTPs（四种 dNTP 混合物，每种 2.5 mmol/L）、10× PCR buffer、ddH$_2$O、DNA marker、6× 上样缓冲液、琼脂糖、溴乙锭（或 GoldView 等核酸染料）。

【实验内容】

1. 样本 DNA 模板的制备

取待测模拟样品 1 ml 加到 1.5 ml 无菌离心管中，以 8 000 r/min 离心 5 分钟，尽量吸弃上清液；加入 50 μl 灭菌 ddH$_2$O 重悬沉淀，沸水浴 10 分钟，以 12 000 r/min 离心 5 分钟，取上清液作为 DNA 模板。

2. 反应体系的制备

将 DNA 模板和各试剂置于冰上。取 PCR 管置于冰盒中，按表 11 - 1 制备 PCR 反应体系（总体积 25.0 μl），同时设置阴性对照（阴性标本）和试剂对照（以 ddH$_2$O 代替标本）。

表 11 - 1　PCR 检测大肠埃希菌 O157：H7 体系组分

体系组分	加样量（μl）
10× PCR buffer（含 Mg^{2+}）	2.5
dNTPs（2.5 mmol/L each）	1.0
上游引物（20 pmol/μl）	1.0
下游引物（20 pmol/μl）	1.0

体系组分	加样量（μl）
Taq DNA 聚合酶（5 U/μl）	0.5
模板 DNA	2.0
ddH$_2$O	17

3. 扩增

根据 PCR 仪的使用说明书，设置下列循环条件进行扩增：95 ℃预变性 5 分钟；95 ℃变性 30 秒，55 ℃退火 30 秒，74 ℃延伸 1 分钟，35 次循环；72 ℃延伸 5 分钟；4 ℃终止。

4. PCR 扩增产物的电泳检测

用电泳缓冲液配制 2%琼脂糖凝胶，琼脂糖于沸水浴加热溶化（或微波加热溶化），冷却至 55~60 ℃时加入溴乙锭至终浓度为 0.5 μg/ml（或按试剂说明加入 GoldView 等核酸染料），混匀后倒胶。取 5 μl PCR 扩增产物，与 1 μl 6×上样缓冲液混合后点样，每块电泳凝胶均需加至少 1 孔 DNA marker 做参照。在 5~10 V/cm 电场（恒定电压）中电泳，直到溴酚蓝跑到合适位置。取出凝胶，置于凝胶成像分析仪中观察产物条带，并拍照记录结果。参照 DNA marker，根据目标条带的有无，判断样本中是否存在相应的核酸模板，最终确定标本中是否存在大肠埃希菌 O157：H7。

【关键技术】

（1）实验涉及致病性微生物基因组 DNA 的提取，应注意生物安全的要求，规范操作。

（2）为防止酶等试剂失活，操作应在冰盒中进行，注意加样准确；加样完毕，为使全部试剂沉入管底，需将 PCR 管瞬时高速离心。

（3）溴乙锭有致癌性，操作时应戴手套。

【结果分析】

扩增产物经琼脂糖凝胶电泳分离后，若在约 499 bp 处出现明显条带，同时阴性对照和试剂对照无特异性条带，则说明标本中存在大肠埃希菌 O157：H7 的 DNA，即 PCR 检测阳性。

【思考题】

（1）PCR 的基本原理是什么？

（2）影响 PCR 检测特异性的因素有哪些？

（3）如何判断 PCR 产物中是否有目标序列？

（二）实时荧光定量 PCR 检测血清中 HBV 病毒载量

【目的要求】

（1）掌握实时荧光定量 PCR 技术的原理、分类，掌握 C_t 值的求取方法。

（2）熟悉实时荧光定量 PCR 实验操作程序及环境条件要求，熟悉扩增曲线及标准曲线的制备。

（3）了解实时荧光定量 PCR 仪的结构及使用方法。

【实验原理】

实时荧光定量 PCR 在 PCR 反应体系中引入荧光基团，在每一次循环中，通过检测体系中的荧光信号对 PCR 产物进行检测。采用已知拷贝数目的基因样品作为标准，以 C_t 值对模板拷贝数对数做标准曲线，根据样本 C_t 值查标准曲线，可对标本中的目标序列拷贝数进行定量检测。

本实验针对 HBV 的 X 基因保守序列设计引物和 TaqMan 探针，利用实时荧光定量 PCR 检测血清中的 HBV，以已知 HBV 拷贝数的标准品制作标准曲线，对样本中的 HBV 载量进行定量测定。

【仪器和材料】

1. 仪器

实时荧光定量 PCR 仪、台式高速离心机、制冰机、生物安全柜等。

2. 器材

微量移液器、无菌吸头、PCR 管、冰盒等。

3. 标本

HBV 阳性血清标本。

4. 试剂

（1）引物及探针：上游引物 HBV - f，5′- GGCCATCAGCGCATGC - 3′；下游引物 HBV - r，5′- C〔5 - NitIdl〕GCTGCGAGCAAAACA - 3′；TaqMan 探针 HBV - P，5′- Fam - CTCTGCCGATCCATACTGCGGAACTC - TAMRA - 3′。

（2）HBV 定量标准：含有目标序列的克隆质粒，经鉴定、检测确定其中的目标基因拷贝数。

（3）其他试剂：血标本 DNA 提取试剂盒、Taq DNA 聚合酶、dNTPs（四种 dNTP 混合物，每种 2.5 mmol/L）、10× PCR buffer、ddH$_2$O。

注：也可购买检测 HBV 载量的商品化实时荧光定量 PCR 试剂盒，按试剂盒说明制备反应体系，采用试剂盒推荐的循环条件。

【实验内容】

1. 样本 DNA 模板的制备

患者血清标本，采用血标本 DNA 提取试剂盒或其他 DNA 提取方法制备模板 DNA。

2. 反应体系的制备

将 DNA 模板和各试剂置于冰上。取 PCR 管置于冰盒中，按表 11 - 2 制备实时荧光定量 PCR 反应体系（总体积 25.0 μl）。

表 11 - 2 实时荧光定量 PCR 检测 HBV 体系组分

体系组分	加样量（μl）
10× PCR buffer（含 Mg^{2+}）	2.5
dNTPs（2.5 mmol/L each）	1.0
上游引物（10 mmol/L）	1.0
下游引物（10 mmol/L）	1.0
Taq DNA 聚合酶（5 U/μl）	0.5
模板 DNA	5.0
探针（5 mmol/L）	0.5
ddH_2O	13.5

同时做阴性对照（以 ddH_2O 代替模板）、标准曲线（已知病毒拷贝数的标本或标准质粒，用 ddH_2O 稀释成 5~6 个系列浓度）。

3. 扩增

根据实时荧光定量 PCR 仪说明书，设置如下循环条件：95 ℃变性 10 分钟；95 ℃变性 15 秒，60 ℃退火及延伸 60 秒，45 次循环，在延伸阶段采集荧光信号。

【关键技术】

1. 不同型号的实时荧光定量 PCR 仪，操作程序可能不同，根据说明书设置实验条件。

2. 在 HBV 阳性标本的处理过程中应注意生物安全。

3. 引物及探针均针对 HBV 的 X 基因区，为了能扩增各基因型 HBV，在逆向引物的 5′端标记 5′-硝基吲哚。5′-硝基吲哚能与各 dNTP 结合，提升引物配对结合的稳定性，有利于扩增所有基因型的 HBV。

【结果分析】

（1）PCR 扩增曲线观察：在扩增过程中，根据仪器说明书设置参数，可以实时监测各管荧光信号的实时变化，观察扩增曲线。扩增程序结束后，软件将自动求出各管的 C_t 值。

（2）标准曲线绘制：扩增程序结束后，PCR 仪自带的软件会根据设定的标准浓度或拷贝数、各管中拷贝数和 C_t 值，自动绘制标准曲线。

（3）样本中 HBV 拷贝数的计算：扩增程序结束后，PCR 仪自带软件会根据标准曲线和样品管的 C_t 值，自动求取各样品管中的 HBV 拷贝数。

4. 根据各样品管中的拷贝数，换算原始样品中的病毒载量。

【思考题】

（1）实时荧光定量 PCR 如何对样品中的目标基因进行定量？

（2）本实验中，为什么在延伸阶段采集荧光信号？

（3）对血液中的 HBV 载量进行检测有什么意义？

（三）RT – PCR 检测手足口病肠道病毒

【目的要求】

（1）掌握反转录 PCR 的技术原理及基本过程。

（2）熟悉反转录 PCR 实验操作程序及环境条件要求，熟悉样本 RNA 制备方法。

【实验原理】

反转录 PCR（reverse transcription PCR，RT – PCR）也称为逆转录 PCR，是以 RNA 为原始模板，采用反转录酶（reverse transcriptase，RT）催化合成互补的 DNA 链（cDNA），再通过 DNA 聚合酶进行常规 PCR 扩增循环的一种技术。RT – PCR 可用于合成某个 mRNA 的 cDNA 序列，也可以用于检测样本中特定 RNA 的存在情况，如 RNA 病毒检测等。

手足口病是由肠道病毒引起的传染病，引发手足口病的肠道病毒有 20 多种（型），其中以柯萨奇病毒 A 组 16 型（CVA16）和肠道病毒 71 型（EV71）最为常见，引起重症病例的比例也较高。本实验以针对肠道病毒属通用基因的引物、特异性针对 EV71 的引物和针对 CVA16 的引物，对标本中的 RNA 进行反转录 PCR 扩增，根据各引物对应的特异性扩增片段的出现与否，判断样本中是否存在肠道病毒，并判断是否为 EV71 或 CVA16。因此，此方法可用于手足口病的诊断。

【仪器和材料】

1. 仪器

台式高速离心机、制冰机、PCR 仪、电泳仪、凝胶成像分析仪、生物安全柜、微波炉等。

2. 器材

微量移液器、无菌吸头、水平电泳槽、PCR 管、冰盒等。

3. 标本

疑似手足口病患者的临床标本，或用临床标本接种的相应细胞株的培养物。根据核酸制备要求提取 RNA。

4. 试剂

（1）特异性引物：本实验采用三对引物，分别为人肠道病毒属通用引物、EV71 特异性引物和 CVA16 特异性引物；各引物序列及扩增片段见表 11 – 3。

表 11 – 3　手足口病反转录 PCR 检测引物

引物名称	引物序列（5′→3′）	靶序列	产物长度
PE – f	TCCGGCCCCTGAATGCGGCTAATCC	肠道病毒 5′– UTR 区，	116 bp
PE – r	ACACGGACACCCAAAGTAGTCGGTCC	第 446～562 个核苷酸	
EV71 – f	GCAGCCCAAAAGAACTTCAC	EV71 病毒 VP3 – VP1 区，第 2372～2598 个核苷酸	226 bp
EV71 – r	ATTTCAGCAGCTTGGAGTGC		

引物名称	引物序列（5′→3′）	靶序列	产物长度
CVA16-f	ATTGGTGCTCCCACTACAGC	CVA16 病毒 VP3 ~ VP1 区，第 2335 ~ 2543 个核苷酸	208 bp
CVA16-r	TCAGTGTTGGCAGCTGTAGG		

（2）其他试剂：AMV 反转录酶、RNA 提取试剂盒、Taq DNA 聚合酶、dNTPs（四种 dNTP 混合物，每种 2.5 mmol/L）、10×PCR buffer、核糖核酸酶抑制剂、RNase Free dH$_2$O、DNA marker、6×上样缓冲液、琼脂糖、溴乙锭（或 GoldView 等核酸染料）。

【实验内容】

1. RNA 核酸模板的制备

根据标本类型，选择相应的 RNA 提取试剂盒，按照说明书提取 RNA 模板。

2. 反应体系的制备

将 RNA 模板和各试剂置于冰上。每份标本取 3 支 PCR 管，分别标记为 PE、EV71 和 CVA16，置于冰盒中，按表 11-4 制备 PCR 反应体系（总体积 50.0 μl），同时设置阴性对照（阴性标本）和试剂对照（以 RNase Free dH$_2$O 代替标本）。

表 11-4 手足口病反转录 PCR 检测反应体系组分

体系组分	加样量（μl）
10× PCR Buffer（含 Mg^{2+}）	5.0
dNTPs（2.5 mmol/L each）	2.0
上游引物（10 mmol/L）*	1.0
下游引物（10 mmol/L）*	1.0
核糖核酸酶抑制剂（RNasin, 40 U/μl）	0.5
Taq DNA 聚合酶（5 U/μl）	0.5
AMV 反转录酶（10 U/μl）	1.0
模板 RNA	3.0
RNase Free dH$_2$O	36.0

*：PE 管中加 PE-f 和 PE-r，EV71 管中加 EV71-f 和 EV71-r，CVA16 管中加 CVA16-f 和 CVA16-r。

3. 扩增

根据 PCR 仪的使用说明书，设置下列循环条件进行扩增：42 ℃反转录 45 分钟；95 ℃变性 3 分钟；95 变性 20 秒，45 ℃退火 25 秒，72 ℃延伸 30 秒，32 次循环；72 ℃延伸 10 分钟；4 ℃ 终止。

4. 产物检测

3%琼脂糖凝胶，以 5~10 V/cm 电场（恒定电压）电泳，凝胶成像分析仪观察产物条带，并拍照记录结果。

【关键技术】

（1）本实验对每个样本分别检测 3 个目标基因，因而每样本分别做 3 管。

（2）实验过程中应根据生物安全规定进行操作。

（3）RNA 容易降解，在 RNA 模板提取等操作过程中需注意防止核糖核酸酶污染。

【结果分析】

参照 DNA marker，根据目标条带的有无，判断样本中是否存在相应的核酸模板，按照表 11－5 确定标本中是否检出肠道病毒。

表 11－5　手足口病反转录 PCR 实验结果解释表

待检标本 RT－PCR 结果	鉴定结果
PE（－），EV71（－），CVA16（－）	非肠道病毒
PE（＋），EV71（－），CVA16（－）	非 EV71、CVA16 的其他肠道病毒
PE（＋），EV71（＋），CVA16（－）	EV71
PE（＋），EV71（－），CVA16（＋）	CVA16

【思考题】

（1）反转录 PCR 的原理是什么？

（2）实验的循环参数中，42 ℃ 45 分钟的目的是什么？

（3）实验中，可以将三个目的基因的检测合并成同一管进行吗，说说你的理由？

（王国庆）

实验三　细菌基因分型

（一）沙门菌 PFGE 指纹图谱分析

【目的要求】

（1）掌握细菌 PFGE 指纹图谱制备的具体流程和方法。掌握 PFGE 电泳技术的原理。

（2）熟悉图谱制备过程中的关键影响因素，熟悉图谱分析的各种方法。

（3）了解 PFGE 指纹图谱在细菌基因分型、病原体溯源中的意义。

【实验原理】

常规琼脂糖凝胶电泳采用单一均匀的电场，在凝胶中的 DNA 分子主要通过分子筛效应，根据分子长度的差异进行分离。但当 DNA 分子的有效直径超过凝胶孔径时，在电场作用下，DNA 分子变形后挤过筛孔，沿着泳动方向伸直，此时，分子大小对迁移速率的影响较弱。即大分子 DNA 无法通过普通琼脂糖凝胶电泳进行分离。脉冲场凝胶电泳采用两个交变电场，交替地开启和关闭，使 DNA 分子的移动方向随着电场的变化而变化。随着电场方向的不断变化，伸展的 DNA 分子必须相应地改变移动的方向，较小的 DNA 分子能快速地适应这种变化，而较大的 DNA 分子则需要较长的转向时间。在一个脉冲周期中，较大的 DNA 分子用于在新的方向泳动的时间比较小的 DNA 分子少，因此在经过若干脉冲周期后，较大的 DNA 分子就落后于较小的 DNA 分子，此时，就可以将不同长度的 DNA 分子分离开。

脉冲场凝胶电泳对细菌进行分子分型是基于某一种或几种限制性核酸内切酶位点在不同菌株基因组 DNA 上的分布数量和位置，将细菌基因组 DNA 经限制性核酸内切酶切割后，再经脉冲场凝胶电泳分离就可以形成独特的电泳图谱，称为 PFGE 指纹图谱。根据 PFGE 指纹图谱就可对菌株进行分子分型。

【仪器和材料】

1. 仪器

脉冲场凝胶电泳系统（BioRad CHEF Mapper）、凝胶成像仪、恒温培养箱、恒温振荡水浴箱、恒温水浴箱、分光光度计、电子天平、微波炉、纯水仪等。

2. 器材

plug 模具、胶槽、梳子、微量移液器、刀片、棉签、接种环、平皿、比色杯、移液器吸头、离心管等。

3. 标本

沙门菌标准菌株和样品菌株，用含 5％脱纤维羊血的胰酪胨大豆琼脂（TSA）平板培养 14～18 小时的纯培养物。

4. 试剂

TE 缓冲液、1％SeaKem Gold agarose（SKG）或其他 PFGE 专用琼脂糖溶液、细胞重悬缓冲液、蛋白酶 K 溶液（20 mg/ml）、10％十二烷基肌氨酸钠、细胞裂解缓冲液、Xba I 及相应酶切缓冲液、0.5×TBE 电泳缓冲液、EB 染色储备液（10 mg/ml）。

5. 试剂配制

（1）TE 缓冲液：吸取 10 ml 1 mol/L Tris 缓冲液（pH 值 8.0）和 2 ml 0.5 mol/L EDTA（pH 值 8.0），超纯水定容至 1 000 ml，临用前用超纯水稀释 10 倍配成 0.5×TBE 电泳缓冲液。

（2）1％SKG：称取 0.5 g SKG 于一锥形瓶中，加入 50 ml TE 缓冲液，用微波炉加热至完全溶解，放于 55～60 ℃恒温水浴箱备用。

（3）细胞重悬缓冲液：吸取 100 ml 1 mol/L Tris 缓冲液（pH 值 8.0）和 200 ml 0.5 mol/L EDTA（pH 值 8.0），用超纯水稀释至 1000 ml。

（4）细胞裂解缓冲液：吸取 50 ml 1 mol/L Tris 缓冲液（pH 值 8.0）、100 ml 0.5 mol/L EDTA（pH 值 8.0）和 100 ml 10％十二烷基肌氨酸钠，用超纯水稀释至 1000 ml。

（5）5×TBE 电泳缓冲液：取 54 g Tris 碱，27.5 g 硼酸，20 ml 0.5 mol/L EDTA（pH 值 8.0），用超纯水定容至 1 000 ml，临用前用超纯水稀释 10 倍配成 0.5×TBE 电

泳缓冲液。

【实验内容】

1. 技术路线

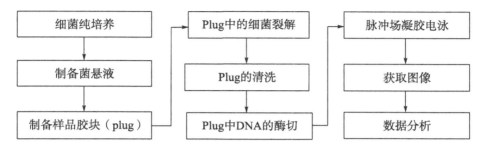

2. 操作步骤

(1) 配制细菌悬液：吸取 2 ml 细胞重悬缓冲液于一小塑料试管中，用灭菌接种环挑取标本于缓冲液中，调整菌浓度至 610 nm 处吸光度值为 0.8~1.0。

(2) 制备样品胶块：吸取 400 μl 上述菌液于灭菌 1.5 ml 塑料离心管中，加入 20 μl 蛋白酶 K 溶液，用移液器吸头轻柔混匀；加入 400 μl 1‰ SKG 溶液，轻柔混匀。为防止凝胶凝固，此步需在 55~60 ℃ 水浴箱中操作。将混合物迅速倒入 plug 模具中，在室温下冷却 10~15 分钟，或在 4 ℃ 冰箱冷却数分钟，使胶块完全凝固。

(3) 样品胶块中的细菌裂解：取无菌 50 ml 塑料离心管，做好标记，加入 5 ml 细胞裂解缓冲液和 25 μl 蛋白酶 K 溶液；取出 plug 模具中凝固的样品胶块小心放入塑料管中，使胶块浸没在缓冲液中。将管子放在试管架上，置于 54~55 ℃ 恒温振荡水浴箱 150~175 r/min 恒温振荡 1.5~2 小时。

(4) 样品胶块的清洗：取出试管倾倒出全部液体，加入 10~15 ml 在 54~55 ℃ 预热的超纯水，于 54~55 ℃ 恒温振荡水浴箱中振荡 10~15 分钟。倾倒出全部液体，重复清洗 1 次，再用 TE 缓冲液清洗胶块 4 次。倾倒出全部液体，加入 5~10 ml TE 缓冲液。

(5) 样品胶块中 DNA 的酶切：用棉签小心取出样品胶块置于一无菌平皿中，用刀片将样品胶块切成宽 2 mm、长 10 mm 的薄片。取 1.5 ml 塑料离心管做好标记，加入 200 μl 1×酶切缓冲液，于 37 ℃ 或室温放置 5~15 分钟，弃去液体。加入 200 μl 酶切混合液（含 Xba I），于 37 ℃ 恒温水浴箱放置 1.5~2 小时。

(6) 制电泳胶及上样品胶：用 0.5×TBE 电泳缓冲液配制 1‰ SKG，微波炉加热使琼脂糖完全溶解，置于 55~60 ℃ 水浴箱恒温备用。将装有样品胶块的离心管从水浴箱中取出，弃去酶切混合液，加入 200 μl 0.5×TBE 电泳缓冲液于室温缓冲 5 分钟。取出胶块加到梳子齿上，将梳子插入胶槽，从胶槽下部中央缓慢倒入 1‰SKG 琼脂糖溶液，避免产生气泡，在室温下凝固 30 分钟左右。拔出梳子。加入少量 1‰SKG 琼脂糖溶液以封闭样品胶缝隙。

(7) 电泳：小心地把胶放入电泳槽，关上盖子，设置电泳参数为 Auto Algorithm，30 kb-low MW（最小分子长度），700 kb-high MW（最大分子长度），电泳时间为 18~19 小时，初始转换时间为 2.16 秒，终末转换时间为 63.8 秒。

（8）图像的获取：关闭电泳系统，从电泳槽中取出胶，放在盛有 400 ml 超纯水的染色盒内，加入 40 μl EB 染色储备液，混匀，在摇床上染色 15～30 分钟。放掉染色盒中的 EB 染液，加入 400～500 ml 超纯水，放在摇床上脱色 60～90 分钟。脱色 20～30 分钟时换一次超纯水。取出胶块，用凝胶成像分析仪获取图像。

【关键技术】

（1）样品因素：样品浓度过高、上样量过多均可能出现拖尾现象，浓度过低则导致电泳条带不明显；其次，样品的消化、酶切处理也会影响样品质量。

（2）电泳缓冲液的温度会影响脉冲电泳的总时间和结果，温度越高，迁移速率越快，分辨力越低，通常比较理想的电泳温度为 14 ℃；脉冲时间影响脉冲场凝胶电泳带型，减少脉冲时间有利于小片段 DNA 的分离，增加脉冲时间有利于大片段 DNA 的分离；同时，电场强度亦会影响 DNA 迁移速率。

【结果分析】

对比标准菌株图谱和样品菌株图谱，如两者有同样的条带数，且相应条带大小相同，判为相同；如有 2 或 3 个条带差异，则判为紧密相关；如有 4～6 个条带差异，则判为可能相关；如有 7 个或更多个条带的差异，则判为不相关。或根据有差异的条带所占百分比来判断：存在 85％以上相同条带的两个菌株是相同菌株；50％以上条带不相同的两个菌株是流行病学不相关的菌株。也可用软件如 BioNumerics 来分析。

【思考题】

（1）PFGE 分子分型与其他分子分型技术的异同？
（2）PFGE 技术的优缺点是什么？
（3）PFGE 分型技术有何实际应用？
（4）制备样品胶块的目的是什么？

（汪 川）

（二）致泻性大肠埃希菌 PCR‑RFLP 图谱分析

【实验目的】

（1）掌握 PCR‑RFLP 技术的原理及实验步骤。
（2）熟悉非变性聚丙烯酰胺凝胶电泳的基本方法。
（3）了解 PCR‑RFLP 技术在细菌基因分型中的应用。

【实验原理】

核酸分子上单个碱基的突变，会导致不同物种（或个体）基因组 DNA 序列出现差异，如果这种差异刚好在限制性核酸内切酶的酶切位点，则会导致酶切产生不同的 DNA 片段。利用 PCR、限制性核酸内切酶酶切、电泳等一系列技术，从获取的基因组 DNA 分子中检测出限制性片段长度多态性的技术，称为 PCR‑RFLP 技术。

致泻性大肠埃希菌有不同的血清型，彼此在致病性上差别较大。因此，对致泻性大肠埃希菌血清型的快速鉴定，在临床诊疗和流行病学调查中尤为重要。本实验选取编码热休克蛋白的保守基因 *GroEL* 作为靶基因，设计特定引物扩增出细菌 *GroEL* 基因 84～1240 bp 约 1.1 kb 的核酸序列，通过限制性核酸内切酶 *Pst* Ⅰ 酶切和非变性聚丙烯酰胺凝胶电泳，分析限制性片段长度多态性，对大肠埃希菌血清型进行初步鉴定。

【仪器和材料】

1. 仪器

PCR 仪、凝胶成像分析系统、聚丙烯酰胺凝胶电泳系统、核酸定量仪、台式离心机、恒温培养箱、恒温水浴箱、恒温摇床等。

2. 器材

微量移液器、试剂瓶、刻度吸管、PCR 管、EP 管、移液器吸头、接种环、平皿、比色杯等。

3. 标本

3 种不同血清型的大肠埃希菌：产肠毒素型大肠埃希菌（enterotoxingenic *E. coli*，ETEC）、肠侵袭型大肠埃希菌（enteroinvasive *E. coli*，EIEC）、肠集聚型大肠埃希菌（enteroaggregative *E. coli*，EAEC）。

4. 试剂

各种细菌培养基、Taq DNA 聚合酶及缓冲液、引物 P1、引物 P2、dNTPs、限制性核酸内切酶 *Pst* Ⅰ 及缓冲液、琼脂糖、电泳缓冲液、TBE、上样缓冲液等。其中，大肠埃希菌 *GroEL* 基因保守区扩增的引物序列是：

P1（上游）：5′- AGTTACCCTCGGTCCCAAAAG - 3′；

P2（下游）：5′- CAGCAACCACGCCTTCTTC - 3′，扩增长度约为 1.1 kb。

5. 主要试剂配制

（1）TE 缓冲液：10 mmol/L Tris - HCl（pH 值 8.0），1 mmol/L EDTA（pH 值 8.0）。

（2）酚：需用 0.5 mol/L Tris - HCl（pH 值 8.0）平衡，以防 DNA 分布于酚相与水相的界面。

（3）酚/氯仿/异戊醇混合液：平衡酚、氯仿、异戊醇按体积比 25∶24∶1 的比例混匀。

（4）氯仿/异戊醇混合液：氯仿和异戊醇按体积比 24∶1 的比例混匀。

（5）蛋白酶 K（20 mg/ml）：将蛋白酶 K 溶于 PBS 中，至终浓度为 20 mg/ml，分装后于−20 ℃保存。

（6）TBE：先配成 5×贮存液（0.45 mol/L Tris - 硼酸，0.01 mol/L EDTA），临用时再用去离子水稀释成 1×TBE（90 mmol/L Tris - 硼酸，2 mmol/L EDTA）。

（7）30%丙烯酰胺/亚甲基双丙烯酰胺：称取丙烯酰胺 14.5 g 和 N,N - 亚甲基双丙烯酰胺 0.5 g，加超纯水 30 ml 溶解（可置于 37 ℃助溶），定容至 50 ml（检测该溶液 pH 值应小于 7）。用 0.45 μm 滤膜除菌，避光，置室温可保存 2 个月。

（8）10%过硫酸铵：称取过硫酸铵 1 g，加去离子水定容至 10 ml，于 4 ℃可保存 1 周（隔周必须重新配制）。

（9）1‰溴酚蓝：称取溴酚蓝 1 g，加去离子水定容至 100 ml，置室温使其完全溶解，于 4 ℃保存。

（10）6×上样缓冲液：称取蔗糖 20 g，加去离子水 30 ml 完全溶解，再加 1‰溴酚蓝 12.5 ml，定容至 50 ml，加几滴 1 mol/L NaOH 将溶液调成蓝色，于 4 ℃或−20 ℃贮存。

【实验内容】

1. 技术路线

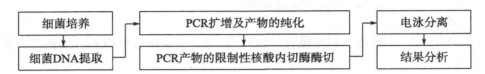

2. 操作步骤

（1）细菌培养及 DNA 的提取：选取 3 种不同血清型的大肠埃希菌标准菌株，将菌株复苏后接种于相应的增菌培养基中培养 24 小时，随后转种至相应的选择培养基培养 24～36 小时。

将纯种菌株接种至 LB 平板，培养 24～36 小时；挑选 2 或 3 个单个菌落与 100 μl 灭菌超纯水研磨混匀，于 95 ℃水溶 10 分钟，以 10 000 r/min 离心 1 分钟，取上清液作为 DNA 模板。

（2）PCR 扩增：

①建立 50 μl PCR 反应体系：依次加入 10× PCR buffer（含 Mg^{2+}）5 μl，10 mmol/L dNTPs 1 μl（每种终浓度 0.2 mmol/L），10 μmol/L 上游引物 2.5 μl（终浓度 0.5 μmol/L），10 μmol/L 下游引物 2.5 μl（终浓度 0.5 μmol/L），5 U/μl Taq DNA 聚合酶 1 μl，菌株 DNA 模板 1 μl，补加灭菌超纯水至 50 μl。

②PCR 反应条件：95 ℃预变性 5 分钟；95 ℃变性 60 秒，55 ℃退火 90 秒，72 ℃延伸 120 秒，循环 40 次；72 ℃延伸 10 分钟，4 ℃终止。

③PCR 产物回收纯化：PCR 产物经琼脂糖凝胶电泳分析扩增出特异性条带后，向 PCR 扩增体系中加入 1/5 倍体积蛋白酶 K 缓冲液和终浓度为 50 μg/ml 的蛋白酶 K（如 PCR 反应体系中含有矿物油，则应先去除），于 37 ℃水浴 60 分钟以降解 Taq DNA 聚合酶，于 75 ℃水浴 20 分钟灭活蛋白酶 K，用酚/氯仿/异戊醇和氯仿/异戊醇溶液各抽提一次，无水乙醇沉淀，TE 溶解，定量备用。

（3）限制性核酸内切酶酶切反应：建立 20 μl 的酶切反应体系，依次加入灭菌超纯水至 16 μl，其中，10×酶切缓冲液 2 μl，PCR 纯化产物 2 μl，Pst Ⅰ酶 1 μl（5 U），混匀，于 37 ℃酶切 2～3 小时。

（4）非变性聚丙烯酰胺凝胶电泳：

①电泳槽玻璃板的处理：用洗涤剂清洗玻璃板和间隔条，自来水反复冲洗，去离子水冲洗 3 次，晾干后用 95％乙醇擦拭，自然干燥。（注意：戴手套操作，以免手上油脂污染玻璃板工作面）

②安装玻璃板和间隔条：将不带凹口的玻璃板平放在实验台上，两侧边缘平行放置间隔条，轻涂少许凡士林固定，用固定夹将两块玻璃板夹紧，并用玻璃胶带将玻璃板两边和底部封紧，形成不透水密封。

③制胶：配制 8％非变性聚丙烯酰胺凝胶 100 ml，依次加入 30％聚丙烯酰胺 26.6 ml，去离子水 52.7 ml，5×TBE 20 ml，10％过硫酸铵 0.7 ml，轻轻混匀；再加 35 μl TEMED，旋转混匀。用 50 ml 注射器缓慢将凝胶注入两玻璃板间的空隙中，直至模具顶部（注意：操作应轻柔，尽量不要产生气泡或造成凝胶泄漏）。立即插入相应的点样梳（小心勿使梳齿下带进气泡），将玻璃板斜放在实验台上（与桌面呈 10°），置室温聚合 30～60 分钟。

聚合完成后，将玻璃胶带去掉，玻璃板放入电泳槽，用大号固定夹将玻璃板与电泳槽固定（带凹口的玻璃板应面对缓冲液槽向里放置）。在上、下电泳槽内注入 1×TBE 电泳缓冲液，小心取出点样梳，用槽内的缓冲液反复冲洗点样孔，以去除可能存在的未聚合的聚丙烯酰胺凝胶和气泡。

④电泳：将 *Pst* I 酶切产物与 6×上样缓冲液混合，取 3～5 μl 样品（根据点样孔的大小决定上样量），以微量加样器上样（上样时要注意不要有气泡冲散样品，而且速度要快，时间长了样品易扩散）。

接上电极（上槽接负极，下槽接正极），开启电源，电压 60 V，电泳 2 小时；关闭电源，拔掉插头，弃去电泳槽中的缓冲液。

⑤剥胶：取下玻璃板放在实验台上，用塑料铲子从玻璃板底部一角小心分开玻璃，凝胶应附着在一块玻璃板上，切去凝胶左上角，作为点样标记。

⑥银染：将凝胶用去离子水漂洗 2 次，浸没于 0.1％AgNO₃ 溶液中，用水平振荡器轻轻振荡，染色 10～15 分钟。用去离子水漂洗凝胶 2 次，浸没于 1.2％ NaOH＋ 0.4％甲醛溶液中显影（显影液提前半小时配制，以 10 ℃左右为宜），看到模糊的条带后立即用大量去离子水冲洗，中止显影，拍照。

【关键技术】

1. 基因组 DNA 的提取

高质量基因组 DNA 的提取是本实验的关键技术之一。由于细菌基因组分子量较大，提取过程中动作要轻柔，不可剧烈振荡，以免损伤 DNA。提取过程中应尽可能去除蛋白质和 RNA，同时不能含酚、乙醇、SDS 等物质，否则会影响下一步酶切反应。

2. 限制性核酸内切酶酶切反应

确保限制性核酸内切酶酶切准确、彻底是本实验成败的另一个关键技术。建立酶切反应体系时应使用厂家提供的缓冲液，以免星号活性的出现。加入限制性核酸内切酶的容积不要超过总体积的 1/10，否则，甘油浓度过高会抑制限制性核酸内切酶的活性。

【结果分析】

3 种不同血清型大肠埃希菌的 *Gro*EL 基因，经 PCR 扩增、*Pst* I 酶切后分析表明，不同血清型大肠埃希菌表现出不同的 RFLP 图谱。

【思考题】

1. PCR－RFLP 技术的主要步骤有哪些？

2. 结合实验结果，请谈谈 3 种不同血清型大肠埃希菌的 RFLP 酶切图谱各有何特点？

（陈 勇）

实验四 微生物群落结构分析

（一）FISH 技术分析活性污泥中微生物群落

【目的要求】

(1) 掌握 FISH 技术的原理。

(2) 熟悉 FISH 技术的操作流程或步骤。

(3) 了解活性污泥中微生物群落的状况，进一步了解微生物在污水处理中的作用。

【实验原理】

通过对已有数据库中微生物 16S rRNA 基因序列的比对分析，设计探针（通常为 15~30 个碱基），并用荧光物质标记。然后，将其与预先处理好的环境样品进行杂交，利用探针与样品中同源性微生物细胞内核酸分子的碱基互补配对特性，在荧光显微镜或激光扫描共聚焦显微镜下，直接观察和探测目标微生物的空间分布与数量。

【仪器和材料】

1. 仪器

高速冷冻离心机、荧光显微镜及分析软件、光学显微镜、恒温培养箱、恒温振动培养器、−20 ℃冰箱、通风橱、超净工作台、杂交箱、离心机、水浴锅、恒温摇床、电子天平等。

2. 器材

计时器、温度计、温度湿度显示器、载玻片盒、洗耳球、烧杯、容量瓶、载玻片、盖玻片（大、小）、玻片染色缸（配固定液等操作）、玻璃珠、离心管（10 ml、1.5 ml、200 μl）、一次性吸管、标签纸、试剂溶液瓶、移液器（5 ml、1 ml、200 μl、10 μl）。

3. 标本

活性污泥。活性污泥是微生物群体及其所吸附的有机物质和无机物质的总称。微生物群体主要包括细菌、原生动物和藻类等。

4. 试剂

多聚赖氨酸（>150 000 u）、DAPI、焦碳酸二乙酯、APES、抗荧光猝灭封片液、甲酰胺、焦磷酸钠、无水乙醇、多聚甲醛、Tween-80。

荧光探针：EUB338（5′-GCTGCCTCCCGTAGGAGT-3′），靶位 16S rRNA（338~355），在 5′端用 FITC 标记。

5. 试剂配制

（1）4％多聚甲醛：用 0.1 mol/L PBS（pH 值 7.4）配制，100 ml PBS 加 4 g 多聚甲醛，磁力搅拌器加热搅拌，温度控制在 60 ℃以下。最好用细粉末的多聚甲醛。如仍不溶，可滴加 NaOH 溶液（1 mol/L 或 0.1 mol/L），最后调 pH 值至 7.4 左右。

（2）0.01％多聚赖氨酸：推荐用硼酸缓冲液配制，首先配制硼酸缓冲液（pH 值 8.4）。称取 1.907 g 硼砂溶于 100 ml 超纯水（0.05 mol/L）为 A 液；称取 1.237 g 硼酸溶于 100 ml 超纯水（0.2 mol/L）为 B 液；取 4.5 ml A 液和 5.5 ml B 液混合即为硼酸缓冲液（pH 值 8.4）。称取 5 mg 多聚赖氨酸溶于 50 ml 硼酸缓冲液，配成 100 μg/ml 多聚赖氨酸溶液。过滤除菌，于−20 ℃避光保存。使用时 4 倍稀释。

（3）PBS（pH 值 7.4）：称取磷酸二氢钾（KH_2PO_4）0.27 g，磷酸氢二钠（Na_2HPO_4）1.42 g，氯化钠（NaCl）8 g，氯化钾（KCl）0.2 g，加去离子水约 800 ml，充分搅拌溶解。然后，加入浓盐酸调 pH 值至 7.4，最后定容到 1 L。高温高压灭菌后置室温保存。

（4）杂交缓冲液：0.9 mol/L NaCl，20 mmol/L Tris-HCl（pH 值 7.2），5 mmol/L EDTA，0.01％SDS，20％甲酰胺。

（5）漂洗缓冲液：包含有 20 mmol/L Tris-HCl（pH 值 7.2），10 mmol/L EDTA，0.01％ SDS，308 mmol/L NaCl。

（6）10％（W/V）SDS：称取 100 g SDS 慢慢转移到约含 0.9 L 水的烧杯中，用磁力搅拌器搅拌直至完全溶解。用超纯水定容至 1 L。

（7）10 mg/ml 溶菌酶：100 mg 溶菌酶，加入 1 ml 0.5 mol/L EDTA，1 ml 1 mol/L Tris-HCl，8 ml 超纯水（确保 Tris-HCl 的 pH 值是 8.0，若低于该值，溶菌酶不能有效工作）。

（8）10 mg/ml 蛋白酶 K：将 100 mg 的蛋白酶 K 加入 9.5 ml 超纯水中，轻轻摇动，直至蛋白酶 K 完全溶解。不要涡旋混合。加超纯水定容到 10 ml，然后分装成小份贮存于−20 ℃。

（9）1 mol/L Tris-HCl（pH 值 7.2）：取 121 g Tris，溶解于 800 ml 超纯水，用 HCl 调节溶液 pH 值至 7.2，定容至 1 L。

（10）0.5 mol/L EDTA（pH 值 8.0）：取 186.1 g Na_2EDTA·$2H_2O$，溶解于 700 ml 超纯水中，用 10 mol/L NaOH 调节溶液 pH 值至 8.0，定容至 1 L。

【实验内容】

1. 技术路线

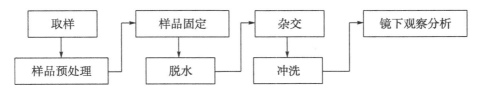

2. 操作步骤

（1）载玻片涂层处理：将载玻片置于盐酸乙醇溶液（用 70％乙醇配成 1％ HCl）中

清洗。晾干后放入多聚赖氨酸（0.01%）溶液中 5 分钟。放入 60 ℃烘箱 60 分钟烘干或者放在室温过夜晾干。

（2）样品预处理：采集 3.0 g 活性污泥，置于装有 2.5 g 玻璃珠的离心管中，加入 27 ml PBS，涡旋振荡分散混匀。以 800 r/min 离心 10 分钟，收集上清液。在离心管中加入 10 ml PBS，以 800 r/min 离心 10 分钟，合并两次收集的上清液。以 10 000 r/min 冷冻离心 10 分钟，弃上清液，重复洗涤 1 次，收集菌体。

（3）固定与载样：

①在收集的菌体中加入 3 倍体积的 4%多聚甲醛，涡旋振荡均匀，置于 4 ℃冰箱固定 3 小时以上或者过夜。

②以 10 000 r/min 冷冻离心 10 分钟，弃去多聚甲醛，加入相同体积的 PBS，振荡混匀。

③以 10 000 r/min 冷冻离心 10 分钟，弃去 PBS 缓冲液，重复 1 次〔可加入相同体积的乙醇和 PBS 混合物 1∶1（W/W），放入-20 ℃冰箱保存〕。

④用 0.1%焦磷酸钠稀释为 $10^7 \sim 10^8$ CFU/ml，取 10 μl 点样到多聚赖氨酸包被的载玻片上（1 cm²），烘箱内 37 ℃干燥 2 小时。

（4）脱水：

①依次置于装有 50%、80%、96%乙醇溶液的玻片染色缸中梯度脱水，每步 3 分钟，脱水完成后空气干燥。

②加 50 μl 10 mg/ml 溶菌酶，于 37 ℃保温 60 分钟，用无菌去离子水洗涤 1 次。

③置于装有 50%、80%、96%乙醇溶液的玻片染色缸中梯度脱水，每步 3 分钟。

④取出，在空气中晾干。

（5）杂交：

①加 10 μl 杂交缓冲液到玻璃片的样品上，尽量让样品全部被覆盖。

②在杂交缓冲液上加 1 μl 探针（25 ng/ml）和 1 μl DAPI（200 ng/μl）。

③置湿盒于杂交箱中，于 46 ℃杂交 1.5 小时。

（6）冲洗：将漂洗缓冲液预热到 48 ℃。杂交结束后，快速将玻璃片放入 48 ℃漂洗缓冲液中。在 48 ℃恒温箱中放置 30 分钟。用无菌去离子水冲洗干净，空气中晾干。

（7）镜检：晾干后，将样品用适量的抗荧光猝灭封片液覆盖，盖上盖玻片，然后置于荧光显微镜下观察。

选择绿光激发滤光片（WG 534～558 nm）及紫外线激发滤光片（UV 330～380 nm），随机拍摄 15 个视野。对照样品拍摄两个视野，每个视野面积为 130 μm×130 μm。对视野进行荧光光点计数。

【关键技术】

（1）载玻片处理一定要充分。标本制作前载玻片清洗不干净，造成背景过强或者样品粘片不牢固，也会导致实验失败。

（2）需要对收集的样品进行固定和预处理。这一步要求微生物细胞保持形态基本不变，同时要增大细胞壁的通透性，保证探针能顺利进入与 DNA 或 RNA 杂交。一般先用 4%多聚甲醛溶液固定，于 4 ℃过夜。如果不能马上进行杂交实验，可将固定好的样品暂时放在 50%乙醇的 PBS 溶液中,于-20 ℃保存。杂交实验前,用 PBS 清洗,离心收集。有时用蛋白酶 K,于 37 ℃消化 30 分钟,减少蛋白质对杂交的影响。再用溶菌酶处理 10 分钟,以增加细胞的通透性。

(3) 点样时要确保均匀涂抹在载玻片上,防止菌液过厚或没有而不便于观察。

(4) 杂交条件的选择。在 FISH 技术中最重要的因素是温度、光照、湿度和各种试剂的 pH 值。温度和湿度直接影响探针和目标 DNA 的杂交效率,杂交在 37~45 ℃均可进行,一般选择 42 ℃。温度低(37 ℃时),杂交灵敏度高,但存在太多非特异性杂交;温度高(45 ℃),杂交特异性高,但灵敏度降低。光照将影响荧光染料的强度。各种试剂的 pH 值是否符合要求直接关系到 FISH 技术的稳定性。

(5) 洗涤一定要掌握好尺度,未洗脱充分会出现假阳性,过分洗脱则会造成假阴性,都会影响实验结果。

【结果分析】

(1) 为验证 FISH 方法的染色效率,在紫外线激发滤光片(330~380 nm)下观察 DAPI 对所有细胞的染色情况,用 DAPI 染色结果作为细胞总数的标准。

(2) 在波长 488 nm 下观察与探针结合反应的靶细胞,以 40 或 100 倍物镜观察,选择恰当的视野,用荧光显微镜的摄像系统拍摄同一视野中 DAPI 染色的细菌和被探针杂交的靶细菌图像,并分别进行细胞计数(一般在 900 个以上)。借此可以初步判断菌群的分布情况。

(3) 细菌数量计算公式为 $N=(B \times M \times D)/V$。式中,$N$ 为单位体积的细菌数量,B 为显微镜视野细菌平均数量,M 为样品体积与视野体积的比值,D 为样品稀释倍数,V 为杂交样品体积。

【思考题】

(1) FISH 技术的实验原理是什么?

(2) 杂交应该注意的问题有哪些?

(3) FISH 技术在微生物群落检测中的不足之处有哪些?

(二) DGGE 技术分析人粪便标本中微生物群落

【目的要求】

(1) 掌握 DGGE 技术的原理。

(2) 熟悉 DGGE 技术的操作流程或步骤。

(3) 了解肠道微生物群落的状况,进一步理解微生物与人体的关系。

【实验原理】

DGGE 技术是利用尿素及甲酰胺两种变性物质制成一种由低至高浓度的变性梯度电泳胶。由于变性物质的作用,在胶体上进行电泳的双链 DNA 序列会产生部分变性,形成部分单链。随着每一个 DNA 样品核酸序列的不同,部分变性解离的程度也不相同,因此其在电泳胶中的移动速率也有所不同(双链快,单链慢)。由此,部分变性的

DNA 会在相同时间内，在胶体上跑出不同的距离。DNA 变性的程度与其解链温度（T_m）有关，不同序列的 DNA 会有不同的 T_m，T_m 低的双链 DNA 会在低浓度的变性物质作用下产生变性形成部分单链，而 T_m 高的双链 DNA 则必须在高浓度的变性物质作用下才会产生变性。因此，利用 DGGE 技术可以将大小相同、序列组成不同的 DNA 鉴别开来。

【仪器和材料】

1. 仪器

PCR 扩增仪、生物安全柜、离心机、恒温混匀器、旋涡混合器、凝胶成像仪、水平电泳仪、DGGE 专用电泳仪、微波炉、压力蒸汽灭菌器、冰箱等。

2. 器材

移液器、银染器皿、水平电泳槽、梯度胶制备装置、移液器吸头等。

3. 标本

人粪便标本。

4. 试剂

丙烯酰胺（电泳级）、亚甲基双丙烯酰胺（电泳级）、甲醛、冰醋酸、乙酸钠、无水乙醇、氢氧化钠、磷酸氢二钠、磷酸二氢钠、氯仿、异戊醇、盐酸、硝酸银、Tris 碱、硼酸、Na_2 EDTA·H_2O、硝酸、过硫酸铵、dNTPs、TaP DNA 聚合酶、RNase、PCR buffer、50 bp DNA ladder、100 bp DNA ladder、尿素、去离子甲酰胺、溶菌酶、Tris 饱和酚、EB 等。

PCR 扩增引物：未加 GC 夹板的 16S rDNA 的 V3 区段上游引物序列，F357：5'-CCTACGGGAGGCAGCAG-3'；加 GC 夹板的 16S rDNA 的 V3 区段上游引物序列，F357-GC：5'-CGCCGGGGGCGCGCCCCGGGCGGGGCGGGGGCACGGGGGGCCTACGGGAGGCAGCAG-3'。16S rDNA 的 V3 区段下游引物 R518：5'-ATTACCGCGGCTGCTGG-3'。V3 区段扩增片段为 230 bp。

5. 试剂配制

（1）PBS：氯化钠 8 g，氯化钾 0.2 g，磷酸氢二钠 1.44 g，磷酸二氢钾 0.24 g，调pH 值至 7.2，用去离子水定容至 1 L，然后高压蒸汽灭菌，于室温保存。

（2）10 mg/ml 溶菌酶：使用前用 10 mmol/L Tris-HCl（pH 值 8.0）即刻溶解溶菌酶，配制成 10 mg/ml 的贮存液（确保 Tris-HCl 的 pH 值为 8.0。低于该值，溶菌酶不能有效工作）。

（3）1% RNase：取 10 mg 胰蛋白核糖核酸酶于 1 ml 的 10 mmol/L 乙酸钠水溶液中（pH 值 5.0）。溶解后于水浴中煮沸 15 分钟，使 DNA 酶失活。用 1 mol/L 的 Tris-HCl 调 pH 值至 7.5，于 -20℃ 贮存（配制过程中要戴手套）。

（4）20%（W/V）SDS：称取 200 g SDS 慢慢转移到约含 0.9 L 去离子水的烧杯中，用磁力搅拌器搅拌直至完全溶解。用去离子水定容至 1 L。

（5）3 mol/L 醋酸钠：溶解 40.8 g 的三水乙酸钠于约 90 ml 去离子水中，用冰乙酸调溶液的 pH 值至 5.2，再加去离子水定容到 100 ml。

（6）40% 聚丙烯酰胺：丙烯酰胺 38.93 g，亚甲基双丙烯酰胺 1.07 g，加去离子水定容至 100 ml。

（7）50×TAE 缓冲液：称取 Tris 242 g，$Na_2EDTA \cdot 2H_2O$ 37.2 g，然后加入 800 ml 的去离子水，充分搅拌溶解。加入 57.1 ml 的醋酸，充分混匀。加去离子水定容至 1 L，于室温保存。

（8）10％聚丙烯酰胺凝胶（0％变性剂）：40％聚丙烯酰胺 25 ml，50×TAE 缓冲液 2 ml，去离子水 73 ml，脱气 15 分钟，用 0.45 μm 滤膜过滤。于棕色瓶中 4 ℃保存。

（9）10％聚丙烯酰胺凝胶（100％变性剂）：40％聚丙烯酰胺 25 ml，50×TAE 缓冲液 2 ml，去离子甲酰胺 40 ml，尿素 42 g，加去离子水到 100 ml，脱气 15 分钟，用 0.45 μm 滤膜过滤。于棕色瓶中 4 ℃保存。

（10）10％（W/V）APS 溶液：过硫酸铵（APS）0.1 g，溶于 1 ml 去离子水中，需现用现配。

（11）固定液：100 ml 乙醇、25 ml 冰醋酸加去离子水到 250 ml，现用现配。

（12）致敏液：75 ml 乙醇、17 g 乙酸钠或 28.2 g 三水乙酸钠、0.5 g 硫代硫酸钠加去离子水到 250 ml。

（13）银染液：0.625 g $AgNO_3$、100 μl 37％甲醛（在使用前加入），加去离子水到 250 ml。

（14）显色液：6.25 g Na_2CO_3、50 μl 37％甲醛（在使用前加入），加去离子水到 250 ml。

（15）终止液：3.65 g $Na_2EDTA \cdot H_2O$ 或者 1 g 甘氨酸加去离子水到 250 ml。

（16）1％聚乙烯吡咯烷酮（PVP）：将 1 g PVP 粉末加入 100 ml 加热（80～90 ℃）的去离子水中。

【实验内容】

1. 技术路线

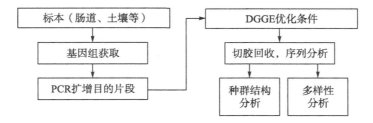

2. 操作步骤

（1）标本预处理：取粪便样品 0.2 g 置于 2 ml 离心管中，加入 1 ml PBS，充分均质化后以 200 r/min 离心 6 分钟；取上清液；沉淀再加入 1 ml PBS，离心后取上清液；合并两次上清液，加入 20％聚乙烯吡咯烷酮（PVP）20 μl，以 300 r/min 离心 6 分钟；取上清液，以 12 000 r/min 离心 6 分钟，收集菌体。

（2）DNA 提取：菌体沉淀用 1.8 ml PBS 洗涤 1 次后，加入裂解液Ⅰ 300 μl、10％溶菌酶 100 μl 及 1％RNase 20 μl，混匀后于 37 ℃温浴 30 分钟。加入 300 μl 裂解液Ⅱ及 20％SDS 50 μl，混匀后冰浴 5 分钟。加入 1％ PVP 50 μl，400 μl 饱和酚和 400 μl 氯

仿/异戊醇（$V：V=24：1$），以 13 000 r/min 离心 8 分钟，取上清液。上清液加入 800 μl 氯仿/异戊醇（$V：V=24：1$）混匀，以 13 000 r/min 离心 8 分钟，取上清液。重复氯仿/异戊醇抽提一次。加入 50 μl 3 mol/L 醋酸钠及 1 ml 无水乙醇，于 -20 ℃ 沉淀 2 小时以上。以 14 000 r/min 离心 15 分钟，用 70% 乙醇洗涤一次，真空干燥，再用 100 μl 无菌去离子水溶解。（注：此步也可以购买商品化总 DNA 提取试剂盒，按试剂盒说明操作）

（3）DNA 质量检查：总 DNA 样品在 1% 琼脂糖凝胶（含 EB 0.5 g/ml）中电泳检测，在凝胶成像仪上观察。

（4）PCR 扩增：总反应体系为 25 μl，在 0.2 ml 的 PCR 管中加入 10×PCR buffer（含 Mg^{2+}）2.5 μl，2.5 mmol/L 的 dNTPs 2.0 μl，引物 1（20 μmol/L）0.5 μl，引物 2（20 μmol/L）0.5 μl，Taq DNA 聚合酶（2 U/μl）0.6 μl，DNA 模板 1.5 μl，去离子水 17.4 μl。扩增程序如下：94 ℃ 5 分钟，30 次循环（94 ℃ 30 秒、56 ℃ 30 秒、72 ℃ 1 分钟），72 ℃ 10 分钟，保持 4 ℃。用 1.5% 的琼脂糖电泳（EB 染色）检测扩增效果。

（5）DGGE：采用专用梯度胶制备装置，制备 16 cm×10 cm 的水平电泳胶。V3 扩增片段制备变性剂范围为 42%～60%（由 100% 变性剂凝胶和 0% 变性剂凝胶配制，计算方法：变性剂的浓度×配制凝胶所需的体积=所需 100% 变性剂凝胶的体积；配制凝胶所需的体积－所需 100% 变性剂凝胶的体积=0% 变性剂凝胶体积），加入适量 10% APS 溶液和 TMEMD 混合后灌胶，加入变性剂浓度从胶的上方向下方递增。待变性梯度胶完全凝固后，将胶板放入装有电泳缓冲液的电泳槽中，取 PCR 产物 20 μl 与 4 μl 6×上样缓冲液混合后上样，DGGE 专用电泳仪进行电泳。电泳条件为电压 220 V，预电泳 10 分钟，而后电泳 16 小时。将凝胶板浸入 250 ml 固定液中，固定 30 分钟以上，用去离子水浸泡 3 次，每次 10 分钟；将固定后的凝胶浸入 250 ml 致敏液，浸泡 30 分钟；去离子水浸泡 3 次，每次 10 分钟；将胶板浸入 250 ml 银染液，浸泡 30 分钟；去离子水浸泡 3 次，每次 20 秒；将胶板浸入 250 ml 显色液，显色 2～15 分钟；将胶板浸入终止液，浸泡凝胶 10 分钟（1% 冰醋酸于 4 ℃ 保存）。用数码相机拍照，图像用软件进行分析。

【关键技术】

1. 样品处理

细胞是否充分裂解以及核酸降解等因素都会影响 DNA 或 RNA 的提取效果。选择适宜的核酸提取方法不仅可以提高产率，更重要的是可以更准确地反映微生物的实际群落构成状况。不同提取方法获得的 DNA，经 PCR－DGGE 分析可能会获得不同的群落结构指纹图谱。

2. PCR 扩增优化

在 PCR（或 RT－PCR）扩增中，引物的选择、扩增程序和 PCR 产物的质量都会造成群落结构的分析偏差。不同的引物扩增 16S rDNA 靶序列的 DGGE 结果不同，并且一少部分种属的细菌 16S rDNA 的保守区域通常发生一定的变化，需在设计引物时加入一些兼并性较好的稀有碱基解决该问题。

3. 凝胶和变性剂梯度的确定

聚丙烯酰胺凝胶浓度的确定取决于基因片段的长度，当片段长度在 200 bp 左右时，可用 8% 的凝胶；当片段长度在 500 bp 时，使用 6% 的凝胶。变性剂的选择取决于样品的 T_m 值，复杂样品 T_m 差异较大，要分辨较多样品，变性剂梯度范围则较宽。

4. 电泳温度及时间的确定

通常要求电泳的温度要低于样品解链区域的 T_m 值。对大多数 DNA 片段，50～65 ℃ 是比较适合的。电泳时间往往受样品的片段长度、凝胶浓度、变性剂梯度、电泳时的电压等因素的影响。因此，如果改变了这些参数，电泳时间必须重新优化和调整，有时即使参数不变，但是样品不同，也需要进行优化。

5. 银染方面

银染液和显色液需要预冷；所用器皿要很洁净，不用手直接接触，以免造成杂蛋白质污染；染色、水洗等过程中，缓慢的振荡是必要的，转速一般选择 40～60 r/min。注意把握时间，水洗时间长，显色速度慢，点的颜色偏黄色；水洗不充分，背景较深；凝胶背景呈均一的黑色多是水中的杂质引起的，所以溶液的配制应使用电导率小于 1 μS 的去离子水，丙烯酰胺中的杂质也会导致背景较深；如果染色后有呈灰尘或烟雾状灰色或棕色的沉淀出现在凝胶表面，可能是在前几步漂洗的过程中洗脱得不够彻底，或是染色过程中温度太低；当蛋白质中含有核酸或金属时，银染则不会奏效。改变固定剂和染色之前对胶进行漂洗可以改进染色效果；银染应尽快照相，随着时间延长，蛋白质条带会变浅，而背景会加深。

【结果分析】

（1）一般认为，图谱上的每一条带就代表一个 OTU（operational taxonomic unit），可能是菌株、种或属，很多场合下是指菌株。条带的多少，可以反映群落的多样性；条带信号的强弱，可以反映种群相对的丰度，从而获得样品中微生物多样性的信息。

（2）可以用软件进行分析，如 Gel-Pro Analyzer、Quantity One 和 Image Tool 等软件。多用 Quantity One 软件分析各个泳道各条带的灰度值；然后根据各个泳道的条带数目和灰度值计算 Shannon-Wiener index（H）、Evenness（E）、Richness（S），评价样品的生物多样性。排序（ordination）和分类（classification）是群落生态学中两种主要的多变量分析方法。近几年，多维尺度分析（multidimensional scaling，MDS）和主成分分析（principal component analysis，PCA）在 DGGE 图谱分析中应用较多。

（3）如果要获得特定微生物群落中多样性的信息，则需进一步将凝胶电泳切胶后克隆测序，进而确定微生物种属关系。

【思考题】

（1）DGGE 技术的原理及其与 TGGE 技术的区别是什么？

（2）DGGE 技术有哪些特点？

（3）分析微生物菌落多样性的分子生物学检测技术有哪些？

（贾天军）

参考文献

［1］吕建新，樊绮诗. 临床分子生物学检验［M］. 3 版. 北京：人民卫生出版社，2013.

［2］朱水芳. 现代检验检疫技术［M］. 北京：科学出版社，2012.

［3］胡颂恩. 分子生物学与检验技术［M］. 北京：人民卫生出版社，2015.

［4］Gabriel M S, Chan S W, Alhathal N, et al. Influence of microsurgical varicocelectomy on human sperm mitochondrial DNA copy number：A pilot study［J］. Journal of Assisted Reproduction and Genetics，2012，29（8）：759－764.

［5］Shaw J，Lickey E B，Schilling E E，et al. Comparison of whole chloroplast genome sequences to choose noncoding regions for phylogenetic studies in angiosperms：The tortoise and the hareⅢ［J］. American Journal of Botany，2007，94（3）：275－288.

［6］Nelson D L，Cox M M. Lehningerprinciples of biochemistry［M］. 4th ed. New York：W. H. Freeman and Company，2004.

［7］Madigan M T，Martinko J M，Stahl D A，et al. Brock Biology of Microorganisms［M］. 13th ed. Redwood City，Calif.：Benjamin/Cummings Pub. Co.，2011.

［8］Turnpenny P，Ellard S. Emery's Elements of Medical Genetics［M］. 12th ed. London：Elsevier，2005.

［9］樊绮诗，吕建新. 分子生物学检验技术［M］. 2 版. 北京：人民卫生出版社，2007.

［10］李凡，刘晶星. 医学微生物学［M］. 7 版. 北京：人民卫生出版社，2008.

［11］萨姆·布鲁克，拉塞尔. 分子克隆实验指南［M］. 3 版. 黄培堂，等，译. 北京：科学出版社，2002.

［12］李钧敏. 分子生物学实验［M］. 杭州：浙江大学出版社，2010.

［13］吕建新. 分子生物学［M］. 北京：高等教育出版社，2010.

［14］Hue-Roye K，Vege S. Principles of PCR-based assays［J］. Immunohematology，2008，24（4）：170－175.

［15］Ye J，Coulouris G，Zaretskaya I，et al. Primer-BLAST：A tool to design target-specific primers for polymerase chain reaction［J］. BMC Bioinformatics，2012，13：134.

［16］Molaee N，Abtahi H，Ghannadzadeh M J，et al. Application of Reverse Transcriptase PCR（RT－PCR）for rapid detection of viable *Escherichia coli* in drinking water samples ［J］. Journal of Environmental Health Science & Engineering，2015，13：24.

［17］ Hui R K，Zeng F，Chan C M，et al. Reverse transcriptase PCR diagnostic assay for the Coronavirus associated with Severe Acute Respiratory Syndrome ［J］. Journal of Clinical Microbiology，2004，42（5）：1994−1999.

［18］ Settanni L，Corsetti A. The use of multiplex PCR to detect and differentiate food- and beverage-associated microorganisms：a review ［J］. Journal of Microbiology Methods，2007，69（1）：1−22.

［19］ 陈凌娟，贾玉玺，申丽洁. 巢式 PCR 在弓形虫检测和基因研究中的应用进展 ［J］. 中国病原生物学杂志，2013，8（6）：574−576.

［20］ Adzitey F，Rusul G，Huda N，et al. Prevalence，antibiotic resistance and RAPD typing of Campylobacter species isolated from ducks，their rearing and processing environments in Penang，Malaysia ［J］. International Journal of Food Microbiology，2012，154（3）：197−205.

［21］ Gutiérrez-Aguirre I，Rački N，Dreo T，et al. Droplet digital PCR for absolute quantification of pathogens ［J］. Methods of Molecular Biology，2015，1302：331−347.

［22］ 林彩琴，姚波. 数字 PCR 技术进展 ［J］. 化学进展，2012，24（12）：2415−2423.

［23］ Hudecova I. Digital PCR analysis of circulating nucleic acids ［J］. Clinical Biochemistry，2015，48（15）：948−956.

［24］ Niessen L. PCR-based diagnosis and quantification of mycotoxin-producing fungi ［J］. International Journal of Food Microbiology，2007，119（1−2）：38−46.

［25］ Malorny B，Löfström C，Wagner M，et al. Enumeration of salmonella bacteria in food and feed samples by real-time PCR for quantitative microbial risk assessment ［J］. Applied Environmental Microbiology，2008，74（5）：1299−1304.

［26］ 杜秀敏，齐法莲，徐军，等. 临床诊断中的实时 PCR 技术 ［J］. 放射免疫学杂志，2004，17（6）：461−462.

［27］ 王陇德. 现场流行病学案例与分析 ［M］. 北京：人民卫生出版社，2006.

［28］ WHO. PCR primers for SARS developed by WHO Network Laboratories ［EB/OL］. http：//www. who. int/csr/sars/primers/en/.

［29］ 美国 CDC. Remembering SARS：A Deadly Puzzle and the Efforts to Solve It ［EB/OL］. http：//www. cdc. gov/about/history/sars/feature. html.

［30］ Kuiken T，Fouchier R A，Schutten M，et al. Newly discovered coronavirus as the primary cause of severe acute respiratory syndrome ［J］. Lancet，2003，362（9380）：263−270.

［31］ Kamps，Hoffmann. SARS Reference ［R/OL］. 2003 ［2016］. http：//sarsreference. com/sarsreference. pdf.

［32］ Notomi T，Okayama H，Masubuchi H，et al. Loop-mediated isothermal amplification of DNA [J]. Nucleic Acids Research，2000，28（12）：E63.

[33] Hirayama H，Kageyama S，Moriyasu S，et al. Embryo sexing and sex chromosomal chimerism analysis by loop-mediated isothermal amplification in cattle and water buffaloes [J]. Journal of reproduction and development，2013，59（4）：321−326.

[34] Drame P M，Fink D L，Kamgno J，et al. Loop-mediated isothermal amplification for rapid and semiquantitative detection of *Loa loa* infection [J]. Journal of Clinical Microbiology，2014，52（6）：2071−2077.

[35] Kiddle G，Hardinge P，Buttigieg N，et al. GMO detection using a bioluminescent real time reporter（BART）of loop-mediated isothermal amplification（LAMP）suitable for field use [J]. BMC Biotechnology，2012，12：15.

[36] Nemoto M，Morita Y，Niwa H，et al. Rapid detection of equine coronavirus by reverse transcription loop-mediated isothermal amplification [J]. Journal of Virological Methods，2015，215-216：13−16.

[37] 吕建新，王晓春. 临床分子生物学检验技术 [M]. 北京：人民卫生出版社，2015.

[38] 马文丽，宋艳斌. 生物实验室系列：基因测序实验技术 [M]. 北京：化学工业出版社，2012.

[39] 中华人民共和国国家质量监督检验检疫总局—中国国家标准化管理委员会. GB/T 30989−2014 高通量基因测序技术规程 [S]. 北京：中国标准出版社，2014.

[40] Sara E M，Mohamed H，Osama M O. Next generation sequencing technologies and challenges in sequence assembly [M]. NewYork：Springer-Verlag New York Inc，2014.

[41] Mellmann A，Harmsen D，Cummings C A，et al. Prospective genomic characterization of the German enterohemorrhagic *Escherichia coli* O104：H4 outbreak by rapid next generation sequencing technology [J]. PLoS One，2011，6（7）：e22751.

[42] Rohde H，Qin J，Cui Y，et al. *E. coli* O104：H4 genome analysis crowd-sourcing consortium. Open-source genomic analysis of Shiga-toxin-producing *E. coli* O104：H4 [J]. New England Journal of Medicine，2011，365（8）：718−724.

[43] PulseNet. Standard operating procedure for PulseNet PFGE of Listeria monocytogenes [EB/OL]. http://www.cdc.gov/pulsenet/pathogens/index.html.

[44] Paine S，Thornley C，Wilson M，et al. An outbreak of multiple serotypes of Salmonella in New Zealand linked to consumption of contaminated tahini imported from Turkey [J]. Foodborne Pathogenand Disease，2014，11（11）：887−892.

[45] 朱旭芬. 现代微生物学实验技术 [M]. 杭州：浙江大学出版社，2011.

[46] 曹际娟. 肠道沙门氏菌分子检测与分子分型 [M]. 北京：中国质检出版社，中国标准出版社，2013.

［47］郭葆玉. 基因组学与蛋白质组学实验技术及常见问题对策［M］. 北京：人民卫生出版社，2010.

［48］奥斯伯，金斯顿，塞德曼. 精编分子生物学实验指南［M］. 4 版. 马学军，舒跃龙，译. 北京：科学出版社，2008.

［49］郝惠云，王耀耀，朱研研，等. 分子生物学技术在细菌分类鉴定中的研究进展［J］. 煤炭与化工，2014，37（4）：40－42.

［50］Lepek K，Pajak B，Siedlecki P，et al. Genetic diversity of hemagglutinin gene of A（H1N1）pdm09 influenza strains isolated in Taiwanand and its potential impact on HA-neutralizingepitope interaction［J］. Human Vaccines ＆Immunotherapeutics，2014，10（3）：577－585.

［51］周延清，杨清香，张改娜. 生物遗传标记与应用［M］. 北京：化学工业出版社，2008.

［52］Green E，Obi L C，Okoh A I，et al. IS 6110 restriction fragment length polymorphism typing of drug-resistant Mycobacterium tuberculosis strains from Northeast South Africa［J］. Journal of Health Population and Nutrition，2013，31：1－10.

［53］Turner P，Mcleannan A，Bates A，et al. 分子生物学［M］. 3 版. 刘进元，刘文颖，译. 北京：科学出版社，2010.

［54］周春燕，冯作化. 医学分子生物学［M］. 2 版. 北京：人民卫生出版社，2014.

［55］Alwine J C，Kemp D J，Stark G R. Method for detection of specific RNAs in agarose gels by transfer to diazobenzyloxymethyl-paper and hybridization with DNA probes［J］. Proceedings of the National Academy of Sciences of the United States of America，1977，74（12）：5350－5354.

［56］邓仲良，苏山春，孟祥荣，等. 地高辛标记的 Northern blot 检测鼠疫菌 sRNA 的研究［J］. 微生物学报，2013，53（3）：293－298.

［57］Pall G S，Codony-Servat C，Byrne J，et al. Carbodiimide-mediated cross-linking of RNA to nylon membranes improves the detection of siRNA，miRNA and piRNA by northern blot［J］. Nucleic Acids Research，2007，35（8）：e60.

［58］Kim S W，Li Z H，Moore P S，et al. A sensitive non-radioactive northern blot method to detect small RNAs［J］. Nucleic Acids Research，2010，38（7）：e98.

［59］Ramkissoon S H，Mainwaring L A，Sloand E M，et al. Nonisotopic detection of microRNA using digoxigenin labeled RNA probes［J］. Molecular and Cellular Probes，2006，20（1）：1－4.

［60］朱玉贤，李毅，郑晓峰，等. 现代分子生物学［M］. 4 版. 北京：高等教育出版社，2013.

［61］李林海，程颖，陈丽丹，等. 基因芯片法鉴定学培养标本中致病菌的临床评价［J］. 南方医科大学学报，2009，29（10）：2070－2072.

[62] van Lierop P P E, Swagemakers S, de Bie C I, et al. Gene expression analysis of peripheral cells for subclassification of pediatric inflammatory bowel disease in remission [J]. PLoS One, 2013, 8 (11): e79549.

[63] Peplies J, Glckner F O, Amann R. Optimization strategies for DNA microarray-based detection of bacteria with 16S rRNA-targeting oligonucleotide probes [J]. Applied Environmental Microbiology, 2003, 69 (3): 1397—1407.

[64] 罗宇鹏. 不同方法检测食源性致病菌的对比研究 [J]. 国际检验医学杂志, 2015, 36 (7): 918—922.

[65] Givan A L. Flow cytometry: An introduction [J]. Methods in Molecular Biology, 2011, 699: 1—29.

[66] Novo D, Wood J. Flow cytometry histograms: transformations, resolution and display [J]. Cytometry A, 2008, 73 (8): 685—692.

[67] Hulspas R, O'Gorman M R, Wood B L, et al. Considerations for the control of background fluorescence in clinical flow cytometry [J]. Cytometry B Clinical Cytometry, 2009, 76 (6): 355—364.

[68] Chattopadhyay P K, Yu J, Roederer M. Application of quantum dots to multicolor flow cytometry [J]. Methods of Molecular Biology, 2007, 374: 175—184

[69] 陈朱波, 曹雪涛. 流式细胞术——原理、操作及应用 [M]. 2 版. 北京: 科学出版社, 2014.

[70] 梁智辉, 朱慧芬, 陈九武. 流式细胞术基本原理与实用技术 [M]. 武汉: 华中科技大学出版社, 2008.

[71] 程涛, 王慧煜, 梅琳, 等. 悬浮芯片技术应用进展 [J]. 生物技术通报, 2011, 27 (9): 48—51.

[72] 周晓芳, 盛海刚. Luminex 系统的技术原理与应用 [J]. 临床检验杂志, 2010, 28 (4): 247—249.

[73] 吴冬梅, 何翠容, 牛美灿, 等. 荧光原位杂交 (FISH) 技术研究窖泥微生物群落 [J]. 食品与发酵工业, 2012, 38 (4): 15—19.

[74] 孙寓姣, 王勇, 黄霞. 荧光原位杂交技术在环境微生物生态学解析中的应用研究 [J]. 环境污染治理技术与设备, 2004, 5 (11): 15—20.

[75] 陈瑛, 任南琪, 李永峰, 等. 微生物荧光原位杂交 (FISH) 实验技术 [J]. 哈尔滨工业大学学报, 2008, 40 (4): 546—549.

[76] 邢德峰, 任南琪. 应用 DGGE 研究微生物群落时的常见问题分析 [J]. 微生物学报, 2006, 46 (2): 331—335.

[77] 吴明桃, 徐晓, 陈慧, 等. 运用 DGGE 分析慢性牙周炎患者唾液微生物群落结构 [J]. 口腔医学, 2012, 32 (2): 65—68.

[78] 李家民, 王海民, 张文学, 等. 用 DGGE 方法初步解析浓香型大曲微生物群落结构 [J]. 酿酒科技, 2012, 11: 32—35.

[79] 李华芝, 李秀艳, 徐亚同. 荧光原位杂交技术在微生物群落结构研究中的应用

［J］. 净水技术，2006，25（1）：16－20.

［80］于文雅，孙泽威. 动物胃肠道微生物研究技术的应用进展［J］. 黑龙江畜牧兽医：科技版，2015，（2）：53－56.

［81］张珍妮，吴晓芙，陈永华，等. DGGE 技术在环境微生物多样性研究中的应用［J］. 生物技术通报，2009，12：48－52.

［82］罗剑飞，林炜铁，任杰，等. T－RFLP 技术及其在硝化细菌群落分析中的应用［J］. 微生物学通报，2008，35（3）：456－461.

［83］贾俊涛，宋林生，李筠. T－RFLP 技术及其在微生物群落结构研究中的应用［J］. 海洋科学，2004，28（3）：64－67.

［84］陈鸿英，朱永智. 生物信息学在医学上的应用［J］. 天津药学，2003，15（3）：54－56.

［85］吴耀生. 生物信息数据库资源查询及共享［J］. 广西医科大学学报，2003，20：194－196.

［86］姜鑫. 生物信息学数据库及其利用方法［J］. 现代情报，2005，（6）：185－187.

［87］刘全. 生物信息数据库［J］. 中国兽医学报，2002，22（4）：374－493.

［88］贾栋，贾小云，马瑞燕. 生物信息学数据库及查询［J］. 山西农业大学学报：自然科学版，2013，33（6）：520－525.

中英文名词对照索引

4－（4′－二甲基氨基偶氮苯基）苯甲酸	DABCYL
5－羧基四甲基罗丹明	TAMRA
ATP 硫酸化酶	ATP sulfurylase，APS
Col 质粒	colicin plasmid
DDBJ	DNA Data Bank of Japan
DNA 簇	DNA cluster
DNA 分子量标准	DNA marker
DNA 聚合酶	DNA polymerase
DNA 连接酶	DNA ligase
DNA 模板	DNA template
DNA 条形码技术	DNA barcoding
DNA 微芯片	DNA micro-chip
DNA 微阵列	DNA microarray
DNA 芯片	DNA chip
DNA 元件百科全书计划	Encyclopedia of DNA Elements，ENCODE
DNA 阵列	DNA array
DNA 指纹图谱	DNA fingerprint
F 质粒	fertility plasmid
Mu 噬菌体	phage bMu
N,N－亚甲基双丙烯酰胺	bisacrylamide
PTP	pico titer plate
SARS 冠状病毒	SARS coronavirus，SARS-CoV

B

斑点杂交	dot blot
胞嘧啶	cytosine，C
报告基团	reporter，R
蔽光膜	mask
边合成边测序	seqencing by synthesis，SBS
变性	denaturation

变性电泳	denaturing gel electrophoresis，DGE
变性梯度凝胶电泳	denaturing gradient gel electrophoresis，DGGE
表达序列标记数据库	Database of Expressed Sequence Tags，dbEST
丙烯酰胺	acrylamide
病毒	virus
不相关	unrelated
布氏疏螺旋体	*Borrelia burgdorferi*

C

操纵子	operon
侧向角散射	side scatter，SS
测序	sequencing
插入序列	insertion sequence，IS
数据库查询	database query
产志贺毒素型大肠埃希菌	Shiga toxin（Stx）-producing *E. coli*，STEC
产肠毒素型大肠埃希菌	enterotoxingenic E. coli，ETEC
肠出血性大肠埃希菌	enterohemorrhagic E. coli，EHEC
肠杆菌基因间重复序列	enterobacterial repetitive intergenic consensus，ERIC
肠集聚型大肠埃希菌	enteroaggregative E. coli，EAEC
肠侵袭型大肠埃希菌	enteroinvasive E. coli，EIEC
场翻转系统	field inversion gel electrophoresis，FIGE
长单拷贝序列	long single copy，LSC
长分散片段	long interspersed repeated segments，LINES
长引物随机 PCR	long primer RAPD，LP-RAPD
超螺旋	supercoil
巢式 PCR	nested PCR
串联重复序列	tandem repeats
垂直脉冲场电泳系统	vertical pulsed field system
从头测序	de novo sequencing
淬灭基团	quencher，Q

D

大肠埃希菌（大肠杆菌）	*Escherichia coli*
大型阵列	macro-array
单分子实时技术	single molecule real time technology，SMRT
单核苷酸多态性	single nucleotide polymorphism，SNP

单核苷酸多态性数据库	Database of Single Nucleotide Polymorphisms, dbSNP
单链	single strand，ss
单链构象多态性	single strand conformation polymorphism，SSCP
单内切酶扩增片段长度多态性	selective amplified DNA fragments，SADF
单核细胞增生性李斯特菌	*Listeria monocytogenes*
蛋白质编码基因	protein-coding gene
蛋白质相互作用数据库	Database of Interacting Protein，DIP
蛋白质序列数据库	Protein Sequence Database，PSD
蛋白质二级结构构象参数数据库	Definition of Secondary Structure of Proteins, DSSP
蛋白质分析专家系统	Expert Protein Analysis System，ExPASy
蛋白质分子模型数据库	Molecular Modeling Database，MMDB
蛋白质结构分类数据库	Structural Classification of Proteins，SCOP
蛋白质结构数据库	Protein Data Bank，PDB
蛋白质数据仓库 UniProt	Universal Protein Resource，UniProt
蛋白质信息资源数据库	Protein Information Resource，PIR
蛋白质组学	proteomics
登录号	accession number
等位基因	allele
地高辛	digoxigenin，DIG
第三代测序技术	next next generation sequencing
颠换	transversion
电荷偶合器	charge coup led devices，CCD
定量 PCR	quantitative PCR，qPCR
读长	reads
端粒	telomeres
短单拷贝序列	short single copy，SSC
短分散片段	short interspersed repeated segments，SINES
断裂基因	split gene
多功能悬浮点阵	multi-analyte suspension array，MASA
多基因家族	multigene family
多聚甲醛	paraformaldehyde
多瘤病毒	polyomavirus
多维尺度分析	multidimensional scaling，MDS
多位点可变数目串联重复序列分析	multiple-locus VNTR analysis，MLVA
多温度单链构象多态性	multi-temperature single strand conformation polymorphism，MSSCP

多重 PCR	multiplex PCR
多重耐药	multidrug-resistant

E

二倍体	diploid
二氢环化吲哚卟啉 – 三肽	dehydroeyelopyrroindole tripeptide，DPI3

F

发夹结构	hairpin
反向 PCR	inverse PCR
反向斑点杂交	reverse dot blot，RDB
反向重复序列	inverted repeat，IR
反义 RNA	antisense RNA
反转录（逆转录）	reverse transcription，RT
反转录 PCR（逆转录 PCR）	reverse transcription PCR or reverse transcriptase PCR，RT-PCR
反转录酶（逆转录酶）	reverse transcriptase，RT
非编码 RNA	non-coding RNA，ncRNA
非放射性原位杂交	nonisotopic in situ hybridization
非加权配对算术平均法	unweighted pair group method with arithmetic mean，UPGMA
非同源相似性	homoplasy
肺炎链球菌	*Streptococcus pneumoniae*
分辨率指数	hunter-gaston index，HGI
分类	classification
分子生物学	molecular biology
分子生物学检验技术	analysis technique of molecular biology
分子信标	molecular beacon
丰度	richness
复制起始点	replication origin

G

高保真	high fidelity
高通量基因组序列	High Throughput Genomic sequencing，HTG
古细菌	archaea
寡核苷酸阵列	oligonucleotide array
寡聚物连接检测测序	sequencing by oligonucleotide ligation and detection，SOLid

光引导聚合　　　　　　　　　　　　　light-directed synthesis
国立医学图书馆　　　　　　　　　　　　National Library of Medicine，NLM

H

核酶　　　　　　　　　　　　　　　　ribozyme
核仁小分子 RNA　　　　　　　　　　　small nucleolar RNA，snoRNA
核素　　　　　　　　　　　　　　　　nuclein
核酸分子杂交技术　　　　　　　　　　technique of nucleic hybridization
核酸数据库　　　　　　　　　　　　　nucleic acid database
核酸原位杂交　　　　　　　　　　　　nucleic acid hybridization in situ
核酸杂交　　　　　　　　　　　　　　molecular hybridization
核糖核酸　　　　　　　　　　　　　　ribonucleic acid，RNA
核糖核酸酶（RNA 酶）　　　　　　　Ribonuclease，RNase
核糖体 DNA 扩增片段限制性核酸内　　　amplified ribosomal DNA restriction analysis，
　切酶分析　　　　　　　　　　　　　　ARDRA
核糖体 RNA　　　　　　　　　　　　　ribosomal RNA，rRNA
核糖体间隔基因分析　　　　　　　　　ribosomal intergenic spacer analysis，RISA
盒　　　　　　　　　　　　　　　　　cassette
宏基因组测序　　　　　　　　　　　　metagenomic sequencing
宏基因组学　　　　　　　　　　　　　metagenomics
互补 DNA 扩增片段长度多态性　　　　　cDNA-amplified fragment length polymorphism，
　　　　　　　　　　　　　　　　　　cDNA-AFLP

环　　　　　　　　　　　　　　　　　loop
环介导恒温扩增　　　　　　　　　　　loop mediated isothermal amplification，LAMP
回文　　　　　　　　　　　　　　　　palindrome
获得性免疫缺陷综合征（艾滋病）　　　acquired immune deficiency syndrome，AIDS

J

基线　　　　　　　　　　　　　　　　baseline
基因簇　　　　　　　　　　　　　　　clusters
基因多态性　　　　　　　　　　　　　gene polymorphism
基因克隆文库　　　　　　　　　　　　gene cloning library，GCL
基因芯片　　　　　　　　　　　　　　gene chip
基因型　　　　　　　　　　　　　　　genotype
基因组　　　　　　　　　　　　　　　genome
基因组概览数据库　　　　　　　　　　Database of Genome Survey Sequence，dbGSS
基因组数据库　　　　　　　　　　　　Genome Database，GDB
基因组学　　　　　　　　　　　　　　genomics

激光扫描共聚焦显微镜	laser scanning confocal microscope, LSCM
即时检测	point-of-care testing, POCT
甲基化敏感扩增多态性	methylation sensitive amplification polymorphism, MSAP
假基因	pseudogene
检索	database search
降落 PCR	touch-down PCR
焦磷酸测序	pyrosequencing
焦碳酸二乙酯	diethylpyrocarbonate, DEPC
酵母裂解酶	zymolyase
结构生物学合作研究协会	Research Collaboration for Structural Bioinformatics, RCSB
结构域	domain
结核病	tuberculosis, TB
结核分枝杆菌（结核杆菌）	*Mycobacterium tuberculosis*, MTB
解链行为	melting behavior
解链区域	melting domain
金黄色葡萄球菌	*Staphylococcus aureus*
紧密相关	closely related
局部序列比对基本检索工具	Basic Local Alignment Search Tool
聚丙烯酰胺凝胶电泳	polyacrylamide gel electrophoresis, PAGE
聚合酶链式反应	polymerase chain reaction, PCR
聚乙烯吡咯烷酮	polyvinyl pyrrolidone, PVP
均度	evenness

K

开放阅读框	open reading frame, ORF
抗性决定片段	resistance determing factors, RDF
抗性转移片段	resistance transfer factor, RTF
拷贝数多态性	copy number polymorphisms, CNPs
可变数目串联重复序列	variable number of tandem repeats, VNTR
可能相关	possibly related
可逆终止子	reversible terminator
扩增片段长度多态性	amplified fragment length polymorphism, AFLP

L

利福平	RIF
链霉素	SM

猎枪微阵列	shotgun microarray
零模波导	zero-mode waveguide，ZMW
流动室	flow cell or flow chamber
流式细胞术	flow cytometry，FCM
流式细胞仪	flow cytometer，FCM
流式液相多重蛋白定量技术	cytometric bead array，CBA
六氯荧光素	HEX

M

脉冲场凝胶电泳	pulsed field gel electrophoresis，PFGE
脉冲网	PulseNet
美国国家癌症和肿瘤研究所	National Cancer Institute，NCI
美国国家基因组研究所	National Genome Research Institute
美国国家生物医学研究基金会	National Biomedical Research Foundation，NBRF
美国国家卫生研究院	National Institutes of Health，NIH
美国国立生物技术信息中心	National Center for Biotechnology Information，NCBI
末端标记法	end-labeling
末端脱氧核糖核苷酸转移酶	terminal deoxynucleotidyl transferase，TdT
末端限制性酶切片段	terminal restriction fragments，T-RFs
末端限制性酶切片段长度多态性	terminal restriction fragment length poly morphism，T-RFLP
慕尼黑蛋白质序列信息中心	Munich Information Center for Protein Sequence，MIPS

N

内含子	intron
鸟嘌呤	guanine，G
尿嘧啶	uracil，U

O

| 欧洲分子生物实验室 | European Molecular Biology Laboratory，EMBL |
| 欧洲生物信息学研究所 | European Bioinformatics Institute，EBI |

P

排序	ordination
配对末端文库	mate-paired library
片段文库	fragment library

Q

期望阀值	expect threshold
前向角散射	forward scatter，FS
箝位匀强电场电泳系统	contour-clamped homogeneous electric field，CHEF
桥架	bridge
切口平移法	nick translation labeling
禽成髓细胞瘤病毒反转录酶	avian myeloblastosis virus reverse transcriptase，AMV RT
琼脂糖凝胶电泳	agarose gel electrophoresis

R

人类基因组计划	human genome project，HGP
人类免疫缺陷病毒	human immunodeficiency virus，HIV
日本国际蛋白质信息数据库	Japanese International Protein Information Database，JIPID
日本国立遗传学研究所	National Institute of Genetics，NIG
溶血性尿毒症综合征	hemolytic uremic syndrome，HUS
蠕行	reptation
乳液 PCR	emulsion PCR，emPCR
入射照明式荧光显微镜	epifluoescence microscope
瑞士蛋白质数据库	Swiss－Prot
瑞士生物信息学研究所	Swiss Institute of Bioinformatics，SIB

S

三内切酶扩增片段长度多态性	three endonuclease amplified fragment length polymorphism，TE－AFLP
三偏磷酸酶	thiamine monophosphatase，TMP
上游内部引物	forward inner primer，FIP
上游外部引物	forward outer primer
深度测序技术	deep sequencing
生境	habitat
生物素	biotin
生物芯片	bio-chip
生物信息学	bioinformatics
十六烷基三甲基溴化铵	hexadecyl trimethyl ammonium bromide
实时荧光定量 PCR	real-time fluorescent quantitative PCR，RFQ－PCR

鼠白血病病毒反转录酶	moloney murine leukemia virus reverse transcriptase，Mo‐MLV RT
数字 PCR	digital PCR，dPCR
双链	double strand，ds
双脱氧链终止法	dideoxy chain‐termination method
双杂交探针	dual hybridization probes
四氯荧光素	TET
随机扩增多态性 DNA	random amplified polymorphic DNA，RAPD
随机引物 PCR	arbitrary primer PCR or random primer PCR
随机引物法	random priming labeling
羧基‐4′,5′‐二氯‐2′,7′‐二甲氧基荧光素	JOE
羧基荧光素	FAM

T

特定序列扩增	sequence characterized amplified regions，SCAR
天蓝色链霉菌	*Streptomyces coelicolar*
天然结构	native structure
通用引物	universal primer
同型对照	isotype control
同源蛋白质数据库	Homology Derived Secondary Structure of Proteins，HSSP
退火	annealing
脱氧核糖核酸	deoxyribonucleic acid，DNA

W

外显子	exon
微反应器	microreactor
微生物基因组学	microbial genomics
微生物群落	microbial community
微卫星 DNA	microsatellite DNA
微小非编码 RNA	microRNAs，miRNAs
微液滴数字 PCR	droplet digital PCR，ddPCR
卫星 DNA	satellite DNA
温度梯度凝胶电泳	thermal gradient gel electrophoresis or temperature gradient gel electrophoresis，TGGE

X

系统发育树	dendrogram

细胞质基因组	plasmon
细菌	bacteria
细菌基因组重复序列 PCR	repetitive extragenic palindromic PCR，rep – PCR
下一代测序技术	next generation sequencing，NGS
下游内部引物	backward inner primer，BIP
下游外部引物	backward outer primer
限制性核酸内切酶	restriction endonuclease，RE
限制性酶切片段长度多态性	restriction fragment length polymorphism，RFLP
线粒体基因组	mitochondrial DNA，mtDNA
腺苷三磷酸双磷酸酶	apyrase
腺嘌呤	adenine，A
相同	indistinguishable
小分子 RNA	small nuclear RNA，snRNA
小沟结合物	minor groove binder
小卫星 DNA	minisatellite DNA
信使 RNA	messenger RNA，mRNA
胸腺嘧啶	thymine，T
溴乙锭（溴化乙锭）	ethidium bromide，EB
序列标签位点数据库	Database of Sequence Tag Sites，dbSTS
序列检索系统	sequences retrieval system，SRS
旋转胶系统	rotating gel
选择性扩增多态微卫星位点	selective amplification of microsatellite polymorphic loci，SAMPL
循环阈值	threshold cycle or cycle threshold，C_t

Y

压电打印法	piezoelectric printing
延伸	extension
严重急性呼吸综合征	severe acute respiratory syndrome，SARS
叶绿体 DNA	chloroplast DNA，cpDNA
液相芯片，xMAP	liquid chip，flexible mutiple-analyte profiling
乙胺丁醇	EMB
异烟肼	INH
引物	primer
隐藏卫星 DNA	cryptic satellite DNA
荧光共振能量转移	fluorescence resonance energy transfer，FRET
荧光扩增片段长度多态性	fluorescent amplified fragment length polymorphism，FAFLP

荧光素酶	luciferin
荧光原位杂交	fluorescence in situ hybridization，FISH
阈值	threshold
原核生物	prokaryote
原位合成	in situ synthesis
原位杂交	in situ hybridization，ISH
原子力显微镜	atomic force microscope，AFM

Z

杂交法测定核酸序列	sequence by hybridization method，SBH
真核生物	eukarya
阵列复制器	arraying and replicating device，ARD
整合酶	integrase
整合子	integron，In
直接扩增长度多态性	direct amplification of length polymorphism，DALP
质粒	plasmid
重复基因外回文序列	repetitive extragenic palindromic，REP
主成分分析	principal component analysis，PCA
转换	transition
转录标记法	transcription labeling
转运 RNA	transfer RNA，tRNA
转座酶	transposase
转座因子	transposable element
转座子	transposon，Tn
组合检测	profile tests
最小生成树	minimal spanning tree，MST

专业重要学术网站

名称	网址
BD 流式细胞仪网	http://www.bdbiosciences.com
Beckman 流式细胞仪网	http://www.beckmancoulterflowcytometry.com
DNA 元件百科全书计划	http://www.encodeproject.org/
LAMP 技术网	http://loopamp.eiken.co.jp/lamp/index.html
miRNA 数据库	http://mirbase.org/index.shtml/
PulseNet（美国）	http://www.cdc.gov/pulsenet/index.html
PulseNet（中国）	http://www.pulsenet-china.net/
SNP 数据库	http://www.ncbi.nlm.nih.gov/snp/
重复序列分析软件网	http://www.repeatmasker.org
蛋白质的三维结构预测分析	http://bioinf.cs.ucl.ac.uk/psipred/?bioserf=1
蛋白质的疏水性分析工具网	http://web.expasy.org/protscale/
蛋白质结构预测分析	http://www.sbg.bio.ic.ac.uk/~3dpssm/index2.html
蛋白质结构预测分析	http://bioinf.cs.ucl.ac.uk/psipred/?genthreader=1
蛋白质结构预测分析	http://bioinf.cs.ucl.ac.uk/psipred/
蛋白质结构预测分析	http://www.predictprotein.org
蛋白质跨膜螺旋结构预测工具网	http://www.cbs.dtu.dk/services/TMHMM/
蛋白质跨膜螺旋结构预测工具网	http://www.expasy.org/proteomics
蛋白质跨膜螺旋结构预测工具网	http://www.ch.embnet.org/software/TMPRED_form.html
蛋白质跨膜螺旋结构预测工具网	http://www.sbc.su.se/~miklos/DAS/
蛋白质数据仓库 UniProt	http://www.uniprot.org/
蛋白质数据库 PDB	http://www.rcsb.org/pdb/
丁香园	http://www.dxy.cn
基因组数据库 GDB	http://www.gdb.org/
酵母基因组数据库	http://www.yeastgenome.org/
临床研究与学术平台	http://www.medsci.cn/
美国国家基因组研究所	http://www.genome.gov/
美国国立生物技术信息中心	http://www.ncbi.nlm.nih.gov/

名称	网址
美国国立生物技术信息中心 BLAST 序列比对	http：//www. ncbi. nlm. nih. gov/BLAST
欧洲生物信息研究院	http：//www. ebi. ac. uk/
启动子预测工具网	http：//www. cbs. dtu. dk/services/Promoter/
启动子预测工具网	http：//www—bimas. cit. nih. gov/molbio/proscan
日本国立遗传学研究所	http：// www. nig. ac. jp/
瑞士生物信息学研究所	http：//www. isb—sib. ch/
生物谷	http：//www. bioon. com/
生物通	http：//www. ebiotrade. com/
生物医学信息书目数据库 PubMed	http：//www. ncbi. nlm. nih. gov/pubmed/
食品伙伴网	http：//www. foodmate. net/
威康桑格研究所	http：//www. sanger. ac. uk/
限制性酶数据库	http：//rebase. neb. com
信号肽预测工具网	http：//www. cbs. dtu. dk/services/SignalP/
序列模式数据库	http：//www. expasy. org/prosite/
在线引物设计软件网	http：//www. premierbiosoft. com
真核基因启动子数据库	http：//www. epd. isb—sib. ch/
中国知网	http：//www. cnki. net/
肿瘤相关数据库 Oncomine	http：//www. oncomine. org/
肿瘤相关数据库 TCGA	http：//cancergenome. nih. gov/

专业重要学术期刊

American Journal of Preventive Medicine

American Journal of Tropical Medicine and Hygiene

Applied Environmental Microbiology

Bioinformatics

Biomolecular Engineering

BMC Bioinformatics

Cellular & Molecular Immunology

Clinical Microbiology and Infection

Cytometry Part A

Cytometry B Clinical Cytometry

Emerging Infectious Diseases

Environmental Research

Epidemiology and Infection

Foodborne Pathogen and Disease

International Journal of Food Microbiology

Journal of Clinical Microbiology

Journal of Microbiology，Immunology and Infection

Journal of Molecular Biology

Nature genetics

Nature Immunology

Nucleic Acids Research

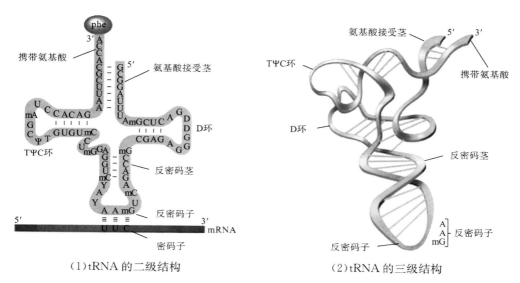

（1）tRNA 的二级结构　　　　　（2）tRNA 的三级结构

彩图 2－1　tRNA 的二级结构和三级结构

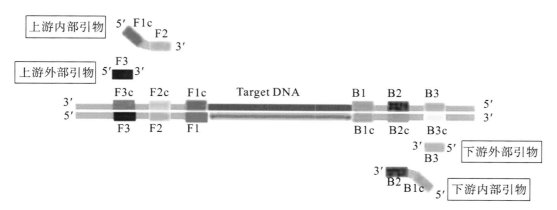

彩图 4－1　LAMP 模板上的 6 个特异区域及 4 条引物

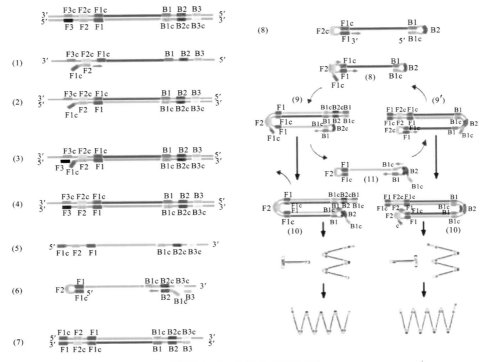

彩图 4-2　LAMP 反应过程

（引自 Hirayama H，2013）

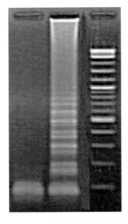

彩图 4-3　LAMP 产物琼脂糖凝胶电泳检测

注：左为阴性，中为阳性，右为 DNA marker

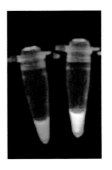

彩图 4-4　LAMP 浊度检测

注：左为阴性，右为阳性。

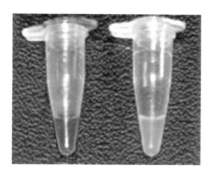

彩图 4－5 LAMP 荧光检测

注：左为阴性，右为阳性。

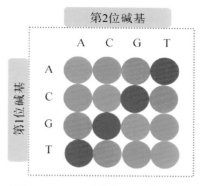

彩图 5－2 双碱基编码矩阵示意图

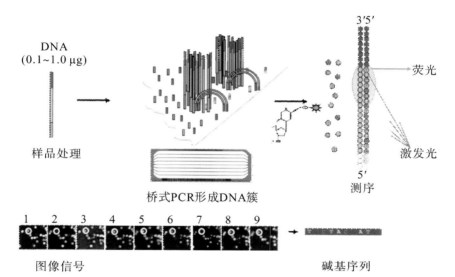

彩图 5－1 Illumina 测序系统原理示意图

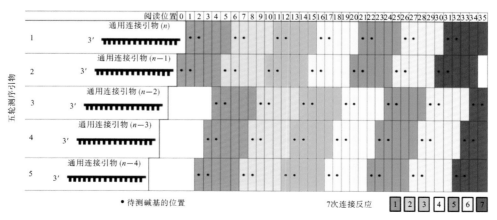

彩图 5－3 SOLiD 测序系统的五轮测序反应示意图

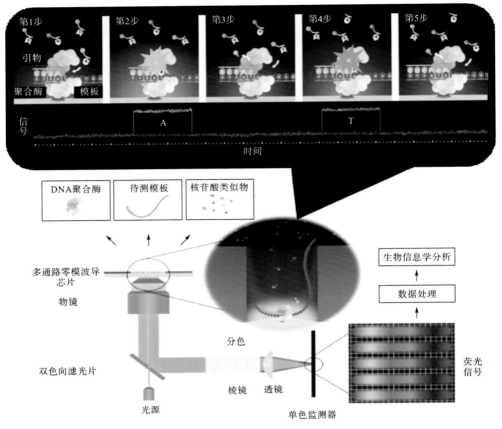

彩图 5－4　单分子实时技术基本原理

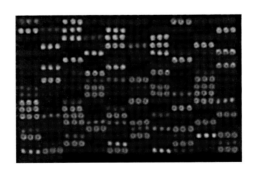

彩图 7－1　基因芯片